참 쉬운
건강 밥상

참 쉬운 건강 밥상(개정판)

지은이	이양지

1판 1쇄	펴낸날	2003년 3월 30일
2판 3쇄	펴낸날	2012년 1월 5일

펴낸이	이영혜
펴낸곳	디자인하우스
	서울시 중구 장충동2가 162-1 태광빌딩
	우편번호 100-855 중앙우체국 사서함 2532
대표전화	(02) 2275-6151
영업부직통	(02) 2263-6900
팩시밀리	(02) 2275-7884, 7885
홈페이지	www.design.co.kr
등록	1977년 8월 19일, 제2-208호

편집장	김은주
편집팀	장다운, 전은정
디자인팀	김희정
마케팅팀	도경의
영업부	김성주, 오혜란
제작부	이성훈, 민나영

디자인	김성미
사진	김동욱 noon pictures
스타일링	민들레
일러스트레이션	심서영
사진 어시스트	박건주, 장윤선
교정	박종례
출력	선우프로세스
인쇄	대한프린테크

Copyright © 2003 by Lee, Yang-ji
이 책은 저자 이양지와 (주)디자인하우스의 독점 계약에 의해 출간되었으므로
이 책에 실린 내용의 무단 전재와 무단 복제를 금합니다.
(주)디자인하우스는 김영철 변호사·변리사(법무법인 케이씨엘)의 법률자문을 받고 있습니다.

ISBN 978-89-7041-537-6

값 12,000원

협찬	가나아트 명품관, 다찌기찌, 세라믹요, 예당, 우리그릇 려, 우일요, 토와인

참 쉬운
건강 밥상

글·요리 이양지 자연요리연구가

Contents

조금 긴 나의 이야기
'맛'에서 '몸'으로 · 7

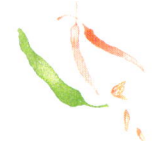

1 건강 식생활 공식 10가지

rule 1   주식과 부식을 확실히 나눈다 · 24
rule 2   우리 땅에서 난 제철 식품을 먹는다 · 29
rule 3   백미를 버리고 현미로 바꾼다 · 36
rule 4   채소 반찬을 늘 상에 올린다 · 39
rule 5   버리는 것 없이 통째로 먹는다 · 43
rule 6   우유·치즈 대신 두유·두부를 먹는다 · 47
rule 7   간식은 자연식으로 먹자 · 52
rule 8   물만이 온전한 우리의 마실거리다 · 58
rule 9   즐겁게 감사하며 천천히 씹어 먹는다 · 62
rule 10 우리 가족만의 먹거리탑을 만든다 · 67
one more 직장인은 그에 맞는 원칙을 · 72

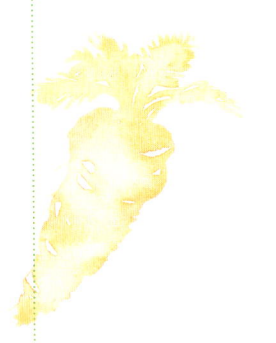
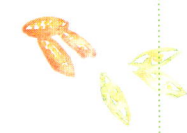

2 재료 준비와 장보기 요령

try 1   주말에 일주일을 대비하자 · 78
try 2   건강 식생활을 위해 이것은 조심하자 · 83
try 3   조미료만 잘 골라도 요리가 쉬워진다 · 87
try 4   요리가 빨라지는 기본 재료 만들기 · 91

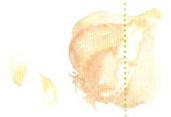

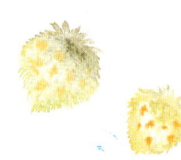

3 건강 밥상 차리기

part 1 사계절 건강 식단
봄의 밥상 I · 114 ✽ 봄의 밥상 II · 118 ✽ 봄의 밥상 III · 122
여름의 밥상 I · 128 ✽ 여름의 밥상 II · 132 ✽ 여름의 밥상 III · 136
가을의 밥상 I · 142 ✽ 가을의 밥상 II · 146 ✽ 가을의 밥상 III · 150
겨울의 밥상 I · 156 ✽ 겨울의 밥상 II · 160 ✽ 겨울의 밥상 III · 164

part 2 건강 반찬 만들기
채소 반찬 · 170 ✽ 두부 반찬 · 184 ✽ 생선 반찬 · 200

part 3 특별한 날의 한 끼 식사 · 208

part 3 건강한 디저트가 맛도 좋다 · 226

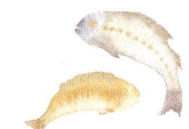

에필로그 · 238

색인 · 주제별 · 240

색인 · 가나다순 · 242

Tip contents
부작용 없는 기적의 약, 쌀 · 27 ✽
유기농 식품 전문 인터넷 쇼핑몰 · 42 ✽ 버리지 않고 전부 활용하는 지혜 · 46
오키나와 장수촌의 식사법 · 49 ✽ 단것을 끊는 다섯 가지 방법 · 57
몸에 좋은 차 · 59 ✽ 빵 먹고 싶은 날에는 · 65
직장인을 위한 규칙 다섯 가지 · 75 ✽ 장보기와 재료 준비 요령 · 82
농약 폐해를 줄이는 재료 다듬기 · 86 ✽ 보약보다 더 좋은 청국장 · 117
무짠지무침과 강낭콩조림 · 123 ✽ 주먹밥을 쥐는 방법 · 125
갈치 등뼈를 빼내는 요령 · 131 ✽ 소금 대신 된장에 절이는 법 · 135
연포탕의 쉬운 응용, 낙지 무맑은국 · 137 ✽ 두부 물기 빼는 법 · 139
추석 무렵에 먹는 토란 · 146 ✽ 생선 포뜨는 요령 · 149
비타민C가 많은 겨울 채소 · 163 ✽ 오징어 다듬는 요령 · 167
고등어 껍질 벗기는 요령 · 206 ✽ 달걀말이 예쁘게 만드는 요령 · 215

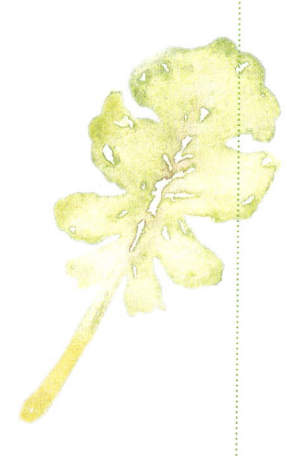

디자인하우스는 생생한 삶의 숨결과
빛나는 정신의 세계를 열어 보이는
세상에 꼭 필요한 책을 만듭니다.

조금 긴 나의 이야기

'맛'에서 '몸'으로

돌이켜보면, 내가 요리사가 된 것은 먹는 것을 유난히 밝히는 내 식성 때문이었던 것 같다. 먹성 좋은 어린시절을 보내고 사춘기에 접어들면서부터 나는 주방에 눌러 살다시피 했다. 음식을 만들어 먹는 것이 너무나 좋았다. 직장 생활로 늘 바빴던 어머니를 돕는다는 구실로 남동생의 도시락 전담반을 자청하기도 했고, 요리 솜씨가 제법 늘면서부터는 강정이니 약과니 하는 것들을 만들어 동네 어른들께 대접했다. 그러면 어른들은 흐뭇하게 웃으시며, '양지는 시집 잘 가겠네' 하는 칭찬을 아끼지 않으셨다.

먹는 것에 대한 단순한 흥미와 취미는 요리들을 좀더 탐구하고 싶다는 진지한 열정으로 이어져, 나는 가정대를 졸업하던 해에 요리를 공부하기 위해 일본에 가기로 결심했다.

요리에서만큼은, 나는 꽤 운이 좋았던 사람이었던 것 같다. 어릴 적부터

두서없이 배워 두었던 한식 요리는 대학을 다니면서 체계적으로 정리되었고, 일본에 와서는 일본 제과의 정수라고 할 수 있는 화과자(和菓子)와 케이크 따위의 양과자를 원 없이 배웠다. 게다가 500년의 전통을 이어 오고 있는 일본 가문으로 시집을 와, 역시 요리연구가인 시어머니 밑에서 일본 요리를 전수받는 귀중한 기회를 얻을 수 있었다. 그뿐인가, 이탈리아와 프랑스의 현지 요리사들을 쫓아다니며 레시피를 전수받았고, 스위스와 프랑스로 단기 유학을 떠나 서양 요리를 현지에서 체험하기도 했다. 엄격한 시어머니를 모신 덕에 일본식 꽃꽂이와 다도도 어깨너머로 익힐 수 있었고, 요리를 맛있고 예쁘게 보이기 위한 푸드 스타일링도 따로 공부할 수 있었다.

나는 일본의 제과학교를 졸업하고 제과제빵 전문 요리사로서 차근차근 경력을 쌓아 나가기 시작했다. 유명한 요리연구가의 어시스트로 출발해, 나중에는 emy's라는 이름을 내건 나의 요리 교실을 열게 되었다. 당시 나는 한식은 물론 일식, 양식, 케이크와 빵, 화과자, 그 어느 것이든 꽤 수준 있는 요리를 만들 수 있다는 자신감으로 가득 차 있었다. 맛있는 요리를 만드는 것과 그것을 먹음직스럽고 예쁘게 선보이는 일 그리고 맛있는 요리를 찾아다니는 일만이 내 유일한 관심사였다.

몸이 혀에 굴복했을 때

하늘을 찌를 듯 치솟기만 하던 나의 자부심은, 그러나 '건강'이라는 문제에 직면하면서 처참히 무너지기 시작했다. 요리가 예술이라면, 나의 예술 작품을 최초로 감상해 주는 음미자인 남편. 그가 나와 결혼한 이후

갈수록 건강이 나빠지기 시작했던 것이다.

남편을 위한 저녁상은 나에게는 그동안 갈고닦은 요리 솜씨를 맘껏 뽐낼 수 있는 절호의 기회였다. 나는 어떤 날은 밥상 다리가 부러질 듯한 한식 상차림으로, 또 어떤 날은 프랑스식 풀코스 요리로 거의 매일 잔칫상을 차렸다. 그러면 남편은 밥 한 톨 남기지 않고 매번 맛있게 먹어 주었다.

그러는 가운데 남편의 체중이 서서히 통제 불능으로 불어나기 시작했다. 남편은, "남자는 결혼하면 살찐다잖아" 하며 가볍게 웃어넘겼지만, 먹성 좋은 이력만큼이나 안 해 본 다이어트가 없었던 나로서는 갑자기 위기의식을 느꼈다.

나는 영양학적인 기초 지식을 총동원하여 칼로리를 제한하는 다이어트부터 육류와 야채는 마음껏 먹고 밥을 줄이는 '저인슐린 다이어트(이른바 황제다이어트)' 등 온갖 다이어트를 남편에게 시켰다. 그러나 살이 빠지기는커녕 남편의 체중은 더욱 불어났고, 무엇보다도 아토피가 심하게 악화되었다. 게다가 몸의 면역력도 떨어졌는지, 남편은 감기를 달고 살았다.

정성 들여 만든 음식을 사람들이 맛있게 먹는 모습을 보는 게 제일 큰 즐거움이었던 나에게 이것은 큰 절망이 아닐 수 없었다. 내가 만든 음식이 남편의 행복과 건강을 증진시키기는커녕 도리어 해가 되고 있다는 사실을 자각하면서 정말이지 처참했다.

동시에 나의 건강마저 엄중한 대가를 치르게 되었다. 어느 날 목이 갑자기 부어 올라 급히 달려간 병원에서, 나는 갑상선 호르몬이 과다 분비되는 갑상선 항진증에, 당뇨병 예비군이라 할 수 있는 저혈당증까지 겹쳤다는 진단을 받았다.

저혈당증이라니! 설탕을 벗삼아 지낼 수밖에 없는 제과제빵 요리사에게 이건 시한부 선고나 마찬가지다. 내가 일본 땅을 밟은 이유는 '세상의 달콤한 것은 모조리 다 만들어 보겠다'는 욕심 때문이었다. 고향인 목포에서 20년 넘게 살면서, 케이크라곤 일 년에 딱 네 번, 종류래야 먹지도 못하는 장미꽃 과자로 장식된 버터크림 케이크나 과일을 수북이 올린 생크림 케이크, 초콜릿이 토핑된 까만 초코 크림 케이크를 차례대로 맛보는 데 그친 나에게 이름도 알 수 없는 수만 가지 디저트들이 고혹적인 자태로 진열되어 있는 일본의 제과점은 그야말로 신천지였다.

이후 제과학교 시절은 밥 먹듯 설탕을 먹어 대는 나날의 연속이었다. 당시 내가 다니던 제과학교는 반마다 오전 중에 4~5수의 완성품을 만들어 돌아가면서 맛을 보았다. 이만도 질릴 것을, 쉬는 시간이나 점심 시간에는 수업 내용이 서로 다른 옆 반에서 만든 빵, 케이크, 화과자를 학생들끼리 꺼내 놓고 바꿔 먹었다. 학교에서 실습하고 남은 케이크를 방과후에 실비로 판매하는 제도가 있었다. 그러니까 그날 수업 시간에 만든 것을 그 자리에서 양껏 먹는 것은 허용되지만 집에 싸 가지고 가는 것은 안 되었으므로, 먹고 싶으면 방과후에 돈을 주고 사야만 했던 것이다. 그래서 나는 수업 시간에 내가 만든 것은 곧바로 먹고, 다른 반에서 맛본 것 중 맛있었다고 생각되는 것은 방과후에 구입했다.

밥다운 밥은 집에 돌아온 저녁에나 먹을 수 있었다. 그것도 하루 종일 단 것을 먹어 입안이 질척질척하고 식욕이 조금도 돌지 않는 것을 꾹 참고, 즉석 밥에 슈퍼마켓에서 사 온 김치와 밑반찬을 대충 꺼내 놓고 한술 뜨는 게 고작이었다. 그런데 식사를 끝내자마자 웬일인가! 또 단것이 먹고 싶어지는 것이다. 홍차나 커피에 케이크 한 조각이나 초콜릿, 혹은 아이스크림을 먹지 않으면 식사를 끝냈다는 개운한 만족감이 생기지 않았다. 지난 수년 간, 나는 매일같이 밥 먹듯 케이크를 먹어 댔고, 그 이후에도 요리 어시스트로, 요리 교실 강사로 활동하며 이런 생활을 계속했다. 강철처럼 건강한 사람이라도 이만한 설탕 공세는 도저히 당해 내지 못했을 텐데, 나는 더구나 당뇨병에 대한 유전적 인자를 가진 사람이었다. 이윽고 나는 단것 중독증, 즉 저혈당증에 걸리고 만 것이다.

마크로비오틱과의 만남

그때부터 나는 발등에 떨어진 불을 끄는 다급한 심정이 되어, '요리'를 완전히 새로운 관점에서 공부하기 시작했다. 그리고 건강을 위한 요리에 새롭게 눈뜨기 시작했다. 각오를 다지고 주위를 둘러보자, 우리나라도 마찬가지겠지만, 일본에도 건강에 관한 정보가 넘치고 있었고 매일 새로운 지식과 정보를 얻을 수 있었다.

그러나 나는 혼란스럽기만 했다. 건강에 관한 지식과 정보는 양도 많은 데다가 서로 다른 주장을 펼치고 있어 모순이 많았다. 어떤 책에서는 육식을 금하는 반면, 다른 건강서에서는 육식을 하지 않으면 뇌졸중에 걸릴 확률이 높아진다고 경고하고, 어떤 이는 생선을 꼭 먹어야 한다고 하고, 또 어떤 사람은 생선에는 환경오염 물질이 농축되어 있으니 먹지 말라고 주장했다. 아침 식사를 꼭 챙겨 먹어라, 아침을 먹으면 안 좋다, 과일을 먹어라, 먹지 말아라……. 모든 주장들은 그 나름의 강력한 근거와 데이터를 들이대고 있었고, 그것들은 내가 예전부터 알고 있던 지식들과 뒤엉키어 더욱 혼란스러워졌다.

그러나 이 모든 주장들 가운데서도 단 한 가지 논란의 여지가 없는 기본 전제가 있었으니, 그것은 현대 성인병의 원인은 과도한 미식과 포식에 있다는 것이었다. 즉 그 방식에 있어서 차이점은 있을지언정, '매일 먹는 밥상을 가볍게 만들어야 건강하게 살 수 있다'는 결론만큼은 분명히 모든 주장을 초월한 진리였던 것이다.

종류도 많고 방향도 제각각인 주의 주장들 가운데, 나는 사쿠라자와 유키카즈의 섭생법인 '마크로비오틱(macrobiotic)' 건강법에 가장 관심이 갔다. 마크로비오틱 이론은 다른 이론과는 달리, 거의 100년에 걸쳐 연구되고 그 효과가 입증된 대표적인 건강식 이론이라는 점에 우선 안심이 되었다. 마크로비오틱 이론은 본거지인 동양보다는 오히려 서양에서 더욱 주목을 받고 있으며, 서양인들이 '일본식' 하면 '건강식'을 떠올리게 만드는 결정적인 계기를 마련해 주었다.

요즘 말로 '장수 건강법' 정도로 해석할 수 있는 마크로비오틱이란 말은 저 고대 그리스의 히포크라테스로 거슬러 올라간다. 중국에 의식동원(醫食同源) 사상이 있다면, 서양에는 히포크라테스가 있다. 그는 '질병은 음식물과 환경으로 인해 발생하는 것이며, 식사를 바로잡으면 병은 고쳐진다'는 신념을 가진 사람이었다. 마크로비오틱은 그가 언급한 마크로비오스(macrobios)란 말에서 유래한 것이다. 히포크라테스는 《공기, 물, 환경에 대해서》라는 그의 에세이에서 건강하고 장수하는 사람을 가리켜 마크로비오스라고 했다.

이 마크로비오스라는 말을 현대에 와서 부활시킨 사람이 바로 사쿠라자와 유키카즈다. 19세기 말에 태어난 그는 어릴 때부터 허약했고, 16세에는 폐결핵에 걸려 죽을 고비를 넘겼다. 그러던 중 동양의 역학에 기초한

섭생법을 접하고 극적으로 건강을 되찾게 된다. 1929년, 동양의 음양사상을 세상에 널리 알리기 위해 파리로 간 그는 소르본 대학에서 공부하면서 일본 문화와 동양 철학을 전 세계에 전파했다. 그가 체계적으로 개발한 건강 동양식은 식생활의 위기에 봉착했던 서양인들에게 새로운 대안으로 떠올랐고, 이윽고 1962년에는 '프랑스를 살린 일본인'이란 찬사를 받기도 했다. 사후 30년이 지난 1995년, 하버드대학이 주최하고 건강보건기구(WHO), 농업식량관리기구(AFO)가 후원하는 제2회 국제영양학회에서는 "마크로비오틱과 수많은 다른 건강식을 비교 검토한 결과, 마크로비오틱 이상 가는 식사법이 없었다"라는 평가를 받으며 이 식사법에 입각한 상차림이 학회 정식 오찬으로 채택되기도 했다.

현재는 '일본 정식협회(日本定食協會)'가 사쿠라자와의 마크로비오틱 이론을 계승하고 있으며, 보스턴을 거점으로 유럽, 북미, 남미 각 도시에 마크로비오틱 건강식을 보급하고 있다. 미국의 카터나 클린턴 전대통령, 톰 크루즈, 마돈나 같은 명사들이 따르고 있다는 마크로비오틱 식사법—그 대모한 내용은 무엇일까?

마크로비오틱 섭생법의 기본 원칙은 음양의 성질을 이해하여 우리의 신체와 생활에 자연적인 조화와 균형을 가져온다는 것으로, 이를 위해 첫째로 주식과 부식을 확실히 나누고, 둘째로 음이나 양에 치우치지 않는 중용의 식단을 구성하며, 셋째로 식재료는 버리는 것 없이 전체를 먹고, 넷째로 그 토지에서 생산되는 제철 식품을 먹는 것으로 간단히 요약할 수 있다.

이토록 전 세계에서 그 효과를 검증받은 식사법이자, 아무래도 거리감이 있는 서양의 식이요법이 아닌 쌀과 된장을 주식으로 한 동양의 식사법이라는 점에 이끌려, 나는 선뜻 마크로비오틱 식사법을 공부해 보기로 결심했다. 마크로비오틱의 식사법은 '음식'을 주제로 하고 있다는 점이 같을 뿐, 그동안 내가 배웠던 요리와는 완전히 다른 세계였다. 그것은 재료를 무치고 튀기고 지지는 미시적 관점을 넘어서, 식생활 패턴과 건강과의 상관관계를 조망하는 거시적인 반성의 기회를 제공했다. 혀를 어리석은 폭군으로 섬기느냐, 아니면 내 몸을 위한 경비원으로 훈련시키느냐 하는 선택의 계기가 되었다.

마크로비오틱에서 주최하는 요리 교실에 참석한 첫날, 나는 그곳에 모인 학생들의 모습에서 신선한 충격을 받았다. 그 교실에서 만난 사람들은 대부분 나와 같은 또래인 30대나 40대였는데, 그들 가운데 군살이 있는 사람은 단 한 명도 없었고, 모두들 피부가 무척 투명하고 깨끗했다. 나보다 먹는 양이 훨씬 많았고, 디저트(유제품과 계란을 사용하지 않은)까지 남김없이 먹는데도 그들은 나보다 훨씬 날렵하고 건강해 보였다. 그들을 보며, 나와 남편도 저들처럼 깨끗한 피부와 건강한 몸을 가질 수 있을 것이라는 기대감으로 가슴이 설레었다.

두 달 만에 일어난 변화

정식협회에서 공부하며 우리 가정의 식생활을 대대적으로 바꾼 지 두 달째 되던 때부터 남편과 나의 몸에는 변화가 일어나기 시작했다. 처음 한 달은 육류 및 유제품을 완전히 끊고 하루 세 끼를 현미밥과 된장국, 김치와 약간의 채소 요리를 먹고, 아주 가끔 생선을 곁들였다. 단것이 먹고 싶어질 때는 정식협회에서 알려준 대로 채소 우린 물을 마셨다. 그리고 두 달째부터는 육류는 계속 끊은 채 어패류 섭취를 조금 늘렸다.

이렇게 식생활을 바꾸고 약 한 달 쯤 지났을 때 몸에서 뭔가 변화가 일어나고 있음을 느꼈다. 제일 먼저 느낀 것은 단것에 대한 갈망이 점점 희미해지는 것이었다. 어쩌다 장을 볼 때 유혹을 이기지 못하고 초콜릿이나 케이크, 화과자 등을 몇 번 구입한 적이 있었지만, 웬일인지 막상 식사를 끝낸 후에는 이런 것들이 당기지 않았다. 가끔 촉촉하고 새콤달콤한 과일이 먹고 싶어질 때도 있었으나, 예전처럼 과일 생각이 자주 나지도 않았다. 더구나 설탕이 들어간 음식은 냄새를 맡거나 한 조각 떼어 먹는 것만으로도 너무 달다는 느낌 때문에 질려 버렸다. 설탕에 찌들었던 내 혀가 자연스러운 미각을 되찾는 순간이었다.

그리고 기름진 육류와 튀김류도 찾지 않게 되었는데, 이것 역시 당연한 결과였는지 모른다. 왜냐하면 현미밥에는 불고기나 튀김류가 영 어울리지 않아 맛이 없었기 때문이다. 아무튼 현미밥을 먹기 시작하고서부터, 삼겹살이나 불고기, 갈비구이 같은 요리는 우리 집 식탁에서 자취를 감추었다.

현미밥은 쉴 새 없이 주전부리하던 습관도 고쳐 주었다. 현미밥은 식이섬유가 많아서 소화 흡수에 시간이 걸린다. 그래서 웬만해선 다음 식사 때까지 배가 고프지 않으므로 자연히 간식이나 군것질을 하지 않게 되는 것이다. 특히 현미밥을 입안에서 70회 이상 꼭꼭 씹어 먹다 보면 자연의 단맛이 은근하게 느껴진다. 그 구수하고 들큰한 맛에 한번 반해 버리면, 백미는 너무 싱겁게 느껴진다. 이렇게 여러 번 잘 씹어서 천천히 밥을 먹으면 과식하지 않게 되고, 타액에 의해 음식이 충분히 분해되어 위장으로 들어가기 때문에 밥을 다 먹고 난 후에도 속이 편안했다.

다음으로, 쉽게 피로해지지 않고 몸에 활력이 생겼다. 밤에는 불면증, 낮에는 무기력증의 연속이던 일상이 규칙적으로 바뀌니 우울했던 마음도 치유되는 듯했다. 따라서 작은 일에 짜증을 내거나 예민하게 굴던 성격도 긍정적이고 의욕적으로 바뀌었다. 또 예전에는 생리가 항상 불규칙했는데 몇 달 사이에 규칙적으로 되었으며, 무엇보다 생리통이 있는 듯 마는 듯 가볍게 지나갔다.

반면 남편은 처음 2주를 지나면서 큰 고비를 겪었다. 그때까지 배출되지 못하고 쌓여 있던 나쁜 독이 빠지는 듯, 설사를 했고 변의 양도 많았다. 또 피부의 각질이 벗겨지고 머리에서는 비듬이 눈처럼 하얗게 떨어져 아내인 내가 보기에도 정말 지저분했지만 한편으로는 안타까웠다. 그러나 이런 현상은 현미식으로 인해 신체 본래의 치유력이 높아져 몸의 독소를 배출시키는 과정에서 일어나는 현상이라는 것을 미리 들어 알고 있었기에, 약을 먹거나 식사법을 중단하지 않고 계속 밀고 나가기로 하였다. 그리고 일주일에 세 번, 규칙적으로 운동을 했다.

체내에 축적된 독소가 빠지는 현상은 두 달을 넘기면서 차츰 줄어들었고, 운동을 겸한 덕분에 두 달 동안 남편의 체중은 약 6킬로그램이나 빠졌다. 그 뒤부터는 조금 쪘다 다시 빠졌다 하는 것을 반복했지만, 꾸준히 하강선을 타고 내려와 현재는 75킬로그램으로 안정되었다. 식생활을 바꾸기 전과 비교해 무려 15킬로그램 이상이 빠진 것이다.

지금 돌이켜 보니, 남편은 정말 큰 효과를 보았다. 보기 좋을 만큼 떡 벌어진 날렵한 체격을 되찾았으며, 아토피성 피부염으로 울긋불긋하고 좁쌀 같은 것이 앉아 있던 피부도 깨끗해졌다. 여기에 더해, 혈액순환이 좋지 않아 손발이 차고 장이 허약해 몸이 잘 붓고 변비에 시달리던 사람이

수개월 후에 전연 딴사람으로 바뀌었으니 말이다. 여름철에도 땀 한 방울 흘리지 않던 사람의 손발이 따뜻해졌고 장 기능도 원활해졌으며 몸이 가벼워지고 쉬 피곤하지 않게 되었다.

무엇보다 지독히도 고통스러웠던 아토피성 피부염이 가라앉았다는 것이 가장 큰 기쁨이었다. 무더운 여름철이나, 가끔 출장이 겹칠 때 혹은 과도한 업무로 스트레스를 많이 받으면 간혹 도지기도 했지만 예전에 비하면 아주 미미한 정도였고, 조금만 지나면 이내 사라졌다.

'음식'은 어떻게 살 것인가의 문제

식생활 지도사 과정을 밟으면서, 나는 식생활을 바꾼다는 것이 얼마나 크고 중요한 일인지를 깨달았다. 그것은 몇십 년에 걸쳐 축적되고 고질화된 식생활과의 완전한 결별을 의미했다. 요컨대 먹는 것을 잠시 동안 바꾸거나, 특정한 식품을 먹거나 줄이는 것으로는 절대 근본적인 변화를 꾀할 수 없었다. 하나나 두 개의 특정 영양소를 섭취하거나 섭취하지 않거나 해서는 해결되지 않는다.

긴 시행착오의 결과, 나는 결국 모든 사람에게 적용되는 '건강법' 따위는 없으며, 자신의 생활 패턴과 체질, 환경을 총체적으로 고려해 자신에게 맞는 방법을 찾아 나가는 수밖에 없다는 것도 알았다. 성장기의 어린이와 성인의 아침 식사 요구량이 같을 수 없으며, 육체 노동자와 정신 노동자의 식사가 같은 수는 없다. 육식을 하는가, 금하는가에 대해서도 단순히 결론지을 수 없다. 예컨대 같은 쇠고기 등심을 구워 먹어도 나는 상추에 싸서 김치를 곁들여 먹는 데 반해, 남편은 김치도 곁들이지 않을뿐

더러 달짝지근한 양념장에 찍어 먹는다. 곁들이는 채소나 반찬 없이 고기를 먹는 것과 김치, 파무침 등을 곁들여 먹는 고기는 같은 육식이더라도 의미가 전혀 달라진다. 김치가 지방을 분해하는 역할을 하기 때문에 체내에 미치는 영향 또한 다르다. 따라서 건강을 위한 식생활 패턴은 각 가정마다 조금씩 다른 게 당연하다.

다만 모든 건강 식생활에 보편적인 공통점이 있는 것은 확실하다. 식탁을 바꾸기 위해서는 우선 평소의 식생활을 정확히 파악하여야 한다는 점, 건강한 식생활을 위한 바람직한 식품들을 참고해 하나하나 개선점을 찾아 나가야 한다는 점, 식재료를 구입하고 다루는 방법에서부터 변화를 주어야 한다는 점, 재료 선택보다 중요한 것은 재료를 요리하는 방식이라는 점 등, 몇 가지 원칙은 공유되어야 할 필요가 있다.

나는 지금까지 요리연구가였고, 앞으로도 요리연구가일 것이다. 하지만 내 요리 인생은 이렇게 전반부와 후반부로 분명히 구분된다. 미식의 바다에 빠져 맛있는 것을 찾아 연구하고 어떻게 하면 더욱 미각을 즐겁게 하는 요리를 만들 수 있을까에만 관심을 가졌던 시기가 전반부라면, 탐식과의 결별을 위한 고난의 과정을 거쳐 건강을 되찾고, 식생활 지도사가 되어 사람들의 식생활 문제를 함께 고민하고, 교정하고, 변화된 모습을 공유하며 보람을 느끼고, 바람직한 식생활이 습관화되기까지의 과정을 어떻게 하면 즐길 수 있을까를 궁리하는 데 여념이 없는 지금의 내 생활은 후반부라고 할 수 있을 것이다.

후반부에 이르러 전반부의 생활을 비춰 보니, 맛만을 고려한 요리는 상대적으로 쉬웠다는 생각이 든다. 세상에 맛있는 요리는 한이 없으며, 그

수많은 레시피들을 섭렵하면 되니까 말이다. 하지만 건강에 좋은 재료로, 건강에 좋은 방법으로, 간단하고 맛있게 만드는 법은 많은 고민과 창의성을 필요로 한다.

'어떻게 하면 즐겁게 식탁을 바꿀까'라는 주제에 대한 나의 경험과 고민의 결과를 여러분과 공유하기 위해 나는 이 책을 썼다. 질병의 고리에서 벗어나 활력을 주고 더욱이 삶의 질을 높여 주는 식생활을 발견하여 실천하는 일은 분명 그 무엇에 비할 수 없이 보람된 일이다. 그런데 많은 사람들이 여전히 건강식을 오해하고 있다. 사람들은 건강식을 억지로 받아들여야 하는 고역 아니면 유난스레 제 몸만 챙기려 하는 극성 정도로 치부한다.

건강식이 억지로 먹어야 하는 약 같은 것이라면 분명 문제가 있다. 또한 너무 복잡하고 까다로워 평범한 사람은 도저히 실천할 수 없는 방법이라면 그 역시 근본적으로 문제가 있다. 맛없는 음식, 복잡한 방식으로 시작하는 식탁 혁명은 '3일천하'에 그치고 말 것이 불을 보듯 뻔하다.

물론 패스트푸드나 인스턴트 식품에 비한다면, 건강식을 만들어 먹는 데는 약간의 수고가 필요하다. 하지만 건강식이라고 해서 '십중팔구 맛이 없고, 소화하기 힘들며, 구식이다'라는 선입견은 잘못된 것이다. 그리고 문명의 은총이 충만한 이 시대에, 또 전 세계의 요리를 맛볼 수 있는 이 시대에 그 혜택들을 완전히 무시한 채, 매일 세 끼를 옛 것대로 먹는 데도 무리가 있다.

이러한 점에서 내가 생각하는 건강식이란 우리의 건강을 증진시키고, 방법도 간단하고, 먹는 즐거움도 결여되지 않은 만족스러운 식사를 의

미한다. 식생활을 바로잡으면 나쁜 음식에 물들어 있던 미각이 본래의 감각을 되찾아 순수한 음식에서 진정한 맛을 느끼게 된다. 건강식은 그렇게 우리의 미각을 자유롭게 함으로써 진짜 맛을 찾아 준다.

우리 가족이 식생활을 바꿈으로써 건강을 되찾은 경험을 보다 많은 사람들과 나누기 위해 나는 회사의 직원들을 대상으로 건강식 세미나를 갖기도 하고, 일본의 젊은 여성들과 함께 식생활의 문제점을 찾아 고치는 방법을 강구하기도 했다. 그리고 내가 운영하던 요리 교실의 방향을 바꾸어 건강 요리 교실로 새롭게 문을 열어 일본 주부들과 건강 요리법을 함께 연구하며 발전시켜 나갔다.

무수한 시행착오 끝에 발견할 수 있었던 건강한 식생활의 노하우, 그동안 만난 많은 일본의 여성들과 나누었던 경험 그리고 그 과정에서 개발한 몇 가지 중요한 건강 요리법을 이 책에 담았다. 이 책이 우리나라의 모든 가정을 건강하게 만드는 데 조금이라도 도움이 된다면 나에게는 더할 수 없는 기쁨이 될 것이다.

참 쉬운
건강 밥상

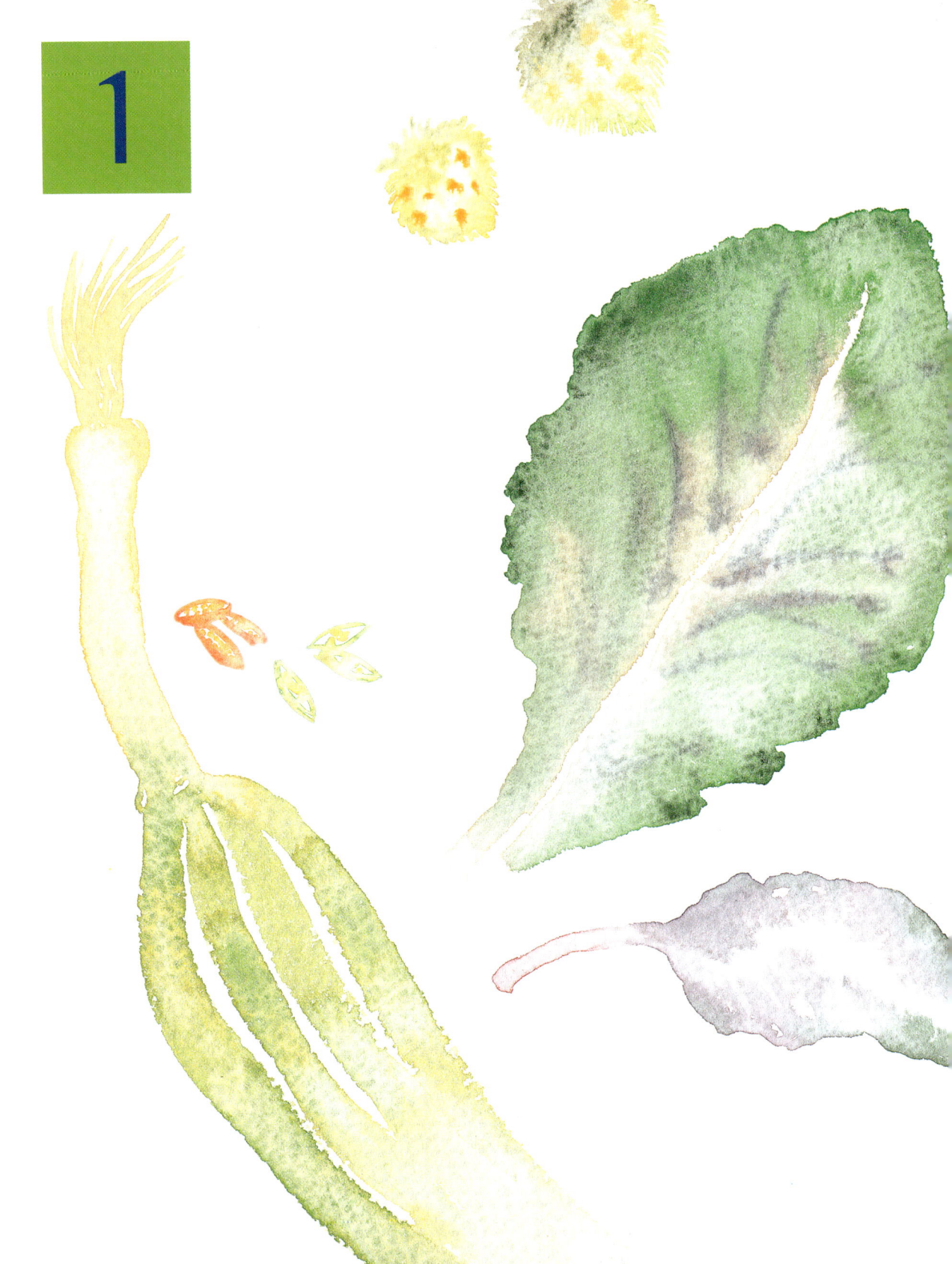

따라만 해도 건강해진다
건강 식생활 공식 10가지

rule 1 ✽ 주식과 부식을 확실히 나눈다
rule 2 ✽ 우리 땅에서 난 제철 식품을 먹는다
rule 3 ✽ 백미를 버리고 현미로 바꾼다
rule 4 ✽ 채소 반찬을 늘 상에 올린다
rule 5 ✽ 버리는 것 없이 통째로 먹는다
rule 6 ✽ 우유·치즈 대신 두유·두부를 먹는다
rule 7 ✽ 간식은 자연식으로 먹는다
rule 8 ✽ 물만이 온전한 우리의 마실거리다
rule 9 ✽ 즐겁게 감사하며 천천히 씹어 먹는다
rule 10 ✽ 우리 가족만의 먹거리탑을 만든다
one more ✽ 직장인은 그에 맞는 원칙을

식생활을 바로잡기로 결심한 이후, 제일 먼저 한 것이 바로 일찍 자고 일찍 일어나기였다. 이것만큼 부수적인 효과가 큰 습관도 없기 때문이다. 취침과 기상 시간을 지키면 우선 생활의 리듬이 안정된다. 일찍 일어나면 허둥지둥 커피나 샌드위치로 아침을 때우는 일이 자연히 사라지고, 일찍 잠자리에 들면 TV를 보면서 야식을 하는 위험한 버릇도 끊을 수 있으니 일석삼조, 일석사조다.

둘째는 일주일에 세 번 운동하기다. 조깅이나 테니스 같은 본격적인 운동도 좋지만 산책이나 스트레칭으로도 충분하다. 식습관을 바꾸면 별도의 운동이 없이도 살이 자연스레 빠지므로, 반드시 체중 감량을 목적으로 격렬한 운동을 할 필요가 없다. 운동을 위해 따로 시간을 내기 어렵다면 하루에 30분 정도 집안 곳곳을 깨끗이 청소하는 것도 방법이다. TV를 보면서 스트레칭을 하는 것도 좋다.

자 이제, 건강한 식생활을 위한 열 가지 '공식'을 소개한다. 이 열 가지 공식은 내가 식생활지도사가 되어 하나하나 직접 실천하면서 터득한 것을 모아 정리한 것이다.

rule 1

주식과 부식을
확실히 나눈다

'밥, 된장국, 김치'를 50~60퍼센트로 늘리자

한마디로 '첫째도 밥, 둘째도 밥, 셋째도 밥을 먹자'다. 조금 달리 말하면 '매끼마다 밥을 먹자'라고 할 수 있다. 이럴 경우 '밥'의 비율은 전체 식사량의 50~60퍼센트 정도가 된다. 이때 '밥'은 쌀로 지은 밥과 된장국 그리고 김치를 통틀어 지칭한 표현이다.

건강식에서 '밥'의 중요성은 아무리 강조해도 지나치지 않다. 이것만 바로잡아도 식생활의 절반 이상은 성공한 것이나 다름없다고 해도 과언이 아니다.

'세 끼 밥만 잘 챙겨 먹어도 식생활이 절반 이상 개선된다니, 너무 쉽잖아' 하고 생각할 사람이 있을지 모르겠다. 하지만 정작 실천해 본다면 말처럼 쉽지 않다는 것을 실감할 것이다. '밥'의 양을 전체 음식의 50~60퍼센트가 되게 하려면, 특히 요즘처럼 맛있고 편리한 먹거리로 쉽게 한 끼를 해결할 수 있는 상황에서는, 늘 밥만 먹는 것 같은 느낌이 들 것이다. 하지만 최근까지도 우리 조상들은 전체 음식의 80퍼센트 이상을 곡물로 섭취했음을 생각해 볼 때, 상대적으로 50~60퍼센트가 많은 양은 아니란 점을 알아 두자.

'밥'에는 '된장국과 김치'가 한 세트처럼 따라온다. 여기서 센스 있는 주부라면 '밥, 국, 김치'가 우리 전통 반상차림의 기본이라는 점을 떠올릴 것이다. 전통 밥상에서는 '밥, 국, 김치'를 기본으로 하고, 여기에 더해지는 반찬 가짓수에 따라 3, 5, 7, 9, 12첩 반상으로 나뉜다. 전통 밥상의 구성을 살펴보면, 어떠한 식사든 밥, 국, 김치가 기본을 잡아 주어야 한다는 조상들의 지혜가 담겨 있다.

밥에 된장국 그리고 채소를 발효시킨 김치, 이 세 가지 음식은 주식과 부식의 관계에서 적절한 조화를 이루고 있으며, 영양 면에서도 균형 잡힌 식사다. 현미밥이나 잡곡밥은 비타민과 미네랄, 섬유질이 풍부한 탄수화물 식품이다. 여기에 된장은 양질의 식물성 단백질과 몸에 유익한 필수 지방산(대표로, 오메가-3 지방산)을 다량 함유하고 있다. 이렇게 벌써 밥과 콩을 이용한 된장, 이 두 가지로부터 3대 기본 영양소인 탄수화물, 단백질, 지방을 섭취할 수 있다.

여기에 김치가 더해진다. 김치는 과학적으로 증명되었듯이, 유산균 함유량이 요구르트보다 월등히 많다. 게다가 미네랄, 비타민, 섬유질의 보고라 할 수 있다. 또 김치에 들어가는 젓갈이나 마늘, 고추, 파 등은 우리 몸에 여러 가지 유익한 작용을 한다.

'밥, 국, 김치', 이렇게 한 세트가 전체 식단의 50~60퍼센

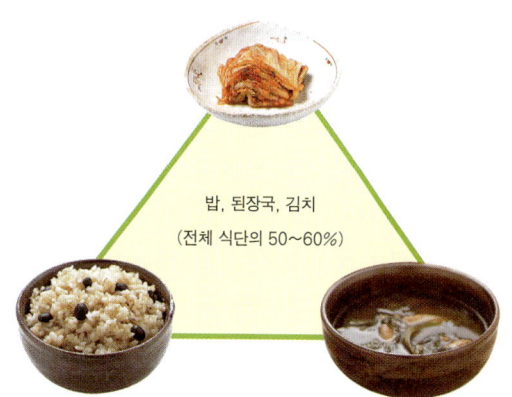

밥, 된장국, 김치
(전체 식단의 50~60%)

트, 그 다음 채소 반찬이 20~30퍼센트를 차지하게 하자. 이때 채소는 무침이나 나물을 위주로 하고, 볶음 요리는 가끔만 해 먹는 게 좋다. 다음으로 미역, 다시마, 꼬시래기 같은 해조류와 두부, 견과류를 합쳐 5~10퍼센트, 동물성 식품은 어패류를 중심으로 하여 5~10퍼센트 정도 섭취하면 이상적이다.

이상적인 식단의 예를 하나 들어 보면, 밥에 우거지된장국(된장국이 아닌 맑은 국을 끓인다면 밥에 콩을 넣든지, 김치찌개 같은 찌개류에 두부를 넣든지 하여 두류 식품을 꼭 섭취한다), 김치, 쌈장을 곁들인 다시마와 양배추 쌈, 땅콩이나 깨를 곱게 빻아 버무린 채소무침, 생선 반찬은 조기나 꽁치와 같은 생선이라면 한 마리, 고등어라면 반 마리, 삼치라면 4분의 1마리, 갈치라면 10센티 길이 한 도막으로 구성된 상차림이 가장 이상적이다.

이때 혼동하지 말아야 할 것은, 매끼 식단을 이 비율대로 차려야 한다는 말이 아니다. 그렇게 하다가는 밥상 차리기가 너무나 번거로워서 아무도 건강 식생활을 실천하지 못할 것이다. 하루나 이틀을 기준으로 위의 식품 섭취 비율을 맞추면 충분하다.

예컨대 하루 두 끼는 잡곡을 넣은 밥에 제철 채소나 두부, 바지락을 넣은 된장국, 김치와 제철 채소무침을 먹고, 하루 한 끼 정도는 무를 넣은 생선조림이나 구이 등 생선 반찬을 올린다. 입이 궁금할 때는 과자 대신 호두나 호박씨, 찐 고구마나 삶은 옥수수, 제철 과일 등을 먹으면 대략 비율이 맞는다.

우리 가정의 경우에도 밥상에 현미밥과 된장국(간혹 맑은 국) 그리고 일본식 김치가 아닌 꼭 우리 전통 김치가 올라간다. 남편은 원래 비위가 약해 김치를 잘 못 먹었는데, 친정 어머니가 만들어 주신 김치에 한번 맛을 들인 뒤로는 매끼니 김치를 곁들이고 있다. 된장국은 세 끼 중 한 번 꼴로 제철 채소를 넣어 끓인다. 여기에 일본의 전통 건강식품인 우메보시(매실장아찌)와 낫토도 빠뜨리지 않는다.

부작용 없는 기적의 약, 쌀

'동양 사람들은 밥을 주식으로 먹고, 서양 사람들은 빵을 주식으로 먹는다.'

이것은 큰 착각입니다. 왜냐하면 서양에는 동양에서처럼 '주식' 개념이 없기 때문이지요. 서양 사람들은 고기나 야채를 먹으면서 빵을 곁들여 먹을 뿐입니다. 동양의 밥처럼 중심이 되는 음식이 아니지요.

이것은 밥과 빵의 서로 다른 성질 때문이기도 합니다. 밥의 재료인 쌀은 땅을 비옥하게 만드는 작물이라 연작이 가능하지만, 빵의 원료가 되는 밀은 지력을 손상시키기 때문에 3년마다 한 번씩만 경작합니다. 밀을 심지 않는 해에는 귀리나 호밀, 감자 등을 심고, 가축을 길러 고기를 얻기도 합니다.

또 밀은 체내에 흡수되는 단백가(蛋白價)가 쌀보다 못하지요. 쌀에는 양질의 탄수화물은 물론이고 지질과 단백질이 풍부하지만, 밀에는 탄수화물을 제외한 다른 영양소가 많지 않아 주식으로 삼기에는 충분하지 않습니다. 서양 사람들이 전통적으로 육식 위주의 식사를 하는 것은 곡물을 통해 양질의 탄수화물과 지질, 단백질을 충분히 섭취하지 못한 데서 비롯된 것인지도 모르지요.

- 최근 20년 사이 미국에서는 쌀 소비가 두 배나 증가했다고 합니다.
- 미국의 학자들은 쌀을 가리켜 '성인병과 비만을 아무 부작용 없이 치료하는 기적의 약'이라고 상찬하고 있습니다. 그러나 그들이 쌀에 새롭게 눈을 돌리는 사이에, 한국인의 쌀 소비량은 반으로 줄었습니다.
- 이것은 무엇을 시사하는 것일까요?
- 밀에 비할 바 없이 영양가도 풍부하고 지구 환경에도 도움이 되는 쌀, 하지만 경작 조건이 까다로워 아시아의 일부, 미국의 일부 지역에서만 재배할 수 있는 쌀―한마디로 쌀은 지구상에서도 일부 지역 사람들만이 누릴 수 있는 은혜로운 작물입니다. 즉 '밥이냐 빵이냐'는 단순한 선택의 문제가 아닌, 혜택의 문제인 셈이지요.
- 단군 왕검이 나라를 세운 기원전 2333년부터 우리 민족이 먹어 왔던 쌀은 단순한 전통이나 습관이 아니라, 지금의 대한민국을 있게 한 근본인지도 모릅니다.

rule 2

우리 땅에서 난 제철 식품을 먹는다

제철 식품은 값싸고 농약 걱정이 덜하다

요즘은 제철 개념이 희박하다. 요리가 익숙하지 않거나 건강식을 처음 시도해 보는 사람이라면, '제철'이라는 말만 들어도 머리가 아플 것이다. 요즘처럼 하우스 채소니 수입 채소니 하는 것들이 흔한 세상에, 옥수수는 여름이 제철이고 양배추는 봄이 제철이고 하는 식의 구분은 얼마나 번거로운가!

하지만 조금만 생각해 보자. 제철에 자란 채소는 가장 알맞은 기후 상태와 일조량, 영양이 뒷받침되므로 맛이 좋고 병충해에 강하다. 이 말은 곧 농약이나 화학 비료를 상대적으로 덜 쓰고도 싱싱하고 질 좋은 채소를 먹을 수 있다는 말이다. 다시 말해, 제철 채소를 선택하면 과다한 농약과 화학 비료를 덤으로 먹지 않게 된다는 의미다.

또 자기가 살고 있는 지역에서 생산된 것인가 하는 문제도 짚고 넘어갈 필요가 있다. 사람과 채소는 둘 다 살고 있는 곳의 기후와 풍토에 많은 영향을 받는다. 그래서 적응하고 변화에 맞춰 가기 위해 사람들은 채소와 상호 공존의 관계를 유지·발전시켜 왔다. 사람들은 자기가 살고 있는 지역에서 제철에 수확한 채소로 건강을 지켜 나갈 수 있다. 예를 들어 초봄에는 겨우내 몸속에 쌓인 독소를 배출시키고 무력했던 신진대사를 촉진시키기 위해 쑥이나 냉이 같은 나물을 캐 먹는다. 한여름에는 음기를 한껏 머금은 가지나 토마토 같은 작물로 더위에 지친 몸을 식힐 수 있다. 제철 채소와 과일에는 효소도 월등히 많아 소화 흡수를 돕고, 장내 유익한 세균의 활동에도 도움을 준다. 이렇게 제철 식품은 그 땅의 기후 풍토와 우리들의 몸 상태를 자연스럽게 조화시켜 음식이 체내에서 소화 흡수될 수 있도록 조정하는 역할을 해 준다.

게다가 제철 식품은 맛있고 값도 싸다. 겨울에 나오는 부드럽고 달금한 포항초는 한 단에 천 원도 안 하지만, 철이 지나면 이삼천 원을 주고도 질기고 풋내 나는 시금치밖에 살 수가 없다.

제철 얘기 또 한 가지. 시댁 뒷산에서는 매년 4월이 되면 죽순이 땅속에서 조금씩 솟는다. 시아버지께서는 발로 땅을 밟아 가며 땅속의 죽순을 찾아내시는데, 그 감각이 너무나 정확하다. 봄의 원기가 듬뿍 담긴 통통한 죽순을 큰 바구니에 넣어 가지고 오면, 바로 장작불을 지피고 죽순을 알루미늄 포일에 싸서 불 속에 넣어 굽는다. 이렇게 구운 죽순을 한 꺼풀씩 벗기면 풋풋한 땅 내음이 집 안 가득 맴돌다가 집 밖으로까지 퍼진다. 죽순을 베어 물면 쫄깃쫄깃 사각사각한 씹는 맛이 일품이며, 혀끝에 짜르르하게 전해지는 아릿하고 풋풋한 향취가 여운을 남긴다. 죽순 통조림은 결코 낼 수 없는 생생한 맛이다.

일본인들의 제철 감각은 유난스럽다. 꽁치는 가을이 제철인데, 그해 가을에 꽁치 수확이 좋으면 그 가을 내내 일본 사람들은 꽁치 이야기로 꽃을 피운다. 꽁치는 벌써 먹었느냐, 올해 꽁치는 어떠냐, 내가 먹은 꽁치는 별로 좋지 않던데, 아니, 나는 통통하고 기름이 차 있던데 등등, 꽁치가 화제에서 빠지지 않는다.

일본에서는 제철이란 말을 '슌'이라고 하는데, 우리나라에서 말하는 '제철'의 의미보다 그 기간이 더욱 짧고 맛이 절정인 시기를 말한다. 일본 슈퍼마켓의 청과물 코너에 가 보면 우리에게는 조금 낯선 표지가 눈에 들어온다. "이마가 슌〔今が旬〕". "지금이 제철"이란 뜻이다. 제철 구분도 더욱 세분화해, 그 계절에 처음 수확된 것은 '하츠모노〔初物〕'란 말로 표시해 놓기도 한다. 예컨대 우엉이 많이 수확되는 시기는 10월에서 12월이지만, 오뉴월경에 한 2주 정도 이린 우엉이 수확되기도 한다. 이 시기에 수확되는 우엉은 수분을 많이 함유하고 있으며 부드럽고 향이 좋아 먹기에 그만이다. 이 오뉴월의 우엉이 '하츠모노'인 것이다.

'요리는 어렵다' 혹은 '요리는 귀찮다'는 섭입견을 버리고, 자신이 해낼 수 있는 선에서 요령 있게 방법을 터득하기만 하면, 어느새 요리가 즐거워질 것이다. 건강식은 즐거워야 실패하지 않는다. 외식이 잦아 매일 요리하기가 어렵다면 주말에라도 짬을 내어 가정에서 요리를 직접 해 먹어야 한다. 기존의 레시피에 구애될 필요가 없다. 쳐낼 것은 과감히 쳐내면서 자신에게 맞는 간편한 요리법을 터득하기 바란다.
다음은 '건강 요리와 친해지기 위해 이것만은 알아야 한다'고 생각되는 제철 식품 목록이다. 복사해서 냉장고나 가계부, 지갑 속에 두고 장을 볼 때나 식사를 준비할 때 참고하기 바란다.

* 대표적인 제철 식품

3월
- **채소** 봄동 • 냉이 • 미나리 • 달래 • 씀바귀 • 고들빼기 • 쑥 • 땅두릅
- **어패류** 굴 • 파래 • 톳 • 생미역 • 대합 • 모시조개 • 피조개 • 바지락 • 도미 • 꼬막 • 청어 • 학꽁치
- **과일** 딸기 • 귤

4월
- **채소** 양상추 • 껍질콩 • 머위 • 상추 • 두릅 • 그린아스파라거스 • 쑥 • 죽순
- **어패류** 조기 • 병어 • 북어 • 뱅어포 • 도미
- **과일** 딸기 • 살구
- **기타** 청포묵

5월
- **채소** 더덕 • 양배추 • 양파 • 완두 • 미나리 • 도라지 • 마늘 • 상추 • 머위
- **어패류** 잔새우 • 멍게 • 오징어 • 참치 • 준치 • 홍어 • 넙치 • 멸치 • 삼치
- **과일** 딸기 • 앵두

6월
- **채소** 부추 • 가지 • 양상추 • 피망 • 풋고추 • 애호박 • 열무 • 꽈리고추 • 오이 • 깻잎 • 단호박 • 토마토 • 마늘종 • 근대
- **어패류** 병어 • 전복 • 민어 • 흑돔 • 준치 • 삼치 • 전갱이 • 바닷가재
- **과일** 참외 • 매실

7월
- **채소** 부추 • 가지 • 양상추 • 피망 • 풋고추 • 애호박 • 열무 • 꽈리고추 • 오이 • 깻잎 • 단호박 • 토마토 • 껍질콩
- **어패류** 장어 • 갈치 • 홍어 • 농어 • 갑오징어 • 삼치 • 병어 • 전복
- **과일** 멜론 • 복숭아 • 수박 • 포도 • 참외

8월
- **채소** 오이 • 풋고추 • 애호박 • 노각 • 열무 • 꽈리고추 • 깻잎 • 햇감자 • 고구마순 • 옥수수 • 아욱 • 토마토
- **어패류** 전복 • 갈치 • 성게 • 잉어 • 장어
- **과일** 멜론 • 복숭아 • 수박 • 포도 • 참외

9월
- **채소** 표고 • 송이 • 만가닥버섯 • 느타리버섯 • 풋콩 • 감자 • 토란 • 고구마 • 붉은 고추
- **어패류** 해파리 • 중하 • 대하 • 김 • 꽁치
- **과일** 배 • 무화과 • 사과 • 석류 • 포도 • 밤
- **기타** 인삼

10월
- **채소** 표고 • 송이 • 토란 • 고구마 • 무
- **어패류** 꽁치 • 고등어 • 연어 • 대하 • 홍합 • 청어 • 정어리 • 낙지
- **과일** 사과 • 감 • 밤 • 대추
- **기타** 유자 • 오미자 • 모과

11월
- **채소** 브로콜리 • 배추 • 연근 • 우엉 • 당근 • 파 • 무
- **어패류** 옥돔 • 방어 • 연어 • 참치 • 참돔 • 오징어 • 대구 • 낙지
- **과일** 사과 • 귤 • 감 • 땅콩
- **기타** 은행

12월
- **채소** 콜리플라워 • 브로콜리 • 산마 • 시금치 • 쑥갓 • 연근
- **어패류** 영덕게 • 꽃게 • 굴 • 방어 • 주꾸미 • 문어 • 맛살조개 • 복어 • 아귀 • 가오리
- **과일** 귤 • 사과 • 감 • 곶감 • 땅콩

1월
- **채소** 연근 • 파 • 시금치 • 쑥갓 • 브로콜리 • 콜리플라워
- **어패류** 굴 • 문어 • 해삼 • 대구 • 명태 • 금태 • 옥돔 • 아귀 • 개조개
- **과일** 귤
- **기타** 호두

2월
- **채소** 쑥갓 • 시금치 • 고비 • 봄 • 참취 • 순무
- **어패류** 청각 • 굴 • 다시마 • 파래 • 김 • 전복
- **과일** 귤
- **기타** 유자

* 제철 채소

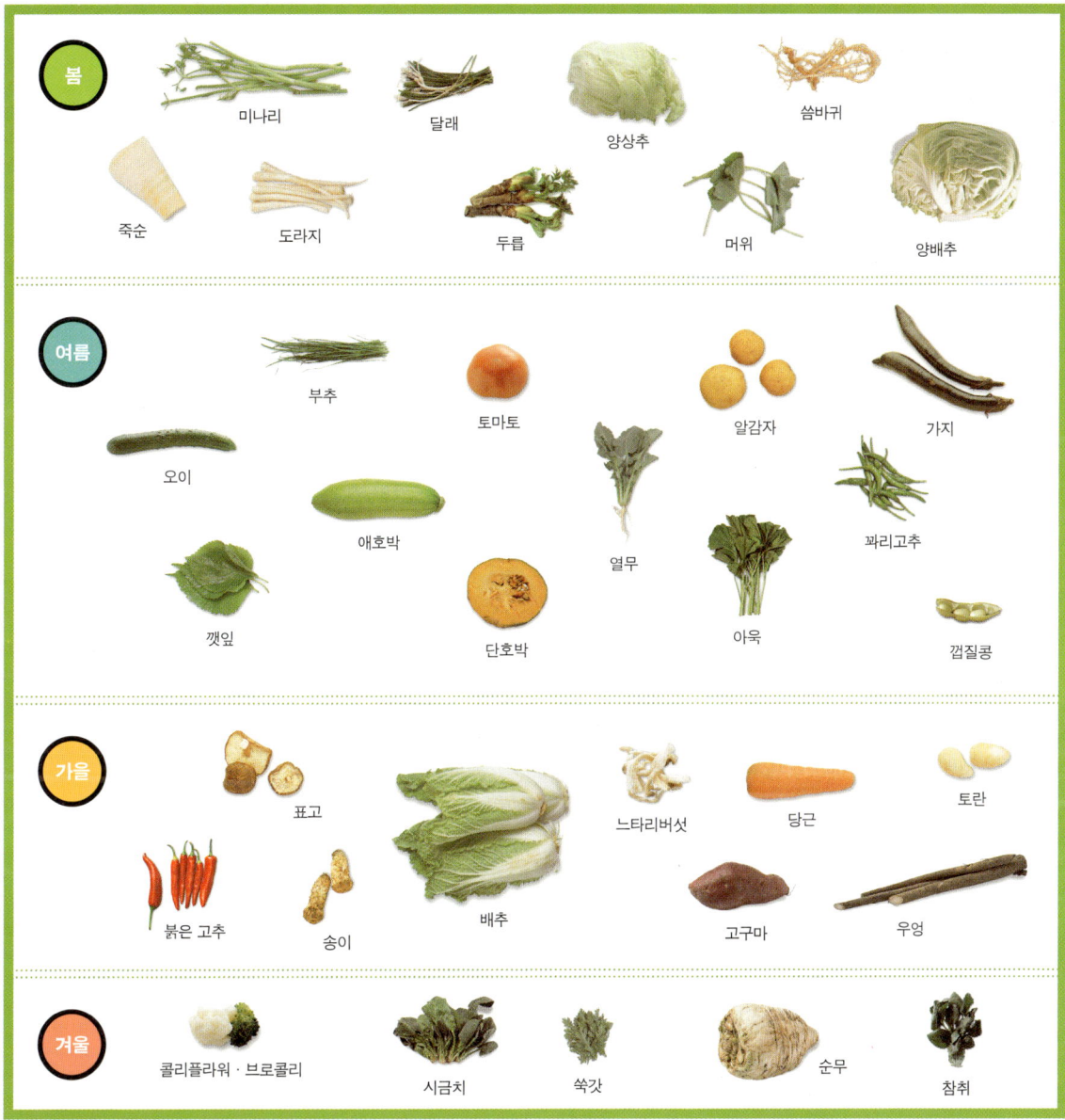

* 제철 어패류

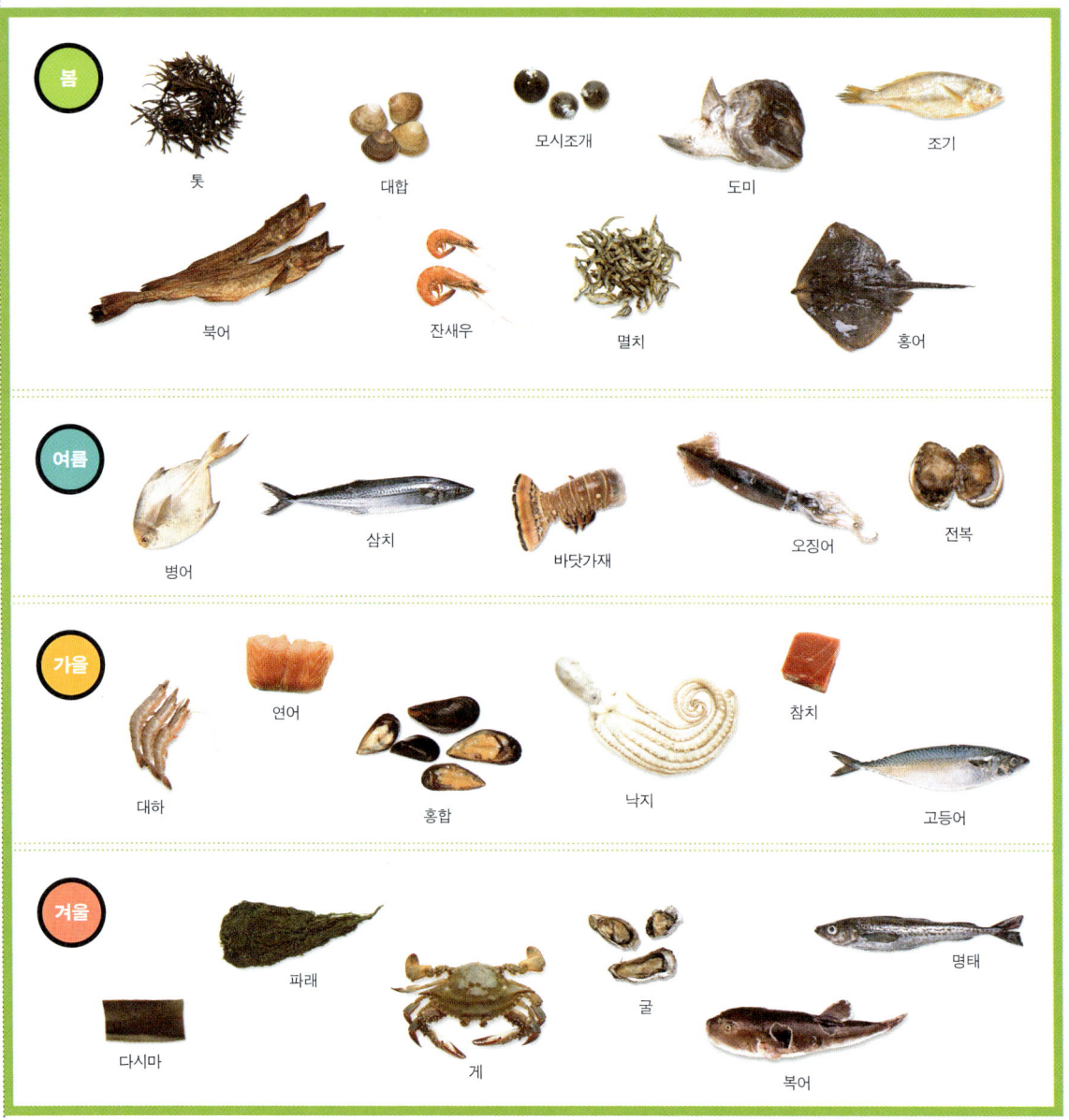

* 제철 과일 및 기타

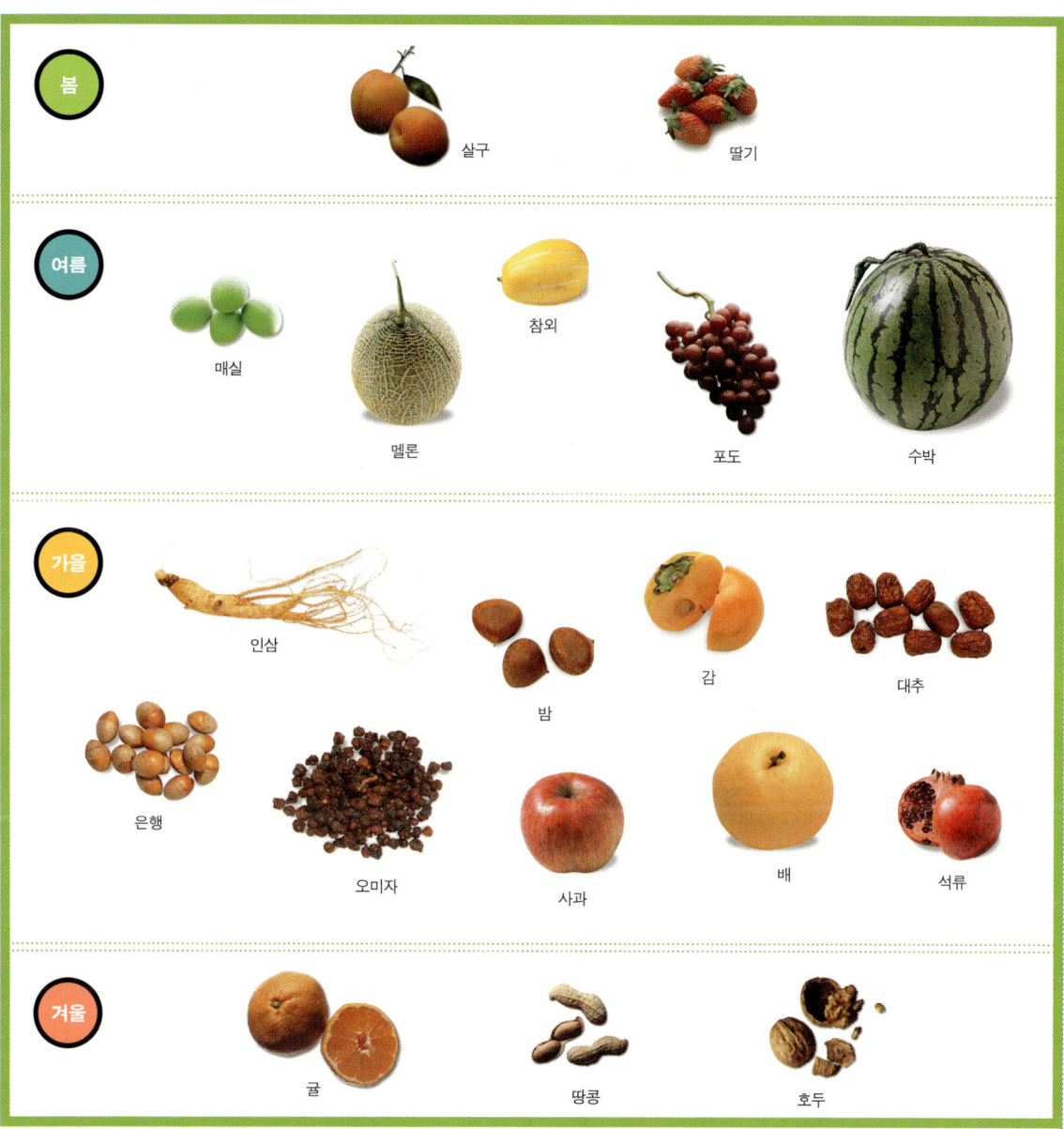

rule 3

백미를 버리고 현미로 바꾼다

현미를 먹으면 입맛도 바뀐다

현미가 살아 있는 음식이라면 백미는 생명이 없는 음식이다. 현미는 땅에 뿌리면 싹이 나오지만, 도정한 백미는 절대 싹이 트지 않는다. 백미에는 없는 귀중한 영양소가 현미에는 그대로 남아 있다. 현미에는 식이섬유가 백미의 아홉 배나 들어 있어 변비를 해소시켜 주며 불필요한 콜레스테롤이나 당분을 배설시키는 작용도 한다. 칼륨은 백미의 네 배, 마그네슘은 무려 열두 배나 들어 있고, 그밖의 미네랄과 비타민도 풍부하다. 백미에 비해 현미의 영양가가 풍부하다는 사실은 순서가 뒤바뀐 관점인지도 모른다. 현미에 든 영양소는 원래 우리가 당연히 먹어야 할 것들인데, 도정을 통해 그간 아무 생각 없이 버려 왔으니 오히려 억울하다고 해야 할 것이다. 또한 현미는 당뇨 환자들이나 먹는 음식이라는 인식도 이제는 버려야 한다. 특수식이 아니라 가장 자연스러운 먹거리다.

현미는 건강한 식생활을 지탱해 주는 기둥과 같다. 현미 자체의 영양도 영양이거니와, 입맛을 바꿔 주기 때문이다. 현미밥을 먹어 본 사람들은 알겠지만, 현미밥을 먹으면 고기 반찬을 먹는 횟수가 줄어든다. 현미밥과 고기는 맛이 어울리지 않기 때문이다. 자연히 현미밥과 맛궁합이 좋은 나물(그중에서도 마른나물)이나 된장국, 콩자반, 두부에 젓가락이 가게 된다.

또 현미밥을 먹으면 밥을 빨리 먹거나 과식하는 습관도 고쳐진다. 밥을 빨리, 많이 먹을래야 먹을 수가 없기 때문이다. 현미밥을 급하게 넘기면 목에 걸리고 과식이라도 하게 되면 배가 불러 몸이 부대낀다. 그러다 보니 자연히 음식을 천천히, 조금만, 꼭꼭 씹어 먹게 된다. 이렇게 현미밥을 천천히 씹다 보면 백미에는 없었던 새로운 밥맛을 느낄 수 있다. 밥이 그렇게 고소하고 달콤할 수가 없다.

1분도미 현미가 너무 거칠어서 먹기 힘들다면 당장은 3분도미나 5분도미에 현미찹쌀, 팥, 조, 기장, 보리 같은 잡곡을 섞어 먹는 것도 괜찮다 (참고로 백미는 10분도미다). 요즘은 마트에서도 원하는 도미로 정미를 해주는 곳이 있으니 처음 시작할 때는 나에게 맞는 먹기 쉬운 도미로 시작해보자. 내 경우, 스튜디오에 손님이 자주 오기 때문에 먹기 쉽도록 현미와 백미를 섞어 놓는다. 현미멥쌀 4 + 현미찹쌀 2 + 백미 4의 비율로 섞어두고 가끔씩 여러 가지 잡곡을 섞기도 한다.

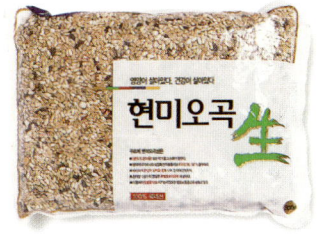

최근에는 **발아현미**˚도 주목받고 있다. 발아현미란 말 그대로 싹을 틔운 현미로, 현미의 영양소가 수십 배로 극대화되어 있다. 또한 일반 현미보다 부드러워 압력솥을 쓰지 않아도 된다. 그러나 가격은 현미보다 훨씬 비싸므로 일반 현미에 조금만 섞어 먹는 것도 좋다. 굳이 발아현미를 고집할 게 아니라 평상시에 현미밥만이라도 꼬박꼬박 먹는 것으로

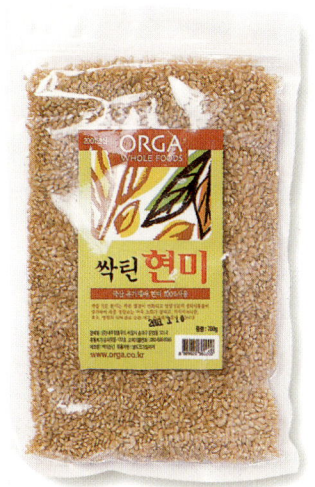

● 발아현미

도 부족함이 없다. 또 발아현미를 고를 때는 유기농 현미를 사용했는지, 오래 유통시키기 위해 보존제를 쓰지는 않았는지 등을 꼼꼼히 살펴야 한다.

rule 4

채소 반찬을
늘 상에 올린다

고기 먹는 날은 한 달에 한 번이면 족하다

광우병 파동 이후 채식주의는 전 세계인의 관심사가 되었다. 그럼에도 '건강을 위한 채식'은 끊임없는 논란의 대상이거니와 평생을 철저한 채식주의자로 살아갈 의지와 여건을 갖춘 사람도 많이 늘어날 것 같지는 않다. 그보다는 자신이 실천할 수 있는 한계 안에서 균형을 찾는 편이 현실적이고 현명한 선택일 것이다.

어쨌든 육류는 '귀하게' 먹는 것이 바람직하다는데, 그렇다면 어떻게 먹는 것이 귀하게 먹는 것일까?

기준은 바로 '한 달에 한 번'이다. 요즘은 가정에서 거의 매일 밥상에 고기 반찬이 오른다. 하지만 이제부터라도 이런 습관을 끊고 한 달에 딱 한 번 고기 먹는 날을 정한다. 그날이라고 해도 한 사람이 100그램 이상을 먹지 않는 게 좋다. 더불어 두 끼 이상 연속해서 고기를 먹지 않도록 주의하면 육류 섭취를 많이 줄일 수 있다.

현미를 먹으면 고기에 대한 욕구를 누그러뜨리는 효과도 있다. 현미밥과 고기 반찬이 어울리지 않는다는 점도 작용하는 데다, 현미밥을 꼭꼭 씹는 행위가 '씹고 싶은' 본능을 충족시켜 주어 육류에 대한 욕구를 잠재우는 효과도 있다.

고기 요리에 두부를 활용하는 것도 육류 섭취를 줄일 수 있는 지혜다. 예를 들어 제육볶음을 할 때 물기를 꼭 짜서 손으로 대충 으깬 두부를 섞어 보자. 그러면 돼지고기의 양을 절반 이상으로 줄이면서도 두부의 고소한 맛이 육류와 잘 어울려 푸짐한 요리가 된다.

고기를 먹을 때는 먹는 양도 중요하지만 먹는 방법도 이에 못잖게 중요하다. 같은 돼지고기라고 해도 구이나 볶음을 하면 돼지고기에 함유된 좋은 지방인 올레인산이 변성해서 몸에 해롭지만, 삶거나 찌면 고기 속의 지방이 변성되지 않아 노화 예방에 좋은 건강식이 된다. 세계적으로 유명한 장수 지역인 오키나와 사람들이 즐겨 먹는 돼지고기 찜 요리가 바로 이에 해당한다. 또 한국인들처럼 고기를 먹을 때 마늘과 풋고추, 쌈장, 김치, 된장찌개를 곁들여 먹는 방법도 좋다.

무엇보다도 동물성 단백질은 육류가 아니라 생선을 통해 섭취하는 습관을 들이는 게 좋다. 하루에 한 번 생선구이나 생선찜을 먹으면, 우리에게 필요한 동물성 단백질과 필수 지방산을 섭취할 수 있다. 고등어를 갈아 쑥갓을 넣고 간장 양념을 해서 치댄 고등어햄버거 같은 메뉴는 햄버거 스테이크와는 또 다른 풍미가 있어, 평소 햄버거를 즐겨 먹는 어린아이들도 매우 좋아한다(만드는 법은 206쪽 참고).

달걀 역시 드물게 먹되, 먹을 때는 자연 사육한 유정란으로 골라 먹는 게 좋다. 요즘엔 인터넷 유기농 식품몰이나 백화점의 식품 코너 같은 데서 손쉽게 유정란을 구할 수 있다.

밀가루의 글루텐으로 만든 밀고기나 콩의 단백질로 만든 콩고기도 좋은 대안 식품이다. 예전에는 채식 전문 식품점에서나 볼 수 있었던 밀고기, 콩고기를 요즘엔 백화점이나 대형 마트 같은 곳에서도 쉽게 구할 수 있게 되었다. 육질의 쫄깃한 맛이 아쉬울 때는 육류 대신 콩고기나 밀고기를 사용해 보자. 대개 건조 상태로 판매되는 콩고기는 건조된 상태 그대로 불고기 양념과 똑같은 양념장에 재우면 된다. 양념장의 수분이 콩고기에 스며들어 따로 물에 불리지 않아도 된다. 단, 이때 불고기 양념장은 콩고기가 충분히 잠기는 정도로 넣어야 한다.

사람들이 육류를 선호하는 데는, 육류는 냉동 보관이 편리하고 적당히 요리해도 진한 맛을 낼 수 있다는 점도 작용한다. 반면 채소는 다듬는 데 시간이 걸리고, 냉장고에 두어도 금방 시들어 버리기 때문에 기피하는 경향이 있다. 그러나 이것은 채소 요리에 대한 선입견일 뿐이다.

주부들은 십중팔구 콩 요리를 귀찮아한다. 그러나 알고 보면 콩 요리는 너무나 간단한 요리에 속한다. 일단은 마른 콩을 불리는 것 때문에 콩 요리를 꺼리는 듯한데, 자기 전에 콩을 씻어 물에 담가 두면 다음날 아침 콩은 잘 불어 있다. 콩 불리는 데 반드시 꼬박 하룻밤이 걸리는 것도 아니다. 아침에 물에 담가 뒀다가 밤에 요리를 해도 상관없다. 급하면 뜨거운 물에 40분 정도 담가 두었다 써도 된다. 이런 방법은 요령을 피우는 것이지만, 식탁에 콩 요리가 없는 것보다 훨씬 낫다.

또한 채소는 껍질을 깎지 않으면 안 된다고 생각하는 사람이 의외로 많다. 그러나 오히려 채소는 껍질째 조리하는 것이 훨씬 맛있다. 채소를 씻는 데 사용하는 그물 수세미와 솔 정도는 싱크대 위에 항상 놓아두자

(85쪽 참조). 또 채소를 살 때는 껍질까지 먹을 것을 고려해 가능하면 유기농이나 무농약, 저농약 재배한 것을 고르는 지혜를 발휘해 보자. 채소를 다듬는 과정에서 껍질이나 뿌리가 남았다면 한데 모아 두었다가 국물을 우려 보자. 모둠 채소를 푹 우린 물의 달금하고 진한 맛은 고깃국물과는 또 다른 깊고 담백한 풍미가 있다.

채소류에는 밭에서 나는 야채도 있지만, 바다에서 나는 김, 다시마, 꼬시래기, 모자반, 파래, 톳 따위의 해초도 있다. 현대인의 식단에서 가장 급속하게 줄어드는 것이 바로 해조류다. 되도록 하루에 한 번은 해조류를 이용한 반찬이나 국을 끓이자. 해조류를 이용해서 국물을 내거나 쌈을 해 먹는 것도 좋은 방법이다.

Tip 유기농 식품 전문 인터넷 쇼핑몰

내추럴존 www.naturalzone.co.kr
무공이네 www.mugonghae.com
유기농사랑 www.gmfmart.com
이팜 www.efarm.co.kr
올가홀푸드 www.orga.co.kr
한살림 www.hansalim.or.kr

rule 5

버리는 것 없이
통째로 먹는다

땅에서 난 것은 버릴 것이 없다

흙 묻은 야채 보기가 참 어려운 게 요즘 현실이다. 오이는 휘어진 것이 없고, 반질반질 윤기가 도는 대파는 길이까지 똑같이 잘려 포장되어 있다. 무 잎은 본 지가 언제던가! 농산물들이 마치 공산품처럼 매끈하고 말쑥해진 이유는, 보기에 반듯하고 깨끗하지 않으면 소비자가 외면하기 때문이다.

그런데 몇 년 사이에 유기농 붐이 크게 일면서, 일본에서는 다시 개성 있는 모양의 야채들이 흙이 묻은 채로 슈퍼마켓의 한 자리를 차지하게 되었다. 심지어는 로손(Lawson) 같은 편의점 업체도 '내추럴 로손'이라는 이름의 체인점을 만들어 유기농 식품 및 친환경 제품만을 전문으로 판매하고 있다.

통째 먹는 것은 영양 측면뿐 아니라 음양의 논리로 보아도 꼭 필요하다. 무 하나만 보더라도 뿌리 부분과 잎 부분이 영양은 물론이고 음양에서도 서로 다르다. 뿌리가 양이라면 잎은 음에 해당한다. 그러므로 버리는 부분 없이 골고루 섭취할 때 음양 한쪽에 치우치지 않고 균형을 이룰 수 있다.

음식 재료를 버리는 것 없이 알뜰하게 이용하는 지혜는 특히 일본 여성들에게서 본받을 만하다. 일본의 중년 주부들을 보면 차분하고 근검절약하는 정신이 재료 준비나 요리에도 오롯이 드러나 있다.

일본의 요리는 전 세계에 건강식으로 알려져 있다. 이는 재료의 순수한 맛을 살리고, 버리는 곳 없이 전부 먹으며, 남기지 않고 먹을 수 있도록 분량을 조절하는 일본인들의 근성에서 비롯된 것이 아닌가 싶다.

우선 재료를 다듬는 것부터가 남다르다. 일본 사람들은 재료를 다듬는 과정에서 특유의 근성과 끈기를 발휘한다. 건성으로 대충대충 다듬고 써는 것은, 요리를 먹는 사람에 대한 배려 측면에서도, 자원을 낭비하지 않는다는 절약 측면에서도 용납되지 않는다.

채소 요리를 할 때는 재료를 솔로 깨끗하게 씻어 껍질째 요리를 한다. 무나 당근의 껍질을 깎아 버리는 경우가 많은데, 일본 주부들은 이 껍질도 반찬으로 쓴다. 깎아 낸 부분을 모아 반나절 정도 말리면 꼬들꼬들해지는데, 이것을 소금이나 간장으로 살짝 간을 해서 참기름에 볶으면 고소한 반찬이 된다. 양배추나 콜리플라워, 브로콜리의 딱딱한 심도 어슷썰어 데치거나 볶아 먹으면 얼마나 달콤하고 맛있는지 먹어 본 사람은 다 안다. 줄기가 달려 있는 무를 운 좋게 보았다면, 줄기를 잘게 썰어 살짝 데쳐 보자. 그런 다음 소금을 조금 많이 뿌려 절인 뒤 물기를 꼭 짜서 막 지은 밥과 섞어 먹으면 그 맛이 일품이다. 무 잎이나 무 꽁지도 된장국을 끓일 때 다른 재료와 함께 넣는다. 또 무나 당근, 양파 꽁지나 시들한 대파

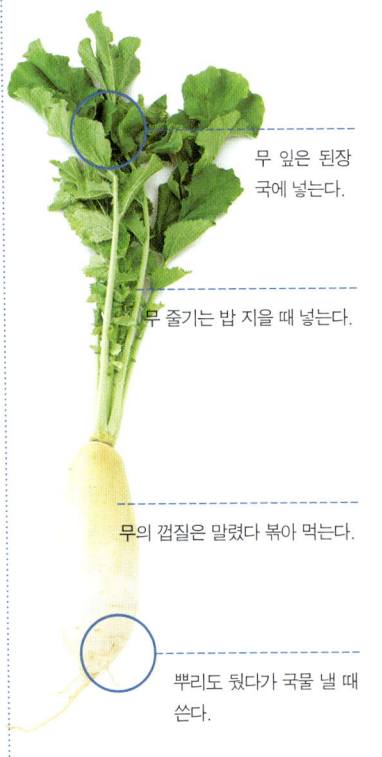

무 잎은 된장국에 넣는다.

무 줄기는 밥 지을 때 넣는다.

무의 껍질은 말렸다 볶아 먹는다.

뿌리도 뒀다가 국물 낼 때 쓴다.

줄기 등 자투리 채소는 나오는 대로 봉지에 넣어 냉동실에 보관했다가 볕에 말린 후 은근히 끓이면, 국이나 찌개 국물로 그만이다.

'재료는 다듬기 나름'이라는 진리는 채소뿐 아니라 어패류에도 그대로 적용된다. 흔히들 생선 하면 먼저 비린내를 떠올리고 그 비린내를 없애는 데 관심을 집중한다. 그래서 생선 요리는 고춧가루와 마늘을 듬뿍 넣어 조리하는 것이 상책이라고 생각하는 사람이 많은 것 같다. 나 역시도 '생선은 비리다'라는 선입견 때문에 일본에서 처음 본 고등어회초밥에 대해 큰 거부감을 느꼈다. 그러나 속는 셈치고 눈 딱 감고 먹은 고등어회초밥은 비린내가 나기는커녕 고소하기만 했다. 그 후로도 정어리나 전어, 꽁치, 삼치 등 갖은 생선을 날것으로 먹어 왔지만, 비린내를 느꼈던 적은 한 번도 없다.

신선한 생선이라면, 손질 과정만 올바르면 날로 먹든 구워 먹든 조려 먹든 결코 비린내를 풍기지 않는다. 생선에는 비린내의 원인이 되는 부분이 있는데, 이 부분을 미처 세심하게 손질하지 못했을 때 비린내가 난다. 비린내의 원인이 되는 부분이란 생선을 물로 씻은 뒤에 남은 물기와 핏기, 내장이 붙어 있던 부분 및 중심 뼈와 살 사이에 붙어 있는 핏덩어리들이다. 생선 비늘을 꼼꼼히 제거하고, 내장을 떼어 낸 자리의 찌꺼기와 핏덩어리들을 세심하게 '물속에서' 떼어 낸 후, 페이퍼 타월로 물기를 말끔히 닦아 내면 생선은 결코 비린내를 풍기지 않는다. 한편 조림을 할 경우, 손질이 끝나 토막 낸 생선을 채반에 펼쳐 두고 끓는 물을 끼얹는다. 그런 다음 다시 찬물에 넣고 미처 제거되지 않고 남아 있던 비늘이나 더러운 것들을 씻어 내면 비린내는 말끔히 제거된다.

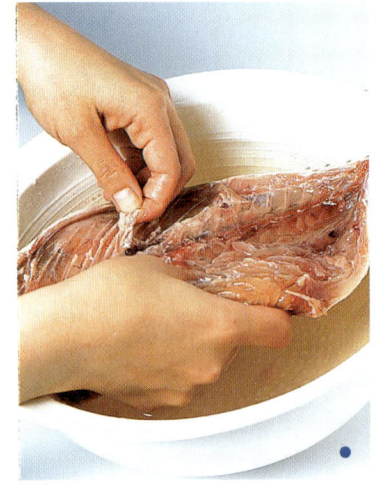 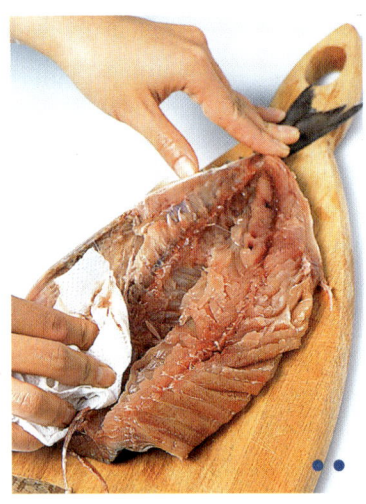

● 생선 내장이나 핏기는 반드시 물속에서 떼어 낸다. ●● 페이퍼 타월로 물기를 깨끗이 닦으면 비린내가 나지 않는다.

음식을 딱 먹을 만큼만 만드는 것은 음식 낭비를 줄이는 길일 뿐만 아니라 건강을 지키는 요령이기도 하다. 밥을 하다 보면 '좀 부족하지 않을까' 싶어 자기도 모르게 양을 많이 잡게 되고, 그래서 막상 상에 올리면 남아서 처치 곤란인 경우가 태반이다. 약간 부족한 듯, 조금 모자란 듯 차린 밥상은 밥 한 톨, 국물 한 방울도 남기지 않고 다 먹을 수 있고, 먹고 나서도 배가 적당히 차서 속도 편안하다. 밥그릇과 국그릇을 일부러 조금 작은 것으로 고르는 것도 요령이다.

Tip 버리지 않고 전부 활용하는 지혜

1. 되도록 유기농 채소를 고르고, 깨끗이 씻어 껍질째 쓴다.
2. 뿌리채소의 껍질뿐 아니라 잎도 국이나 볶음에 활용한다.
3. 자투리 채소나 껍질, 뿌리 등은 냉동실에 모아 두었다가 국물을 낼 때 쓴다.
4. 요리를 할 때 양을 조금 모자란 듯하게 잡는다.

rule 6

우유·치즈 대신
두유·두부를 먹는다

전세계가 두부의 효능에 주목하고 있다

우유가 소[牛]의 젖[乳]이라면 두유는 콩[豆]의 젖[乳]이다. 치즈가 우유에서 나왔으되 우유보다 단백질이나 칼슘의 흡수율이 훨씬 높은 것처럼, 두부 또한 콩에서 나왔으되 콩보다 칼슘과 몸에 흡수되는 단백질의 함량이 훨씬 많다. 즉 두부는 콩 단백질을 응고시켜 만든 '콩치즈'라고도 말할 수 있다. 이같이 우유와 콩은 공통점이 많지만 '우(牛)'와 '두(豆)' 중에서 우리 몸과 더욱 잘 융합하는 것은 단연 '두' 쪽이다.

우유는 칼슘을 섭취하기 위해 꼭 필요한 식품이라는 선입견이 언제부터 생긴 것일까? 일본에서는 경제 부흥을 꾀하던 1960년대에 처음으로 우유 배달이 시작되었다고 한다. 모든 것이 풍족하지 못했던 당시에 매일 아침 한 병씩 우유를 배달시켜 먹는다는 사실 자체가 '우유는 고급 음료'라는 인식을 각인시키기에 충분했다. 게다가 산부인과 병원과 전국 학교에 대한 유가공 업계의 대대적인 판매 전략에 힘입어 모유 대신 분유 육아가 큰 붐을 이루었고, 전국의 학교들이 일제히 우유 급식을 실시하게 되었다.

하지만 세계에서 우유 많이 먹기로 유명한 노르웨이 사람들의 골절 상해 비율이 일본인의 다섯 배가 넘는다는 데이터(〈자연식 뉴스[自然食ニュース]〉 1998년, 28호)가 있다. 이 데이터에 따르면, 우유 섭취와 체내 칼슘의 양 사이에 큰 상관관계가 없는 듯하다. 오히려 시금치나 피망 같은 채소에 함유된 칼슘이 우유 칼슘보다 인체에 소화 흡수가 더 잘 된다고 한다. 게다가 요즘 많은 이들을 괴롭히는 아토피성 피부염 같은 알레르기성 질환이 어렸을 때 먹었던 우유 단백질 따위의 이질적인 단백질 때문이라는 견해도 속출하고 있다.

모유에 들어 있는 칼슘의 양(33mg/100g)에 비해 우유의 칼슘 함유량(118mg/100g)이 지나치게 많다는 사실은 아기들에게 그처럼 많은 칼슘이 필요하지 않다는 것을 시사하고 있는지도 모른다.

반면 두부에는 두뇌 발달에 좋은 양질의 식물성 단백질과 몸에 이로운 필수 지방산이 풍부할 뿐 아니라, 섬유질도 웬만한 채소 이상으로 풍부해 성인병 예방에도 효과가 탁월하다. 기록에 따르면 중국 한나라 시대 때부터 두부를 만들어 먹었다고 하니, 그 역사만도 수천 년이 된 동양의 전통적인 가공 식품인 셈이다.

우유와 치즈는 가끔 즐기는 식도락으로 남겨 두고, 평소에는 두유와 두부를 즐겨 먹자. 이 같은 식품 선택의 기준은 우유나 치즈뿐 아니라 식생활 전반에 골고루 응용할 수 있다. 예컨대 동물성 지방인 버터를 발라 먹는 대신 엑스트라 버진 올리브유를 빵에 찍어 먹는다거나, 스파게티 대신 쌀로 만든 소면 간장볶음을 만들어 먹는 식으로 말이다. 아이들이 햄버거를 좋아한다면, 대신 집에서 '라이스버거'를 만들어 줄 수도 있다. 밥을 빵 모양으로 둥그렇게 빚어 그릴에 굽고, 우엉과 당근을 채썰어 참기름에 볶으면서 간장, 조미술, 물엿으로 간을 한 뒤 밥과 밥 사이에 햄버거 패티처럼 끼워 넣으면, 패스트푸드 점에서 파는 기름 덩어리 햄버거와는 비교할 수 없이 맛 좋고 건강에도 좋은 '라이스버거'가 된다.

오키나와 장수촌의 식사법

세계 최고 장수 국가라는 일본, 그중에서도 노인들이 가장 건강하게 오래 살기로 유명한 오키나와의 식생활은 세계에서 장수식 분야의 주요 연구 대상으로 삼고 있습니다.

15세기 한반도 사람들이 이주해 건국한 오키나와는 일본, 조선, 동남아시아 각국과 활발한 교역을 펼치면서 독자적인 문화를 발전시켜 왔습니다. 그렇기 때문에 일본 본토와 여러 가지 풍습과 문화가 사뭇 다르지요. 그중에서 그들의 식생활은 독특한 개성이 돋보이는 부분입니다.

오키나와 사람들은 음양오행의 원리를 식생활에도 적용해 왔기 때문에 식단에 오방색이 골고루 살아 있습니다. 또 일본 본토와는 달리 식사에서 '국'이 차지하는 비중이 아주 크지요. 그리고 일본 사람들이 잘 먹지 않았던 돼지고기 요리가 전통적으로 발전했다는 것도 오키나와 요리의 큰 특징입니다. 돼지고기를 머리에서 발끝까지 그리고 내장까지, 모든 부위를 남김없이 활용하는 지혜는 우리나라와 닮은 점입니다. 다만 삼겹살구이나 제육볶음처럼 굽거나 볶는 요리보다는 삶는 요리가 많다는 점이 다르지요.

오키나와 사람들은 해조류를 많이 먹기로도 유명합니다. 다시마 소비량은 세계 제일이지요. 다시마를 국물 내는 데만 쓰지 않고, 생것으로도, 채소볶음에도, 생선조림에도 무척 많이 활용하고 있습니다.

오키나와 전통 두부를 아시나요? 불린 콩에 물을 부어 가며 간 뒤 그것을 그대로 짜서 콩비지와 두유로 나눈 후, 두유를 불에 올려놓고 간수를 뿌려 응고시키는 것이 전통 두부인데, 이렇게 만든 두부는 진하고 고소한 콩의 맛이 그대로 살아 있고 탄력과 중량감이 있습니다. 우리나라에서도 백화점이나 대형 마트 같은 데서 이런 두부를 직접 만들어 팔고 있는데, 묵직하고 따끈한 두부 맛이 일품이지요.

오키나와 전통 두부의 또 다른 특징은 오키나와 청정 해역의 깨끗한 바닷물을 그대로 간수로 쓰는 데 있습니다. 이렇게 만들어진 두부는 해수의 짭짤한 맛이 콩의 고소한 맛을 한층 돋우는 것은 물론, 천연 해수에 들어 있는 풍부한 마그네슘이 성인병 예방에 크게 도움을 준다고 합니다.

오키나와 두부는 오키나와 요리의 감초입니다. 끼니마다 두부가 거의 빠지지 않지요. 특이한 점은 볶음 요리에도 두부가 들어간다는 것입니다. 숙주나 부추, 양배추 등 갖은 채소볶음에 두부를 썰어 넣거나 그냥 뚝

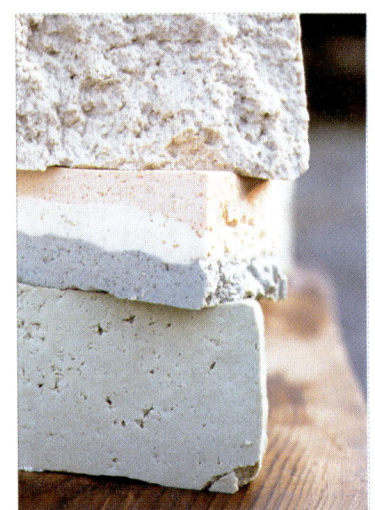

묵직하고 구수한 맛이 일품인 오키나와 두부

- 뚝 떼어 넣고 같이 볶아 먹습니다(119쪽 참조).
- 이처럼 오키나와 사람들의 가정식은 돼지고기를 중심으로 한 육류, 신선한 어패류 그리고 두류와 채소류가 균형을 이루고 있습니다. 세계 보건기구(WHO)의 요청에 의해 '심혈관 질환과 영양에 관한 연구회'를 조직하여 전 세계 60여 개 지역을 연구한 야모리 유키오 박사는 "장수의 비결은 식사에 있다"라고 결론지으며, "오키나와는 일본 제일, 세계 제일의 장수 지역인데, 이는 대두 단백질과 마그네슘을 충분히 섭취하는 식생활 덕택이다. 나는 이제까지 장수의 3대 영양 조건으로 콩과 생선, 해조류를 적극적으로 권장해 왔는데, 오키나와 사람들의 식생활은 그것을 그대로 구현한 것이라고 말할 수 있다"라고 오키나와 사람들의 균형 잡힌 식생활을 다시 한번 크게 평가한 바 있습니다.

rule 7

간식은
자연식으로 먹는다

설탕을 끊으면 인생이 달라진다

간식의 문제는 결코 단순하지 않다. 간식에 잘못 길이 들면 주식 전체에 영향을 받기 때문이다. 우리는 하루에 얼마만큼의 정제 설탕을 먹고 있을까? 탄산음료나 캔커피 하나에 설탕이 20그램 들어 있다고 한다. 젊은 여성들이 후식으로 즐겨 먹는 케이크에는 설탕이 밀가루만큼 들어간다. 시중에서 파는 과자나 음료수의 영양 성분 표시에 '탄수화물'이라고 표기된 것은 대부분 설탕 때문인 경우가 많다.

제과제빵 요리사로서 설탕에 파묻혀 살다시피 했던 내가 집에 있던 백설탕을 휴지통에 던져 버린 것은 마크로비오틱 정식협회에 등록하고서부터다. 그 당시 나는 극심한 저혈당증을 앓고 있었기 때문에, 처음에는 설탕에 대한 금단 증상이 심각한 수준이었다. 하지만 그 고비를 넘기고 나자 이후부터는 순조롭게 단것과 단계적으로 결별할 수 있었다.

우선 나는 부엌에 있는 백설탕을 전부 버리고 천연 흑설탕으로 바꾸었다. 또 설탕이 들어가는 반찬을 만들 때는 설탕 대신 전통 방법으로 제조한 조청이나 쌀엿, 꿀, 유기 재배한 과립형 황설탕을 사용했다.

정제하지 않은 흑설탕은 비타민과 미네랄이 풍부하며 스트레스에 대한 저항력을 높이고 콜레스테롤 수치의 상승을 억제하는 효과가 있다. 특히 일본에서도 유명한 **오키나와 천연 흑설탕**은 백설탕에 캐러멜을 입혀 흑설탕으로 위장한 시중의 흑설탕과는 맛과 영양에서 비교가 되지 않는다. 일본 내에서도 맛있기로 유명할 뿐 아니라 장수의 비결이라고도 불린다. 일본 사람들은 별다른 디저트나 간식이 없는 옛날에 녹차를 마시면서 흑설탕 덩어리(가루를 내기 전의 딱딱한 덩어리)를 와드득와드득 쪼개어 먹었다고 한다. 지금도 일본 슈퍼마켓에서 쉽게 구입할 수 있는데, 흑설탕 특유의 깊은 풍미가 느껴져 개인적으로 무척 좋아한다.

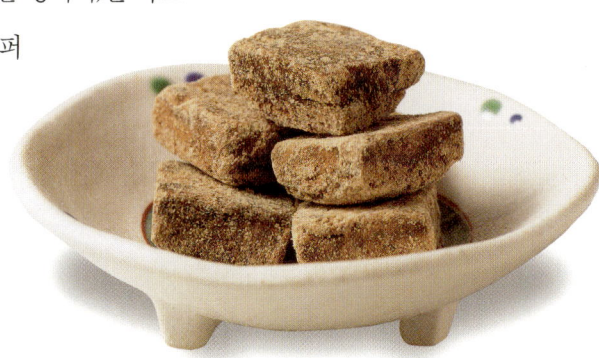

● 오키나와 천연 흑설탕

그리고 본격적인 치료법으로써, 마크로비오틱 정식협회에서 가르쳐 준 **채소 우린물**을 만들어 수시로 마셨다. 이 채소 우린 물은, 나는 물론이고 저혈당 증세를 보이던 많은 회원들이 먹고 병을 고쳤다. 채소 우린 물은 췌장의 치유력을 높이고 인슐린이 적절히 분비되도록 도와줌으로써 서서히 단 음식을 찾지 않게 만들어 준다.

유기농이나 무농약 재배한 당근, 양파, 양배추, 고구마, 우엉 등과 같이 단맛이 있는 채소들을 구입해, 묻은 흙을 솔로 비벼 가며 잘 씻어 껍질째 잘게 썬다. 그리고 야채 양의 3~4배의 물을 붓고 30~40분 간 푹 무를 때까지 끓이면 달큰한 국물이 우러난다. 이 국물을 한번 걸러서 먹거나 그대로 먹어도 좋다. 수시로 단것이 먹고 싶을 때마다 조금씩 마신다.

이 채소 우린 물을 복용한 이후로, 나는 채 1개월이 지나지 않아 단것에 대한 욕구가 사라졌고, 주전부리하는 습관도 없어졌으며, 기분도 매우 안정되었다. 단것에 대한 의존증이 사라지면 이 채소 우린 물을 마시지 않아도 된다. 마크로비오틱 정식협회의 임상에 의하면, 채소 우린 물을 마시는 동안 현미밥을 끼니마다 잘 씹어서 먹으면 넉넉잡아 2개월 안에 설탕 중독이 깨끗이 치유된다.

✽ 채소 우린 물 만드는 법

1 무농약 재배한 당근, 양파, 양배추, 고구마, 우엉 등을 원하는 양만큼 구입한다.

2 채소를 잘 씻은 후 껍질째 잘게 썬다.

3 채소 양의 5배의 물을 붓고 30~40분 간 은근한 불에서 무를 때까지 끓인다.

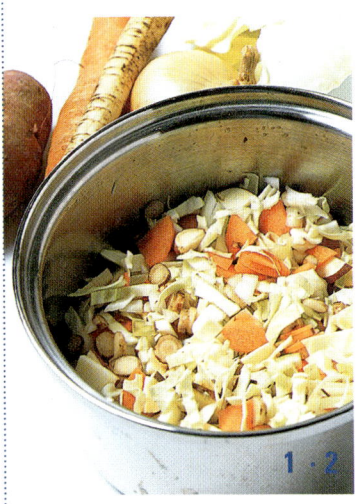
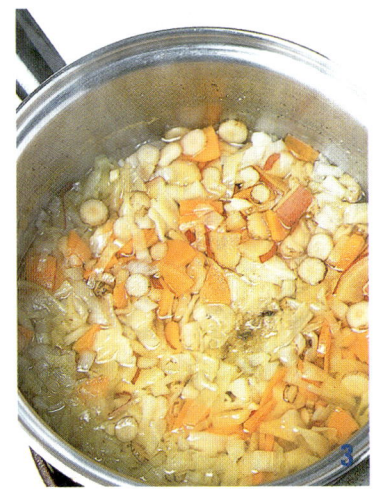
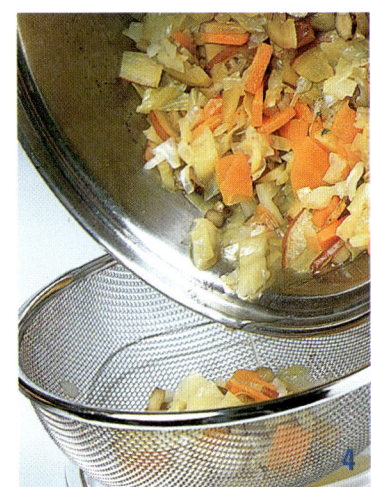

4 우린 물을 체에 한번 거르거나 그대로 두었다가 단것이 먹고 싶을 때마다 조금씩 마신다.

단것이 먹고 싶을 때는 대용식을 궁리해 보자. 우선은 과일을 생각해 볼 수 있다. 당도가 높은 파인애플이나 바나나, 복숭아 같은 과일이 적당하다. 그래도 여전히 달콤한 것이 먹고 싶다면 흑설탕 과자나 떡에 조청을 찍어 먹는 것도 좋다. 아이스크림이 생각날 때는 갈아서 얼린 딸기나 얼린 홍시로 셔벗을 만들어 먹어 보자.

나는 천연 간식들 가운데 고구마를 제일 좋아한다. 고구마가 많이 나는 철에 넉넉히 사 두었다가 푹 찐 뒤, 1센티 두께로 길게 저미듯 썰어 볕 좋은 날 채반에 펼쳐서 겉만 꾸덕꾸덕하게 말렸다가 두고 먹는데, 햇볕에 말리면 당도가 높아져 훨씬 맛있다.

또 아연을 충분히 섭취하는 것도 단것에 대한 의존증을 줄이는 데 간접적으로 도움이 된다. 인간의 미각과 아연이라는 미네랄은 깊은 관련이 있다. 아연이 부족하면 미각 장애가 일어나 음식의 맛을 느끼지 못하게 된다. 그래서 지금 일본에서는 아연 함유 미네랄 음료수까지 판매되고 있는 실정이다.

그런데 대표적인 정제 탄수화물인 설탕은 우리 몸에서 소화될 때 다량의 비타민과 미네랄을 소모한다. 즉 정제 설탕이나 값싼 유지류에 의존한 부실한 식사를 하면 아연과 같은 미네랄이 부족하게 되고, 아연이 부족해지면 단맛에 무감해지므로 결국 악순환이 되풀이되는 것이다.

그러나 의사의 처방 없이 영양제에 의존하여 아연을 섭취하는 것은 바람직하지 않다. 왜냐하면 미네랄은 체내에서 다른 미네랄과 미묘한 균형이 유지될 때 제 기능을 하기 때문이다. 또 아연을 얼마나 섭취하면 좋을까 하는 판단도 선뜻 내리기 어렵다.

따라서 평소 식사를 통해 아연을 섭취해야 한다. 아연을 풍부하게 함유하고 있는 식품으로는 현미나 통밀 같은 통곡식과 두부, 된장 같은 두류가 있다. 호박씨나 해바라기씨에도 아연이 많다. 어패류로는 굴이 첫째고, 모시조개, 바지락, 청어 등에도 많이 함유되어 있다. 이런 식품을 자주 식탁에 올리면 아연 이외에도 몸에 꼭 필요한 다른 미네랄과 영양소를 함께 섭취할 수 있다. 즉 자연스럽게 건강한 미각을 되찾아 주는 식사가 되는 것이다. 그러므로 식사 내용을 개선하면 맛의 차이를 알 수 있게 되어, 지나치게 단 음식들과 진하게 양념을 한 패스트푸드나 인스턴트 식품 같은 것들로부터도 멀어지게 될 것이다.

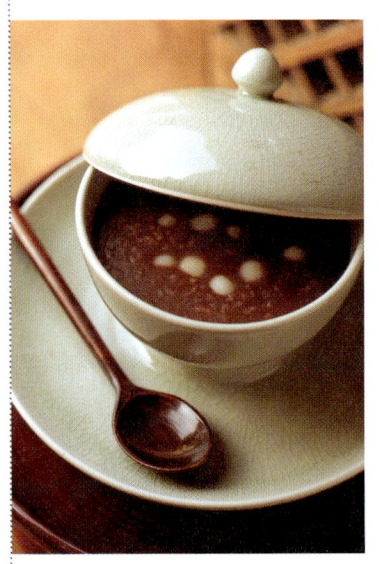

● 단팥죽

이제까지의 이야기를 듣고 당장 단것을 모조리 끊어 버리겠다고 결심했다면 잠시 다시 한번 생각해 보자. 그런 결론은 현실적이지 못하다. 우선은 지금 부엌에 있는 백설탕을 흑설탕으로 바꾸고, 조청이나 쌀엿의 자연스러운 단맛에 좀더 익숙해지도록 노력해야 한다. 또 설탕이 있어야만 만들 수 있는 케이크나 빵이 주는 긍정적인 면도 인정하여, 가끔 갖는 즐거움으로 남겨 두는 것도 나쁘지 않을 것이다.

단것을 먹을 때는 가급적 옛사람들의 지혜를 참고하자. 한과나 화과자를 먹을 때는 물론이고, 케이크나 초콜릿을 먹을 때도 커피 대신 녹차를 곁들이는 것은 어떨까? 백설탕은 체내에서 연소될 때 비타민을 다량으로 소비하는데, 이때 녹차의 풍부한 비타민C가 소모되는 비타민을 보충해 준다. 더욱이 녹차에 함유된 카테킨에는 충치 예방 효과도 있다. 다른 예로, 설탕에 팥을 넣고 조리는 **단팥죽**은 설탕에는 없는 마그네슘 따위의 미네랄을 팥이 채워 주는 절묘한 영양 디저트다. 이렇듯 조상들의 지혜가 담긴 전통 과자 문화에는 창의적인 궁리가 응축되어 있다.

> **Tip** 단것을 끊는 다섯 가지 방법
>
> 1. 요리에는 되도록 쌀엿, 조청, 꿀을 사용한다. 유기농 식품 전문 매장 등에서 유기농 황설탕이나 과립설탕을 판매하고 있다.
> 2. 채소 우린 물을 수시로 마신다.
> 3. 아연이 풍부하게 함유된 현미밥, 어패류, 된장을 많이 먹는다.
> 4. 단것이 먹고 싶을 때는 과일이나 단맛이 나는 채소를 먹는다.
> 5. 시중에서 파는 과자 대신 조상의 지혜가 응축된 전통 한과를 먹는다.
> 그리고 아주 가끔은 단 음식을 즐기자!

rule 8

물만이 온전한 우리의 마실거리다

음료로 칼로리를 보충하지 말자

유아기를 제외하면, 사람은 씹어서 양분을 섭취해야 한다. 그런데 탄산음료, 유산균 음료, 주스, 스포츠 드링크, 캔커피, 우유 등 우리 주변에서 손쉽게 구할 수 있는 음료들은 전부 칼로리가 높다. 구하기 쉽고 간편하게 마실 수 있지만, 씹을 필요가 없는 음료로 칼로리를 섭취하는 것은 생각해 보아야 할 문제다.

주스를 예로 들어 보자. 몸에 좋을 것이라고 생각해 매일 아침 주스를 마시는 사람도 있다. 병이나 알루미늄 캔에 들어 있는 상품부터 진공 상태의 비닐팩, 우유팩 형태의 상품까지 모양도 종류도 다양하다. 하지만 시판되는 오렌지·매실·키위·사과·알로에·복숭아·배 주스를 평소에 마셔 본 사람이라면 한 가지 공통점을 발견할 수 있을 것이다. 모두 단맛의 본질과 정도가 똑같다는 사실이다. 단지 해당 과일의 농축액과 인공 향료 때문에 풍기는 향만 다를 뿐이지, 전부 액상 과당과 백설탕 맛이다.

마시고 나면 입안이 텁텁하고 끈적끈적하다.

소위 '장을 위해 마시는 유산균 음료'라 불리는 것들도 마찬가지다. 인공 배양한 유산균을 집어넣은 배양유에 설탕물과 과즙, 향료로 맛을 내어 정작 유산균의 효과는 거의 기대할 수 없는 수준이다. 인공 향료와 인공 착색료, 설탕 범벅인 탄산음료나 캔커피, 스포츠 드링크는 두말하면 잔소리.

사람은 다른 포유동물과 달리 위장에 저작 기능이 없기 때문에, 영유아기를 제외하고는 치아를 통해 음식물을 씹어 영양분을 섭취해야 한다. 따라서 우유나 주스, 칼로리 음료 등으로 영양분을 채우는 것은 자연스럽지 못하다. 음식물을 씹을수록 타액의 분비가 촉진된다. 타액이 소화효소 분비, 입안의 살균 등 다양한 작용을 한다는 것은 상식이다.

우리가 마실 수 있는 음료수는 물이 기본이다. 다만 평소에 차를 즐긴다면 보리차·옥수수차·현미차 같은 곡물차나 녹차·오미자차·결명자차·구기자차 등 칼로리가 없는 전통차를 마시자.

몸에 좋은 차

- **보리차** _ 사시사철 언제나 즐겨 마시는 음료로, 맛도 구수할 뿐만 아니라 비타민B_1을 다량 함유하고 있어서 여름철 부족하기 쉬운 비타민의 공급원으로 적당합니다.

- **현미차** _ 각종 비타민과 미네랄·단백질·지방·탄수화물 등과 그 복합효소류를 많이 함유하고 있으며 특히 비타민B_1과 지방질·비타민E의 함량이 매우 높습니다. 순하고 부드러워 중년 여성과 어린

이에게 좋으며 노화 방지와 건강 유지에 효과가 좋습니다.

* **결명자차** _ 소화 불량과 눈에 좋은 성분이 있으며, 간장과 신장을 보호하고 부종을 없애는 데 효과가 있습니다. 또한 혈압을 내려 주고 현기증, 만성변비, 노인성 변비에 좋으며 위가 약한 데도 약용으로 쓰이는 등 효능의 범위가 상당히 넓지요. 단, 혈압이 낮거나 설사를 하는 사람은 금해야 합니다.

* **구기자차** _ 구기자의 어린 싹에는 단백질이 많아 자양강장, 피로 회복에 이용되며, 잎에는 혈관벽을 튼튼하게 하고 동맥경화를 예방하는 비타민C가, 열매에는 혈액을 맑게 해 주는 성분이 포함돼 있습니다. 고혈압·당뇨·위장병과 같은 각종 성인병과 시력 감퇴에도 효과가 있지요. 구기자차는 그 자체의 향과 맛이 없기 때문에 생강·계피·대추와 함께 끓여 마시면 맛이 한결 좋답니다.

* **오미자차** _ 껍질의 신맛, 과육의 단맛, 씨의 맵고 쓴맛, 전체적으로 가지고 있는 짠맛 등 다섯 가지 맛이 난다는 뜻에서 오미자(五味子)라고 불립니다. 피로 회복뿐만 아니라 정력에도 좋으며 기침이나 천식에도 효과가 있지요. 특히 더위로 해서 심한 갈증을 느낄 때 먹는다면 더없이 좋습니다. 또한 오미자 삶은 물로 머리를 감으면 흰머리가 생기지

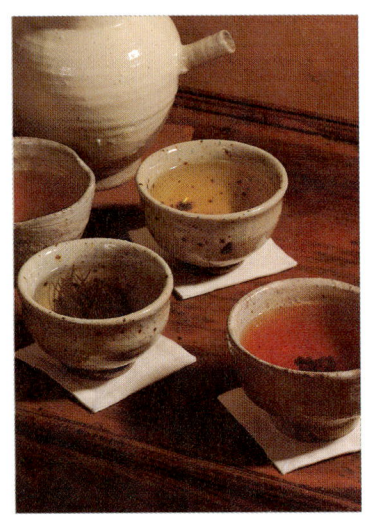

맛과 향이 다양한 우리 차

않는다는군요.

***녹차** _ 고혈압, 동맥경화, 암 예방, 콜레스테롤 수치 저하, 알코올 해독 등의 효능을 가지고 있으며 갈증을 제거하고 입내와 충치를 예방하는 효과가 있습니다. 동의보감에 따르면 "머리를 맑게 하여 기분을 안정시키고 소화를 도우며, 눈이 침침한 것을 해소하고 갈증을 풀어 준다. 또 잠을 적게 자게끔 만들어 주면서 오래 복용을 하면 지방을 제거하여 몸을 날씬하게 해 준다"며 녹차의 효능을 찬양하고 있지요. 하지만 위가 약한 사람이나 몸이 찬 사람은 너무 많이 마시지 않는 것이 좋습니다.

***감잎차** _ 비타민C가 매우 풍부하여 피부 미용에 좋을 뿐 아니라 혈액 순환을 돕고 비만을 방지하는 데도 효과가 좋아 주로 여성들이 애용합니다. 피곤하거나 감기 기운이 있을 때 마셔도 좋지요.

rule 9

즐겁게 감사하며 천천히 씹어 먹는다

즐거워야 오래 간다

음식 자체도 중요하지만, 건강에 더욱 중요한 것은 음식을 대하는 우리의 태도다. 당연한 말임에도 현대를 살아가는 우리는 실천에 옮기기가 쉽지만은 않다. 음식을 먹을 때는 먼저 수고한 손들에게 감사하는 일을 잊지 말아야 한다. 그리고 즐겁게 음식 하나하나의 맛을 음미함으로써 먹는 것의 참 의미를 알 수 있다. 또 천천히 잘 씹어 먹으면 타액이 충분히 분비되어 면역력이 높아지고 병을 예방하는 효과도 있다. 잘 씹어 먹었다는 기억은 우리에게 오랫동안 만족감을 준다.

건강 식생활을 결심한 사람들은 먹는 것에 너무 예민해지는 경향이 있다. 충동적으로 먹었다가도 이내 후회와 자책을 하곤 한다. '실수로 질 나쁜 기름을 먹어 버렸다' '화학조미료가 너무 많이 들어간 것 같다' '먹지 말았어야 할 것을 먹었다' 등등……. 음식 하나 잘못 먹은 것 가지고 심지어 자신을 비난하거나 죄책감을 느끼기도 한다. 아무리 건강을 위해서라지만, 이는 본말이 전도된 태도다. 불가피하게 여러 사람과 함께 같은 음식을 먹어야 한다면, '평소에 안 먹던 것, 이왕이면 맛있게 먹자'라고 생각하고 즐겁게 먹는 것이 정신 건강에 좋다.

언뜻 건강 식생활은 매우 번거롭고 극성스러워 보인다. 하지만 막상 실천해 보면 전혀 그렇지 않다는 것을 알게 될 것이다. 현미와 채소, 어패류를 중심으로 하면서 다른 기름진 음식이나 군것질거리를 멀리하면 오히려 식사 준비가 간단해지고 비용도 훨씬 줄어드는 것을 실감하게 된다. 식생활을 변화시킬 때 가장 힘든 점은 번거롭다는 데 있지 않다. 실은 먹고 싶다는 유혹을 뿌리치는 일이 제일 힘들다. 하지만 그런 욕구 불만은 한 달 정도만 참으면 금세 사라진다. 그리고 그 자리에는 새로운 만족감이 들어선다. 음식을 바꾼 것만으로 미각이 순해지고, 신체가 건강해지고, 정서적으로도 안정되는 변화를 체험할 때의 기쁨은 경험해 본 사람만이 아는 것이다.

나의 경우, 대대적인 식생활 변화 과정을 즐길 수 있도록 내 나름의 방법도 찾았다. 아무리 좋은 것이라 해도, 그 과정이 고통스럽기만 하다면 결코 길게 가지 못할 것이라 판단했기 때문이다. 건강식이라고 해서 먹는 즐거움과 행복감이 배제될 필요는 없다. 그것은 육체 건강에는 도움이 될지 모르나 정신 건강에는 좋지 않을 테고, 궁극적으로 진정한 건강식은 아닐 것이다. 건강식을 실천한다는 것은 고통을 참는 것이 아니라, 원래의 바람직한 모습으로 되돌아가 고통을 야기하는 요인을 없애는 것을 의미하는 게 아닐까?

먼저 자신이 할 수 있는 요리의 가짓수를 늘리면 제한된 재료와 조리법으로도 다양한 맛을 즐길 수 있다. 두부를 된장찌개에 넣어 먹거나 팬에 굽는 방법밖에 모른다면 금세 질려 일주일 이상 먹기 힘들 것이다. 하지만 물기를 꼭 짠 뒤 김치를 송송 썰어 넣고 파도 조금 넣은 다음 반죽해 부치면 녹두빈대떡 뺨치는 맛난 두부빈대떡이 된다는 사실을 알고 있다면? 또 두부를 구운 뒤 버섯을 넣은 간장 소스를 끼얹어 맛 좋은 두부스테이크(만드는 법은 198쪽 참조)를 해 먹는다거나, 두부를 이용해 손쉽게 콩국수(만드는 법은 129쪽 참조)를 하는 방법을 알고 있다면? 아마 두부 요리가 즐거워서라도 매일 두부를 상에 올리게 될 것이다.

이렇게 기본 재료를 가지고 건강하면서도 다양하게 조리하는 방법을 터득한다면, 무미건조한 건강식에서 탈피해 먹는 재미까지 누릴 수 있을 것이다. 그렇다고 해서 밥상을 현란하게 만들라는 말은 아니다. 이 책에서 앞으로 소개할 내용들을 염두에 두고, 다양한 밑손질 요령이나 조리법을 터득해 식단에 덧붙이는 정도가 가장 이상적이다.

다음으로, 식생활에 리듬을 주는 것은 어떨까? 나의 경우, 주 6일은 건강식을 철저히 실천하되 일주일에 하루만큼은 먹고 싶었던 것을 먹는다. 일요일에는 느긋하게 브런치를 즐기기도 하고, 스튜나 스파게티 같은 것도 만들어 먹는다. 단, 재료는 가급적 제철에 나는 천연 재료로 한정하고, 가공 식품을 꼭 써야 할 때는 최대한 안전한 것을 선택한다. 예를 들어 파스타나 스튜를 만들더라도 카르보나라 소스처럼 우유와 크림이 잔뜩 들어간 것보다는 토마토소스를 기본으로 해서 신선한 어패류와 질 좋은 올리브유를 사용하는 식이다. 또 가끔은 피자도 시켜 먹고 불고기도 해 먹지만, 이와 같은 식사를 연속해서 두 번 이상 하지 않으며 하루 이상 지속시키지도 않는다.

이렇게 건강 일상식으로 기초를 탄탄히 다지고 특별식이라는 통로를 만들어 놓으면, 가끔 오는 생일이나 명절 때도 크게 신경을 곤두세우지 않고 여러 사람들과 여유 있게 어울릴 수 있다. 다만 주의할 것은, 옛날에는 특별식이 어려웠지만, 요즘처럼 기름진 음식이 넘쳐날 때는 오히려 몸에 좋은 일상식을 마련하는 쪽이 훨씬 어렵다는 점이다. 그러니까 특별식을 위한 날을 정해 놓되, 일상식만큼은 엄격한 기준을 세워 놓아야 하는 것이다.

빵 먹고 싶은 날에는…

빵 구입 요령을 소개하는 것을 대신하여, 내가 즐겨 찾는 빵집을 소개하고자 합니다. 압구정동에 가면 '본누벨(Bon Nuvel)'이라는 빵집이 있습니다. 이곳의 빵 가운데는 가공 이스트나 베이킹파우더 같은 화학 팽창제를 넣지 않고, 건포도를 자연 배양한 천연 효모를 사용해 부풀린 빵이 있지요. 이 방법으로 빵을 만드는 데는 손이 많이 갑니다. 발효하는 데만 사나흘이 걸리는데, 그나마 발효 과정에 조금이라도 문제가 있으면 빵이 아예 부풀지 않아 모두 헛수고가 되어 버리지요. 하지만 이렇게 정성껏 만든 빵은 딱딱해져도 마지막까지 맛있게 먹을 수 있으며, 채소 요리와 같이 먹거나 조리를 해도 맛있답니다.

일본은 여기서 한걸음 더 나아가 건강한 빵을 생산하는 데 심혈을 기울이고 있습니다. 우리 부부가 가끔씩 들르는 '루반(Ruban)'이라는 빵집은 천연 효모를 사용하는 것은 물론이고 100퍼센트 순수 유기농 일본산 통밀을 쓰고 있으며, 건강을 생각하여 백설탕과 유제품을 전

허 넣지 않은 빵을 선보이고 있지요. 또 밀가루 대신 쌀가루로 만들어 촉촉한 감촉이 일품인 쌀빵을 개발하여 판매하는 빵집도 있습니다.

최근에는 국내에서도 통밀이나 유기농 밀가루, 우리 밀가루, 유기농 현미 등을 원료로 만든 건강 빵들이 유기농 식품 전문 인터넷 쇼핑몰(42쪽 참조)이나 대형 빵 전문 체인점을 중심으로 속속 등장하고 있습니다.

밥 본연의 모습이 현미밥이었듯, 빵도 본래는 이런 모습이 아니었을까요? 구하기 힘든 비싼 원료임에도 용기 있게 건강 빵을 만들기 시작한 빵집이나 일본의 루반 같은 곳은 음식 본연의 맛을 찾고픈 사람들의 외침이 낳은 산물이라고 생각하며, 앞으로 이런 외침이 더 큰 울림을 가질 것이라 기대해 봅니다.

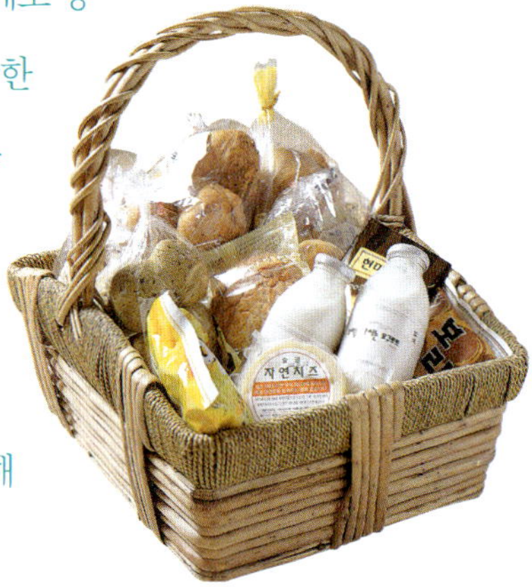

* 천연 효모와 통밀로 만든 빵을 파는 곳

본누벨 02-549-7055

미고(이대점) 02-362-6971

김영모 과자점(서초본점) 02-3473-0688, 5484

파리크라상(본사) 031-740-5500

rule 10

우리 가족만의
먹거리탑을 만든다

먹거리탑은 건강 식생활의 필수 도구다

이상의 원칙을 토대로 해서 자신의 가정에 맞는 먹거리탑을 만들자. 먹거리탑 만들기는 우리 부부가 식생활 개혁을 결심하면서 시작한 방법 중 하나다. 먹거리탑은 건강한 식생활의 지표가 되기도 하고 실천을 독려하는 자극제가 되기도 하므로, 건강한 식생활을 위해 꼭 필요한 도구다. 이것을 만들어 냉장고나 가계부에 붙여 놓고 그날그날 식단을 짜는 데 지표로 삼거나 하루 동안 밖에서 먹은 음식을 먹거리탑에 맞춰 평가해 나가는 기준으로 삼으면 좋을 것이다.

한 가지 말하고 싶은 것은, 먹거리탑은 권장 식품 목록이 아니라는 점이다. 누구에게나 똑같이 적용되는 건강 식단은 없다. '밥 중심, 채소 중심, 제철 식품 중심'이라는 기본 틀 안에서, 각자의 상황과 취향에 맞춰 스스로 만들어 나가는 것이다.

우리 가정을 예로 들면, 식생활 개혁 초기에는 육류는 물론 어패류조차 완전히 배제한 먹거리탑을 만들어 실천했다. 육식을 즐기는 습관으로 인해 남편의 아토피성 피부염이 더 심해졌다고 판단했기 때문에 육류를 아예 식탁에서 없앴던 것이다. 어패류도 동물성 단백질이므로 일단 완전히 끊었다. 단것에 중독된 나의 입맛을 고치기 위해서 음료수 난에 채소 우린 물을 추가했다. 그러다 2개월 후부터는 일주일에 한 번으로 어패류를 먹거리탑에 끼워 넣었고, 3개월 후부터는 닭고기를, 그 후부터는 쇠고기도 한 달에 한 번 정도 먹는 것으로 수정해 나갔다.

먹거리탑은, 평소의 식생활 패턴을 주의 깊게 관찰해서 문제점이 무엇인지, 고쳐야 할 것이 무엇인지를 분명하게 파악하는 과정을 거친 후 만드는 것이 가장 좋다. 이런 과정을 거쳐야만 작심삼일에 그치지 않고 지속적으로 실천해 나갈 수 있다.

옆쪽의 표는 평소 식생활 패턴을 파악하기 위한 **식사일지**˙다. 손바닥만한 수첩 크기로 만들어, 휴대하고 다니면서 자신이 먹은 것을 빠짐없이 기록해 보자. 한 달 동안 기록해 나가다 보면, 자신의 식생활이 균형을 이루고 있는지, 편식하는 것은 없는지를 분명히 알 수 있다. 가족 구성원 각자가 먹은 것을 기록하고 한 달 후 온 가족이 모여 가족 전체의 식생활 패턴을 파악한 뒤에 가족 전체를 위한 먹거리탑을 구상해 보자.

먹거리탑을 만드는 방법은 다음과 같다. 먹는 빈도와 양을 기준으로 해서 탑을 하나 그리고, 그 안을 4등분한다. 제일 아래쪽 넓은 부분은 매일 섭취할 것, 그 위의 칸은 일주일에 한두 번 섭취할 것, 또 그 위는 한 달에 두세 번, 제일 위는 한 달에 딱 한 번 섭취할 것으로 나눈다.

년 월 일 (제 일) 이름

✱✱ 아침 (7:00)
음식의 종류와 양

5분도미 밥 1공기, 쇠고기 무국 (쇠고기·무·콩나물·파), 배추김치 조금, 보리차

✱✱ 점심 (12:00)
음식의 종류와 양

백미밥 1공기, 카레 (당근·양파·감자·닭고기), 오이피클

✱✱ 저녁 (20:00)
음식의 종류와 양

5분도미 밥 1공기, 갈치구이 1토막, 배추김치, 애호박 된장찌개 (애호박·두부)

✱✱ 간식 (낮동안)
음식의 종류와 양

커피 3잔, 비스킷 5개, 참외 1개, 아이스크림 1개

✱✱ 오늘의 평가

커피를 많이 마셨다! 육류도! 해조류 없음 간식에서 비스킷·아이스크림 대신 땅콩을 먹을 것… 채소 반찬이 적다

Check list 1
- ✓ 현미
- ☐ 잡곡
- ✓ 된장
- ✓ 제철 채소
- ☐ 해조류
- ✓ 두부 및 콩류
- ✓ 어패류
- ☐ 견과류
- ✓ 과일

Check list 2
- ☐ 밀가루(빵, 면)
- ☐ 튀김
- ✓ 육류
- ✓ 유제품
- ☐ 주스 및 탄산음료
- ✓ 카페인음료
- ✓ 과자류
- ☐ 인스턴트 식품

● 식사일지

무엇을 얼마나 먹어야 하는지는 공식1에서 설명한 **주식 비율**˙을 참고하여 결정하면 된다.

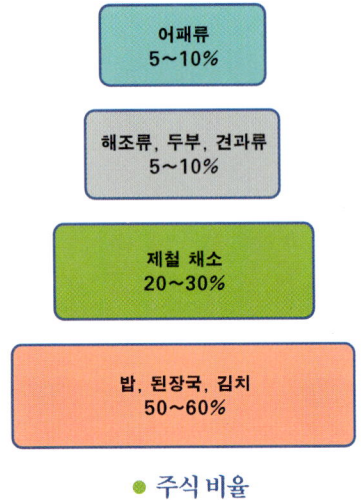

● 주식 비율

먹거리탑은 매달 또는 매절기의 제철 식품에 맞춰 그 내용을 바꿔 주어야 한다. 제철 식품을 한눈에 알 수 있도록, 탑 옆의 여백에 매월의 제철 식품 목록을 붙여 두는 것도 좋다(제철 식품 목록은 32쪽 참조).

옆의 그림은 우리 가정이 만든 8월의 **먹거리탑**˙이다. 여러분 가정의 먹거리탑을 만드는 데 참고가 되었으면 좋겠다.

| 한 달에 한 번 또는 먹지 않음 | 쇠고기, 케이크, 빵, 피자, 햄버거, 라면 |

| 한 달에 두세 번 | 닭고기 혹은 돼지고기, 화과자, 소면, 우동 |

| 일주일에 한두 번 | 달걀, 떡, 통밀빵, 메밀국수 혹은 통밀 스파게티, 홍차 혹은 곡물커피 |

| 매일 | **주식** 현미잡곡밥(기장, 조, 율무, 보리, 팥), 낫토, 김치, 매실장아찌

부식 된장국(간혹 맑은국), 제철 채소(가지, 애호박, 감자, 오이, 노각, 껍질콩, 부추, 깻잎 등), 어패류(낙지, 새우, 전갱이, 갈치, 문어 등), 두류 가공식품(된장, 청국장, 두부)

간식 호두, 호박씨, 감자, 옥수수, 단호박, 복숭아, 참외, 자두, 포도

음료 3년번차, 중국차, 곡물차, 흑태차 |

● 8월의 우리 집 먹거리탑

one more

직장인은
그에 맞는 원칙을

'중압감 없는 절제'가 정답이다

이쯤해서 혹시 낙담한 독자가 있을지 몰라 이 장을 덧붙인다. 독자들 가운데는 '건강 식생활의 의도는 좋지만 모든 가족 구성원이 실천하기에는 무리'라는 생각이 드는 사람도 있으리라 예상된다. 젊은 맞벌이 부부나 독신자 혹은 직장에 출퇴근하는 가장들은 하루 세 끼를 모두 집에서처럼 먹는다는 게 현실적이지 않다. 도시락을 싸는 방법도 있겠지만, 직장 동료들과의 사교를 위해 꺼려지는 측면도 있을 것이다.

주부라면 '남편만 해도 점심과 저녁은 외식이니, 무슨 수로 가족 전체의 식생활을 대대적으로 바꾼단 말인가' 하는 생각이 들 것이다.

우리 가정의 경우도 그랬다. 나 자신은 대부분의 식사를 집에서 내가 원하는 음식으로 챙겨 먹을 수 있었지만, 남편은 바쁜 직장 생활 때문에 하루 한 끼도 집에서 해 주는 밥을 먹기가 어려웠다. 그래서 더 많은 궁리가 필요했고 어려움도 컸다. 남편의 경우에는 구조 조정의 대상이 바로 외식이었다.

첫 번째 규칙은 음식점에서는 튀김 요리를 주문하지 않는다는 것이었다. 일본의 식당은, 정해진 반찬이 나오는 한식당과는 달리, 손님이 메뉴 가운데서 이것저것 골라 주문하는 '아 라 카르트(à la carte)' 형이 많다. 일본 사람들은 이때 대개 튀김 요리를 꼭 빠뜨리지 않고 주문하는 습관이 있다. 식당의 튀김 요리는 쇼트닝을 사용하는 경우가 대부분이기 때문에 조금만 먹어도 남편의 아토피가 도질 수 있다. 그래서 남편과 나는 식당에서는 절대 돈가스나 튀김 등 기름을 많이 쓰는 음식은 시키지 않기로 규칙을 정했다.

두 번째 규칙은 오후에 간식으로 과자나 케이크 대신 달콤한 자연 식품을 먹는다는 것. 회사에서는 오후 4시쯤 배가 출출할 때 주로 근처 편의점에서 과자를 사먹거나 포장마차에서 군것질거리를 사다 먹기 일쑤다. 이런 습관을 고치기 위해, 나는 찐고구마나 옥수수, 단호박, 살짝 구운 아몬드 등을 먹기 좋게 잘라 조그만 통에 넣어 남편이 출근할 때 건네주었다. 일본에는 찐고구마, 옥수수, 단호박 그리고 요사이 우리나라에서도 자주 볼 수 있는 단밤 같은 것들이 상품화되어 편의점 등에서 쉽게 구입할 수 있다. 회사에 전자레인지가 있을 때는 고구마나 감자, 밤 같은 것을 먹기 좋게 썰어 몇 분만 돌리면 맛 좋은 찐고구마, 찐감자, 찐밤을 간식으로 먹을 수 있다.

세 번째 규칙은 저녁 식사에 풀코스 메뉴를 시키지 않고 술은 맥주 한 병, 청주 한 병 이내로 제한한다는 것이었다. 저녁상에 맥주를 꼭 빼놓지 않는 남편이기에 술을 완전히 끊기는 어려웠다. 그래서 맥주는 한 병 이내로 제한한 것이다. 그리고 맥주보다는 가급적 쌀을 원료로 한 청주를 한 잔씩 곁들이는 것으로 하였다. 저녁 메뉴를 풀코스로 시키지 않도록 한 것은 과식을 피하고 동시에 육식과 디저트를 제한하기 위해서였다. 풀코스보다 아 라 카르트로 하여 야채와 생선 요리 위주로 저녁 외식을 했다.

네 번째 규칙은, 남편에게는 이것이 가장 까다로운 규칙이었는데, 커피를 하루 한 잔으로 줄이는 것이었다. 커피광인 남편이 제일 절제하기 힘들었던 것이 커피였다. 하루에 다섯 잔 이상을, 그것도 남들보다 두세 배는 진하게 마시던 것을 서서히 곡물 커피(팥이나 보리와 같은 곡물을 진하게 볶아 가루 내어 차로 마시면 커피와 비슷한 맛이 난다)로 바꾸면서 진짜 커피는 아침에 한 잔 마시는 것으로 줄였다.

언젠가 어느 커피 회사에서 마련한 세미나에서 "커피는 몸에 나쁘지 않다"라고 들은 기억이 있다. 몸에 나쁜 커피란 습기 차고 오래되어 산화한 원두로 뽑은 커피 또는 우려낸 지 30분 이상 방치해 두어 산화한 커피를 말한다고 한다. 이 말에도 일리가 있다고 본다. 예를 들어 점심을 먹고 그 음식점에서 서비스로 주는, 미리 만들어 놓았거나 뚜껑도 덮지 않은 채 보관한 인스턴트 커피가루를 타서 만든 커피는 분명히 산화한 커피일 것이다(그러니 공짜라고 좋아할 일이 아니다). 그러나 커피에 습기가 찼는지, 산화되었는지 일일이 따지고 먹는 것보다—몸에 나쁘지 않은 커피를 찾기란 쉽지도 않을뿐더러—아예 먹는 횟수를 줄이고 정말 신선한 원두커피를 가끔씩 즐기는 정도가 스트레스도 받지 않고 좋을 것이다.

저녁에 미처 식사를 하지 못하고 귀가하거나 야근을 하고 왔을 때, 예전에는 아이스크림이나 만두, 라면 같은 군것질을 했다면, 식생활을 바꾸기로 결심한 이후로는 위에 부담을 주지 않도록 소금과 간장으로만 간을 한 현미찹쌀죽을 쑤거나, 된장국에 현미밥을 넣어 죽처럼 끓인 음식 또는 김칫국밥 같은 것을 만들어 주었다. 이것도 피곤할 때는 메밀국수나 통밀 우동을 끓여 마른반찬이나 콩조림, 김 같은 채소 반찬을 곁들였다.

이렇게 외식을 조금만 주의해도 많은 경우 크게 빗나가지 않는 식생활을 할 수 있다. 그리고 외식이 잦은 집이라면 주말만큼이라도 집에서 밥을 지어 먹는 습관을 들이도록 하자.

Tip 직장인을 위한 규칙 다섯 가지

1. 튀김 요리를 절대로 주문하지 않는다.
2. 오후에 출출할 때는 고구마나 단밤 같은 자연 식품을 먹는다.
3. 저녁에는 풀코스 메뉴를 시키지 않고, 술은 맥주 한 병 정도로 제한한다.
4. 커피나 홍차 같은 차는 하루 한 잔으로 줄인다.
5. 야식을 자제하되 저녁을 거른 경우에는 소화가 잘 되는 죽이나 국수를 먹는다.

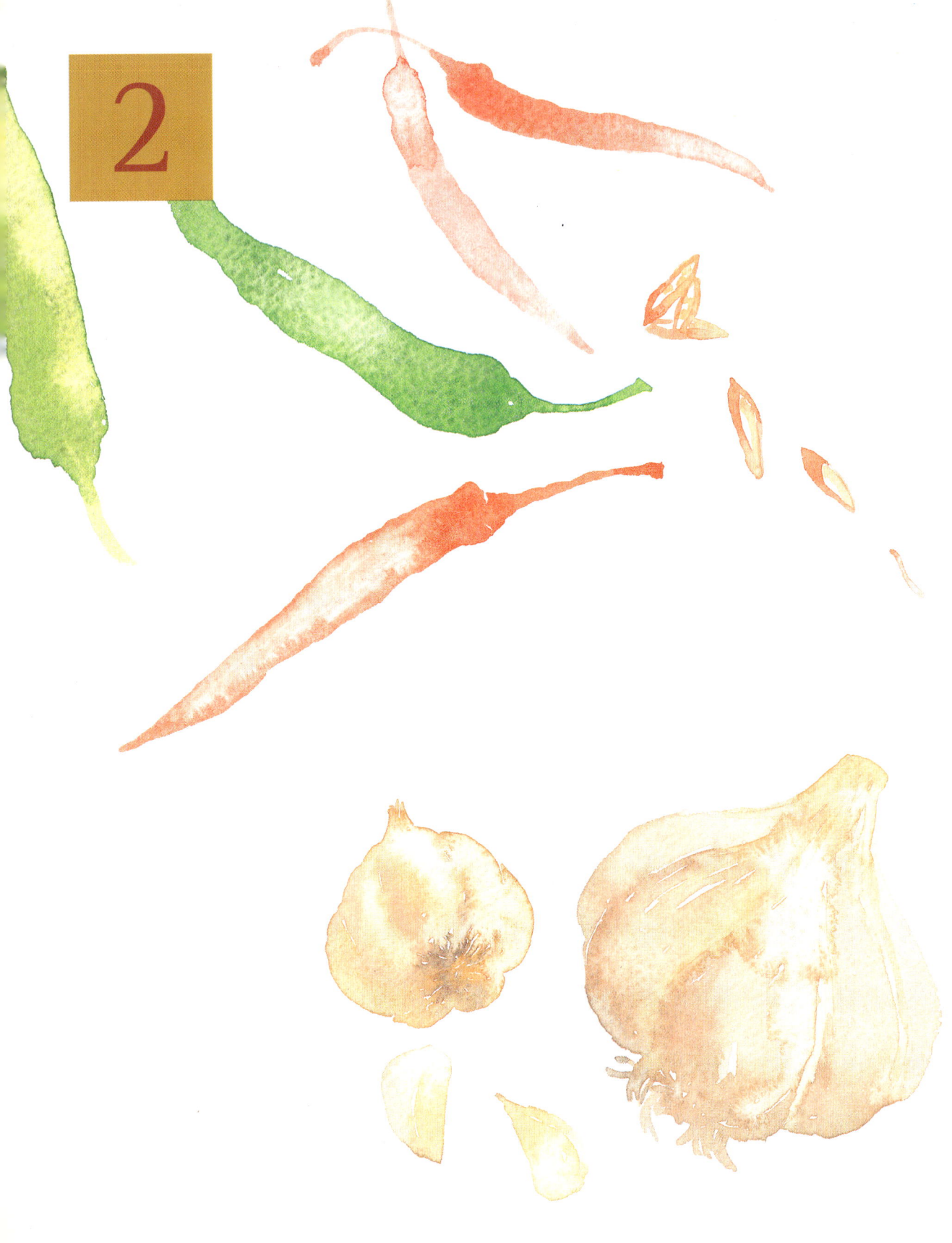

이것만 알면 요리가 즐겁다
재료 준비와 장보기 요령

- try 1 * 주말에 일주일을 대비하자
- try 2 * 건강 식생활을 위해 이것만은 조심하자
- try 3 * 조미료만 잘 골라도 요리가 쉬워진다
- try 4 * 요리가 빨라지는 기본 재료 만들기

밥해 먹기가 귀찮은 것은 자기 마음에 들지 않는 무언가가 있기 때문이다. 우선 재료를 이용할 줄 모르거나 양념을 쓸 줄 모르기 때문일 것이다. 이 장에 나오는 몇 가지 요령을 참고하여 재료를 미리미리 밑손질해 두고 기본 조미료들은 질 좋은 것으로 구색을 갖춰 마련해 두면, 조리 순서가 조금 틀린다 해도 무난한 요리를 만들 수 있다.

둘째로 정리가 귀찮아서일 수도 있다. 요령은 요리를 하는 동안 짬짬이 설거지해 두는 것. 예를 들어 채반이나 주걱은 쓰고 난 그 자리에서 씻어 제자리에 두는 습관을 들인다.

셋째로 부엌이 쾌적하지 않기 때문일지도 모른다. 세제나 쓰레기통의 위치, 찬장 속, 조리대의 동선 등이 효율적인지를 살펴보자. 그릇 수납의 기본은 사용 빈도가 높은 것을 가까운 곳에, 무거운 것을 아래쪽에 둔다는 것. 부엌이 좁아도, 아니 좁으니까 더욱 쾌적한 공간으로 만들어야 한다.

머리를 쓰는 만큼 주방 일은 즐거워진다.

try 1

주말에 일주일을 대비하자

평일 저녁상을 30분 만에 차리는 요령

우리 집 근처에는 조그만 식료품점이 있다. 없는 물건 없이 모두 다 갖춘 대형 마트와는 달리 규모도 작고 세련되지도 못했다. 그렇지만 이곳은 신선한 야채와 과일, 다양한 종류의 생선을 소비자에게 저렴하게 공급하는 데 승부를 걸고 있다. 그래서 나는 조금 더 가면 있는 대형 마트를 마다하고 이곳을 더 자주 이용하는 편이다.

가게 문을 들어서기 전부터 벌써 청과물 코너를 담당하는 젊은 점원의 활기 차고 쌩쌩한 목소리가 들려온다. "어서 오세요!" 하고 크게 인사를 하는 당당한 이 점원의 목소리는 우리 동네에서 가장 자주 그리고 가장 잘 들리는 소리다. 이 점원은 항상 가게 바깥쪽 청과물 코너에 서서 제일 먼저 손님을 맞는다. 나와 눈이 마주치자 "안녕하세요" 하더니 "오늘은 뭐가 필요하신가요?"라고 묻는다. 내가 조금 머뭇거리는 듯싶으면 "언니, 요즘은 시금치가 제철이잖아. 오늘 들어온 시금치는 조금 억세니까,

무치지 말고 볶아 먹으면 너무 맛있어요. 글쎄, 시금치가 여자들 빈혈에도 좋다잖아요" 한다. 하! 이런 말을 듣고 어찌 안 살 수 있으랴. 시금치 구입. 그러면 바로 또 그 쌩쌩한 목소리로 "감사합니다"라고 답한다.

나는 가게 안으로 들어가 다른 청과물들을 살펴본 후 시장 바구니에 귤 한 봉지를 더 담고, 내 쇼핑에 가장 큰 즐거움을 안겨 주는 생선 코너로 향한다. 건장한 체구에 안경을 쓰고 항상 싱글벙글 웃고 있는 생선 코너 아저씨가 말을 건넨다. "오늘 저녁엔 무얼 할 거지? 오늘은 방어와 물오징어 회도 물이 좋고, 가자미는 알이 꽉 차서 조려 먹으면 맛있지. 오늘 야채는 무얼 샀지? 옳거니, 시금치를 샀으니 가자미 가져가서 조리고, 남은 조림 국물에 시금치를 살짝 조려서 곁들이면 되겠네." 그날그날 밥상 걱정하는 주부들에게 이렇게 알찬 어드바이스가 또 어디 있겠는가. 나는 가자미와 물오징어 회 앞에서 한참을 망설이다 결국 아저씨의 충고에 따라 가자미를 산다.

시금치 한 단 중 가자미조림에 사용되는 것은 3분의 1단이므로, 나머지 시금치는 손질해 두었다가 그 다음날 데쳐서 무쳐 먹기로 하고 가게 문을 나선다. 제철 채소는 맛도 좋고 가격도 싸서 좋다. 보관과 요리 요령을 알면 좀 많이 사 두어도 질리지 않고 다 먹을 수 있다. 양배추는 평소에는 비싼 편이지만 제철인 봄에는 값이 저렴한 좋은 보존 식품이다. 신선하고 잎이 푸릇푸릇한 양배추를 한 통 사 가지고 와서, 그날은 반 통만 잎을 떼어 한 입 크기로 썬다. 그런 다음 천일염을 뿌려 무거운 돌로 한 시간 정도 눌러 뒀다가 물기를 짜고 식초를 조금 넣어 버무려 먹는다. 양배추 속의 딱딱한 심도 버리지 않고 얇게 저며서 잎과 같이 소금에 절이면 씹는 맛과 단맛이 또한 일품이다. 신선한 제철 양배추는 단맛이 듬뿍 들어 있으므로, 소금으로 그 맛을 응축시켜 줌으로써 양배추만이 가지는 맛의 특성을 살릴 수 있다. 남은 양배추는 살짝 찌거나 데쳐 찬물에 헹궈 물기를 뺀 후, 보존용기에 몇 장씩 돌돌 말아 가지런히 넣어 **냉장고에 보관**해 두면 다음날 기분에 따라 쌈을 싸서 먹어도 좋고, 무쳐 먹거나 다른 재료를 넣고 돌돌 말아 간장에 살짝 조려 먹어도 맛있다.

이렇게 푸짐하고 값싼 제철 재료를 구입해서 반 조리된 냉장·냉동 보존식품을 만들어 지퍼백에 담아 냉장고에 가지런히 넣어 두면 만석꾼이 곡간 보듯 마음이 든든해진다. 그리고 슈퍼에서 다른 주부들이 냉동식품 코너에서 망설이는 것을 볼 때마다 덕 본 것 같은 기분이 들게 된다.

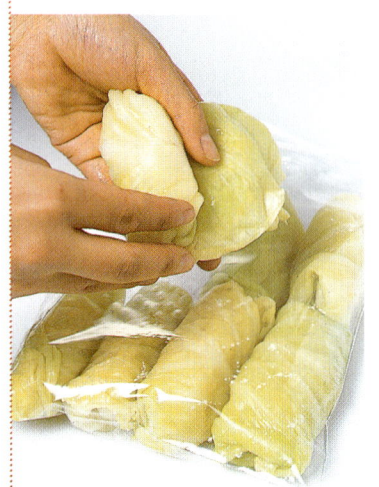
찌거나 데친 양배추를 한 장씩 돌돌 말아 보존용기나 지퍼백에 넣어 냉장 보관한다.

매일 장을 보러 다니면 식사 준비하는 데부터 지쳐 버리고, 남아서 버리는 재료도 많아진다. 바쁜 맞벌이 주부라면 매일 장보러 다니는 일은 상상만으로도 벅찰 것이다. 반면 깔끔하게 손질한 재료가 냉장고에 준비되어 있다면 식사 준비에 힘도 덜 들고 요리 시간도 훨씬 단축될 것이다. 휴일 오후는 밑반찬 만들고 재료 밑손질하는 시간으로 할애하자. 우선 금요일에 일주일분의 식단을 짜고 쇼핑 목록을 만들어, 토요일에는 장을 본다. 사 가지고 오면 바로 조리하기 쉽게 밑손질을 한다.

채소는 씻을 것은 깨끗이 씻어서 가족이 한 번 먹을 분량으로 나누어 놓으면 편리하다. 예를 들어 무는 3~4등분하여 비닐봉지에 넣고, 대파는 봉지나 보존용기의 크기에 맞게 길이를 잘라 넣어 두고, 시금치는 뿌리째 씻어 보관한다. 어패류는 즉시 손질한 뒤 냉동할 것과 바로

채소는 다듬어 한 번 먹을 분량으로 나누어 보관한다.

먹을 것으로 나눈다. 큰 생선은 토막을 내거나 반으로 갈라 랩에 싼 뒤 봉지에 넣어 냉동시켜 두면, 매일 부엌에 서 있는 시간이 단축된다. 만약 저녁에 생선을 먹을 요량이면 그날 아침에 냉장실로 옮겨 두면 해동된다.

대두·팥·검은콩과 같은 콩 종류는 양을 넉넉히 잡아 물에 하룻밤 불려 두고, 미역은 물에 불려 편편히 펴서 차곡차곡 봉지에 넣어 냉동실에 보관한다. 다시마는, 장국용으로 쓸 것은 5센티 너비로 네모지게 잘라 밀폐용기에 넣어 두고 조려 먹을 것은 물에 불린다. 이때 불린 국물도 병에 담아 냉장 보관하면 요긴하게 쓰인다. 멸치도 머리와 내장을 떼어 둔다. 이렇게 장을 봐 온 다음 바로 밑손질하여 양을 나눠 놓으면, 다음날 밑반찬 만들기가 수월해진다.

다음날인 일요일 오후, 음악을 들으면서 불려 둔 콩을 삶고, 멸치볶음을 하고, 양념장이나 소스도 미리 만들어 둔다. 삶은 검은콩으로 콩자반을 만들고, 따로 불려 둔 다른 콩은 양을 나누어 냉동실에 넣어 두었다가 샐러드나 밥 지을 때 넣으면 된다. 연근·우엉·다시마조림, 보리새우볶음 등 다른 밑반찬도 만들고, 대파를 다진다든지 양파를 채썬다든지, 미처 다듬지 못한 채소도 이참에 손질해 밀폐용기에 넣어 보관한다.

또 한 가지, 휴일은 일주일 동안 쌓인 자투리 음식들을 처리하는 날로 삼는다. 냉장고에 남은 채소들로 전골이나 찌개를 끓이고, 남은 밥을 으깬 두부와 함께 볶아 먹자. 이렇게 일주일 단위로 식단을 짜고 재료를 준비하면 평일이 가뿐해진다.

냉장고에 밑손질한 식재료나 밑반찬이 있으면 아침, 점심은 물론 저녁 상 차리는 데도 시간을 줄일 수 있다. 밥을 안쳐 놓고, 생선을 굽거나 조리는 사이에, 씻어 둔 시금치를 데치고 무친다. 불려서 납작하게 냉동시켜 둔 미역은 따로 해동시키지 않아도 참기름에 달달 볶는 동안 다 녹는다. 그러면 물만 붓고 미역국을 끓이면 된다. 이렇게 하면 저녁 밥상 차리는 데 30분도 채 안 든다. 여기에 미리 만들어 둔 밑반찬을 한두 가지 곁들이면 식탁이 풍성해진다.

피곤할 때, 일이나 가사로 바쁠 때는 외식을 하거나 배달시켜서 먹고 싶은 욕구가 생긴다. 그러나 냉장고에 재료가 준비되어 있으면 이것을 오랫동안 쓰지 않으면 버릴 수도 있다는 생각 때문에 외식이나 배달 음식을 절제할 수 있다. 식생활을 개선하기 위해서는 약간의 부지런함과 요령이 필요하다. 기본 원칙을 지키는 가운데, 그 테두리 안에서 융통성을 가지고 지혜를 발휘하여 식생활을 개선하자.

Tip 장보기와 재료 준비 요령

1. 소량으로 이미 다듬어져 포장되어 있는 재료를 사지 말고, 푸짐하고 저렴한 제철 재료와 친해진다.
2. 구입한 재료는 필요에 따라 불리거나 다듬고, 데치고, 절이고, 씻어서 한 번 먹을 양으로 나누어 냉장 또는 냉동 보관한다.
3. 생선은 비늘과 내장, 핏기를 깨끗이 제거한 다음 랩에 싸서 봉지에 넣은 뒤 냉동 보관한다.
4. 주식 비율(70쪽 참조)에 의거해 일주일치 식단을 짜고, 쇼핑과 재료 다듬기는 주말에 몰아서 한다.
5. 냉장실에 굴러다니는 자투리 채소나 재료들은 일주일 단위로 해결한다.

try 2

건강 식생활을 위해 이것만은 조심하자

농약이나 첨가물을 줄이는 요령

장을 보거나 재료를 손질할 때 한 가지 유의할 점은, 바로 농약이나 식품 첨가물의 폐해를 어떻게 최소한으로 줄일 것인가 하는 문제다. 일본에서 발행되는 〈식품화학신문〉에 의하면, 현재 사용되는 식품첨가물은 연 300만 톤에 이른다고 한다. 이를 인구로 나누면 한 사람당 1년에 약 25킬로의 식품첨가물을 먹고 있다는 계산이 나온다. 충격적인 수치다. 다른 자료에서는 우리가 하루에 100종 이상의 식품첨가물을 모르는 사이에 먹고 있다고도 한다.

의식하지 못하는 사이에 다량으로 우리 몸속에 축적되고 있는 식품첨가물은 법률 규제나 표시 의무가 있다고 해도 안심할 수 없다. 예를 들어 햄이나 소시지에 들어가는 발색제인 '아질산나트륨'은 그 자체로는 미량 섭취 시 인체에 문제가 없을지 모른다. 하지만 그것이 육류에 함유된 아미노산의 일종인 '아민'과 결합하면 '니트로사민'이라는 강한 발암물질을 발생시킨다고 한다. 이렇게 식품첨가물이 다른 요소와 결합하여 생기는 복합 오염은 그 경우의 수만 해도 헤아릴 수 없을 정도로 많지만 대부분 연구조차 되지 않고 있는 실정이다. 이뿐만 아니다. 식품 오염은 가공식품 외에도 포스트 하베스트 농약 사용이나 유통 단계에서 뿌리는 살균 스프레이까지, 거의 모든 식품에 걸쳐 있는 문제다.

이런 첨가물에 대처하여 방어책을 생각해 두는 것은 현명한 소비자로서의 첫걸음일 것이다.

첫째, 가공도가 높은 식품은 되도록 사지 않는다.

둘째, 살 때는 식품 표시를 잘 보고 표기된 첨가물의 수가 많은 것은 피한다.

셋째, 전통 식품이나 전통적인 방법으로 만든 식품을 고른다.

넷째, 신뢰할 수 있는 가게, 대형 마트보다는 좋은 물건을 파는 재래 상점을 찾아 단골로 삼아라.

다섯째, 유통 경로가 긴 공장 생산품은 되도록 피한다.

여섯째, 제철 식품을 산다.

일곱째, 독성을 감소시키기 위해 궁리한다.

여기까지 읽고 나면 아마 한숨이 나올 것이다. 하지만 위 사항을 염두에 두는 것만으로도 식품첨가물의 섭취량을 줄일 수가 있다. 또 그런 각 개인의 자세가 안전한 식품을 더욱 손쉽게 얻을 수 있는 시대를 조금씩 앞당길 것이다.

위에서 나열한 몇 가지 요령 가운데 일곱째 사항을 살펴보자.

식품 오염을 막기 위해 먼저 제철 식품을 고르는 게 중요하다. 제철 재료는 수확될 제 시기에 가장 좋은 영양 상태로 튼튼하게 자라난 것이므로 적은 양의 농약으로도 재배가 가능한 것들이기 때문이다.

다음은 단단한 채소를 씻을 때 사용하는 **그물형 수세미와 솔***을 준비해 두자. 당근이나 무, 감자, 고구마, 우엉, 연근 등을 씻을 때, 흐르는 물에서 수세미나 솔로 문질러 가며 씻는다. 그렇게 하면 환경호르몬의 일종인 다이옥신이 흙과 함께 씻겨 나간다.

쑥갓이나 시금치와 같은 잎채소는 넉넉한 그릇에 물을 받아 두고 채소를 넣은 뒤, 물을 틀어 흘려보내면서 5분 간 둔다. 그러는 사이에 묻어 있던 농약이 물속에 녹아 흘러 나간다. 그런 다음 흐르는 물에 흔들면서 5회 정도 씻는다.

● 그물형 수세미와 솔

배추나 양배추와 같은 야채는 겉잎을 떼어 내고(무농약 재배한 것이라면 껍질까지 먹어도 된다) 시금치와 같은 요령으로 씻는다. 양배추를 채썰어 이용할 생각이라면 채썬 뒤 다시 한번 물에 담가 두었다가 건져서 쓰는 것이 좋다. 오이는 수세미로 씻은 뒤, 도마 위에 놓고 천일염을 넉넉히 뿌려 양손바닥으로 굴려 가며 문지른다. 거친 소금 때문에 껍질에 적당히 상처가 나면서 농약이 소금 입자에 묻어 나온다.

다음은 생선인데, 기본적으로 근해어나 양식어는 피하고 정어리, 꽁치, 고등어와 같이 계절에 따라 해류를 타고 이동하는 회유어를 고르는 게 좋다. 모든 생선은 비늘을 긁어 내고 머리를 뗀 뒤 내장을 빼내는 게 기본 손질법이다. 이때 배 쪽을 길게 가른 후 칼로 내장과 핏덩어리를 말끔히 긁어 낸다. 생선의 내장은 오염물질이나 환경호르몬 등이 축적되기 쉬운 부분이기 때문이다. 다음은 흐르는 물에서 깨끗이 씻는다. 그리고

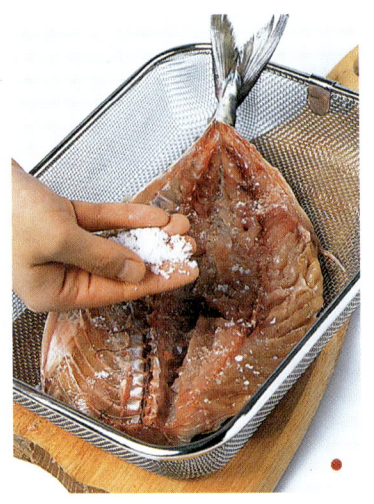 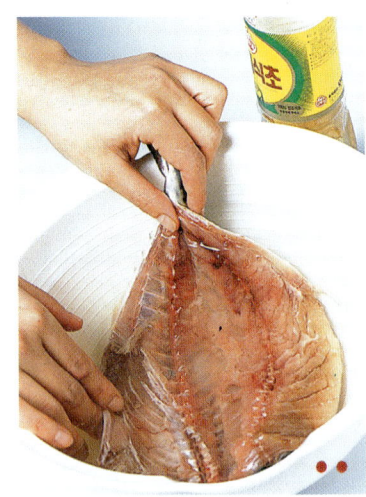

- 내장과 핏덩어리를 제거하고 페이퍼 타월로 물기를 닦아 낸 생선에 천일염을 골고루 뿌린다.
- • 식초를 탄 물에 한 번 담가 씻으면 오염 물질이 더 잘 빠진다.

물기를 닦아낸 뒤, 천일염을 골고루 뿌려(조림을 할 때는 상대적으로 소금의 양을 적게 사용한다) 15분 정도 채반에 밭쳐 둔다. 그 후에 식촛물로 한 번 더 씻어 주면 잔류 물질이 더 잘 빠진다.

Tip 농약 폐해율 줄이는 재료 다듬기

단단한 채소 감자, 당근, 고구마, 우엉과 같은 단단한 채소는 흐르는 물에서 수세미로 표면을 박박 문질러 씻는다. 오이는 이같이 씻은 후 천일염으로 한 번 더 문질러 씻는다.

잎채소 시금치, 상추, 쑥갓 같은 여린 잎채소는 넉넉한 그릇에 담아 5분 간 물을 틀어 흘려보낸 후 건져서 5회 정도 흐르는 물에 씻는다. 썰어 놓은 채소도 같은 방법으로 씻는다.

생선 회유어를 고른다. 내장과 핏덩어리를 물속에서 깨끗이 긁어 낸 후 페이퍼 타월로 물기를 닦고, 천일염을 뿌려 15분쯤 재운다. 그 뒤 식촛물로 한 번 더 씻는다.

try 3

조미료만 잘 골라도 요리가 쉬워진다

요리 맛을 좌우하는 조미료 고르기

우리 부부가 식생활 개선을 하고 얼마 지나지 않아 남편에게 새로운 취미가 생겼다. 인터넷 유기농 쇼핑몰에서 판매하는 좋은 조미료들을 고르는 데 재미를 붙인 것이다. 인터넷이 보급되면서 유통 구조가 간단해져, 좋은 재료를 사용해 재래식으로 만든 간장·된장·소금·천연 설탕·쌀엿·기름·조미술·식초에 이르는 다양한 조미료들이 소비자와 쉽게 만날 수 있게 되었다.

조미료만큼은 똑 소리 나게 잘 골라야 한다. 같은 염분이라도 정제 화학 소금은 고혈압에 매우 좋지 않은 반면, 자연염이나 전통 방식으로 만든 간장을 먹으면 혈압에 아무런 영향을 미치지 않으면서 오히려 몸에 꼭 필요한 마그네슘 같은 미네랄을 공급해 준다고 한다. 또 조미료가 좋으면 식재료 본연의 맛을 살려 주어 이것저것 넣지 않아도 요리가 맛있다. 그러면 어떻게 좋은 조미료를 고르는지 그 요령을 알아보자.

✱ 된장

원료인 콩과 소맥이 국산인 것, 소금은 천일염을 사용한 것, 무감미료·무방부제·무색소인 것, 최소한 1년 이상 자연 발효·숙성시킨 것. 가능한 이상의 조건을 전부 만족시킨 제품을 고르자.

✱ 고추장

원료인 찹쌀과 고춧가루가 국산인지, 메주에 쓰인 콩이 국산인지 확인할 것. 고춧가루 또한 태양초로써 고추씨를 빼고 사용한 것. 소금은 천일염. 무첨가. 최소한 6개월 이상 자연 발효·숙성시킨 제품을 고르자.

✱ 청국장

원료인 콩이 국산인지 확인하는 것은 기본이다. 청국장은 오래된 것을 사지 않는다. 청국장은 생으로 먹을 때 균이 우리 몸에 가장 이롭게 작용하는데, 만든 지 10일이 넘으면 냄새가 심해져 생으로 먹기가 힘들기 때문이다.

✱ 소금

자연염에는 우리나라와 일본에 많은 천일염과 서양 요리에 많이 사용되는 암염, 호염, 최근에 인기를 모으고 있는 해양심층수로 만든 소금 등이 있다. 자연염은 자연적인 방법으로 채취했거나 끓였거나 햇볕으로 건조시켜 만든 것으로, 미네랄 성분이 균형을 이루고 있고 염화나트륨 함유량이 90퍼센트 전후인 것이 바람직하다. 함유량이 너무 높거나 낮아도 좋지 않다.

✱ 식초

요즘은 현미 식초라고 해도 발효 중간 단계에서 알코올 작산균(作酸菌)을 넣어 속성으로 만들 수 있다. 또 쌀과 누룩, 물만을 원료로 만든 것인지도 알 수가 없다. 총량 1리터에 대해 쌀 혹은 누룩이 40그램 이상만 들어가면 양조용 알코올을 섞어도 되기 때문이다. 최소한 1년 이상 자연 발효·숙성시킨 것을 고르자. 그밖에 감식초나 현미 식초, 사과 식초, 유기 재배한 천연 레몬즙, 아세토 발사미코, 와인 비네거 등을 잘 활용하자.

✱ 유지류

시판되고 있는 식용유 대부분이 유전자 조작 수입 콩이나 수입 옥수수를 사용했을 가능성이 크다. 또한 그것들은 대부분 열과 화학용제를 사용하여 기름을 유출하기 때문에 그 과정에서 생성된 변성 지방산을 많이 함유하고 있다. 버터나 마가린 또한 수소를 집어넣어 무리하게 안정화시키는 과정에서 변성 지방산이 생길 비율이 아주 높다. 유기 재배한 참깨를 냉압착법으로 처음 짜낸 미정제 참기름, 채종유(유채종자유), 천연 콩기름, 차조기유, 엑스트라 버진 올리브유, 아마유와 들기름(열을 가하지 않고 섭취), 호두유가 바람직하나 안타깝게도 참기름이나 들기름, 올리브유를 빼고는 우리 주변에서 구하기가 힘들다.

✱ 조미술

국내에서 시판되는 조미술에는 '미림'과 '미향' 그리고 '미정'이 있는데, 비록 가격이 훨씬 싸다고는 해도 미향과 미정은 쓰지 않기를 권한다. 합성 당분이 많이 첨가되었기 때문이다. 성분 표시를 잘 보아 원재료가 쌀과 주정으로만 이루어진 것을 고르도록 하자. 질 좋은 청주를 조미술과 반반씩 섞어 사용하면 요리의 맛이 깊어지므로 그 편을 권장한다.

*감미류

100퍼센트 순수 원료의 천연 흑설탕, 쌀엿이나 조청, 꿀을 사용하자. 흑설탕이나 꿀은 알칼리성 식품으로 미네랄과 비타민을 많이 함유하고 있다. 그러나 요즘 흑설탕의 제조 과정을 보면, 정제 설탕에 캐러멜을 까맣게 입힌 것이 대부분이다. 이런 흑설탕은 아무 소용이 없으니, 이런 흑설탕을 먹을 바에야 차라리 값이 더 저렴한 백설탕을 먹는 게 낫다. 되도록 설탕은 피하고 꿀, 쌀엿, 조청 등을 사용하자. 특히 꿀에는 효소가 많이 들어 있다. 쌀이나 현미, 맥아로 만든 조청이나 오곡조청도 유용하게 쓰인다. 또한 천연 과일 시럽(만드는 법은 100쪽 참조)은 디저트를 만들 때 설탕 대용으로 쓰면 과일의 향과 맛을 느낄 수 있다.

try 4

요리가 빨라지는 기본 재료 만들기

좋은 재료 맛있게 오래 보관하는 요령

장국용 멸치와 다시마 보관하기

장국용 멸치는 선명한 은빛에 윤기가 돌고 크기도 균일하며 잘 마른 것을 선택한다. 배가 터져 있거나 손으로 찢었을 때 진득한 느낌이 드는 것은 피한다. 보존할 때는 머리와 내장을 떼고 국물이 잘 우러나도록 몸통을 반으로 갈라 둔다.

장국용 다시마는 색이 진하고 두꺼우며 잘 건조된 것을 고른다. 다시마 표면의 하얀 분말은 맛 성분이므로 물에 씻지 말고 마른행주로 먼지를 떨어 주는 정도로만 손질한다. 그리고 바로 사용할 수 있도록 가위를 이용해 사방 5cm 크기로 잘라 둔다.

이 두 가지 모두, 구입한 즉시 손질을 마친 다음 고무 패킹이 붙어 있는 병에 넣어 냉장고에 보관한다.

삶은 콩 보존하기

대두(비린내가 나지 않도록 살짝 삶아야 오래 보존할 수 있다)를 비롯해 강낭콩, 껍질콩, 팥, 완두, 녹두, 병아리콩 등은 한번에 많이 삶아 바로 쓸 것은 냉장칸에, 오래 둘 것은 냉동칸에 보관한다. 그러면 나중에 유용하게 쓸 수 있다. 특히 유기농 콩을 구했다면 콩을 삶아 내고 남은 물을 버리지 말고 함께 냉동해 두도록 한다. 콩 삶은 물을 원래 양의 반이 되도록 중간 불보다 한 단계 약한 불에서 한차례 더 끓인다. 그것을 식혀 얼음 용기에 부어 냉동해 두었다가 국이나 수프를 만들 때 넣으면 구수한 국물 맛을 낼 수 있다.

삶아 냉동한 콩은 밥이나 죽에도 사용할 수 있고 샐러드에도 넣을 수 있으며 갈아서 부침개 반죽에 섞거나 국에 넣어도 좋다. 요모조모 써 봐도 남을 것 같으면 꿀이나 메이플 시럽을 부어 2~3시간 정도 재워 두었다가 먹으면 맛있다. 여기에 과일을 작게 썰어 섞으면 아이들 간식으로도 매우 좋다.

남은 채소 보존하기 1

먼저, 아무것도 두르지 않은 냄비를 조금 센 불에서 1분 간 가열한다. 여기에 채소를 넣고 약한 불로 바꾸어 부드러운 채소는 30초 정도, 딱딱한 채소는 2~3분 정도 가열한 뒤, 불을 끄고 약 2분 정도 그대로 두었다가 건져 식힌다. 이것을 보존용기나 지퍼백에 넣어 냉장 혹은 냉동 보관한다. 시금치, 청경채 같은 잎채소를 제외한 대파, 양파, 브로콜리, 콜리플라워, 당근, 감자, 우엉, 연근 등 대부분의 채소는 이 방법으로 보존할 수 있다.

이렇게 익혀 한김 식힌 채소는 전부 보관하지 말고 한 번 먹을 양을 따로 내어 질 좋은 참기름이나 엑스트라 버진 올리브유를 뿌리고 소금과 후춧가루로만 간하면 채소 본연의 맛이 살아 있는 채소 요리가 된다. 냉동 보존한 채소는 국이나 조림, 볶음 등에 사용할 수 있다.

남은 채소 보존하기 2

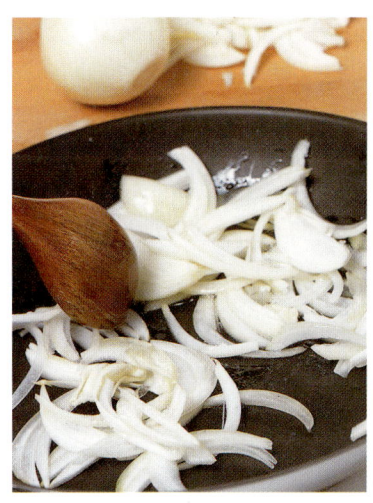

양파는 얇게 채썰어 올리브유나 참기름을 두르고 갈색이 날 때까지 약한 불에서 은근히 볶은 다음 소금, 후춧가루로 가볍게 간하여 식힌 후 지퍼백*에 넣어 보관하면 좋다. 바로 쓸 것은 냉장, 오래 두고 쓸 것은 냉동 보관해 두고 각종 요리에 활용한다. 양파는 특유의 단맛이 있어 국이나 수프에 넣으면 그것만으로도 충분히 맛이 난다. 통밀 빵에 얹어 구워 먹어도 맛있으며, 카레를 만들 때 넣어도 맛있다.

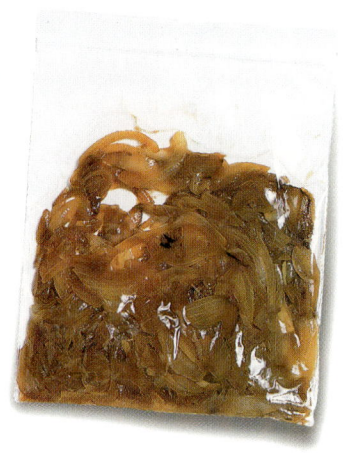

● 냉동 보관용 볶은 양파

남은 채소 보존하기 3

양배추, 무, 당근, 연근 등의 채소가 냉장고에서 구르다 말라 간다면, 말라비틀어지기 전에 소금에 절여 두자. 0.3cm 두께로 잘게 썬 채소에 깨끗한 천일염을 솔솔 뿌려 섞은 후 20분 정도 둔다. 물기가 나오면 꼭 짜서 용기에 넣어 무거운 것으로 눌러 30~40분 간 더 둔다. 이렇게 소금에 절이면 야채가 가지고 있는 수분은 빠져나오고 당분은 응축되어 맛 좋은 절임 요리가 된다. 곧바로 먹어도 맛있으며, 그대로 눌러서 냉장고에 두면 4~5일 간은 맛나게 먹을 수 있고, 열흘 정도까지 보관이 가능하다. 이때 생강이나 마늘, 오이, 셀러리 등을 같이 넣고 절여도 좋다. 먹을 때는 고춧가루를 조금 치거나, 간장을 약간 뿌려 먹는다.

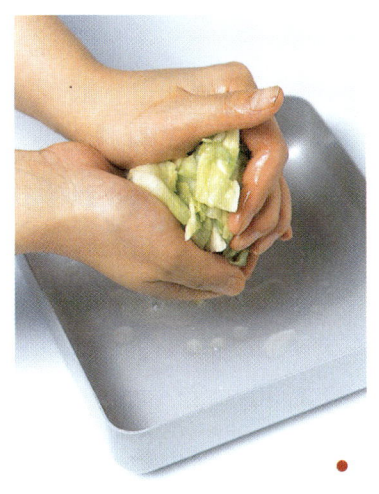 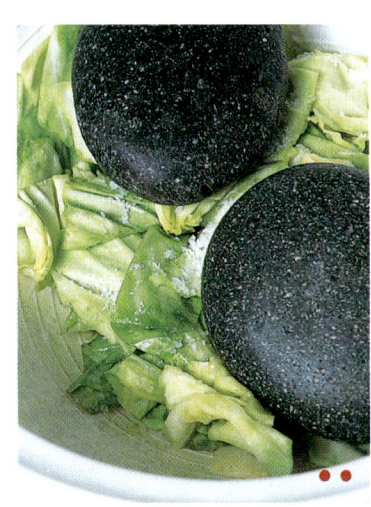

● 천일염을 뿌려 20분 정도 절인 다음 물기를 짠다. ●● 무거운 돌을 올려 맛을 응축시킨다.

된장장아찌도 적절한 보관법이다. 당근이나 연근, 우엉 같은 단단한 채소나 또는 양배추·브로콜리·콜리플라워의 딱딱한 심 등 수분이 적은 채소는 '남은 채소 보존하기 1'의 요령에 따라 한번 가볍게 익힌 뒤 된장에 박아 놓으면 그 다음날부터 바로 먹을 수 있는 즉석 장아찌가 된다.

깨소금 제대로 만들기

정성스럽게 제대로 만든 깨소금에는 은은한 단맛이 배어 있다. 밥에 솔솔 뿌려 먹어도 좋고 갖은 요리에 두루두루 유용하게 쓰이므로 꼭 만들어 보자.

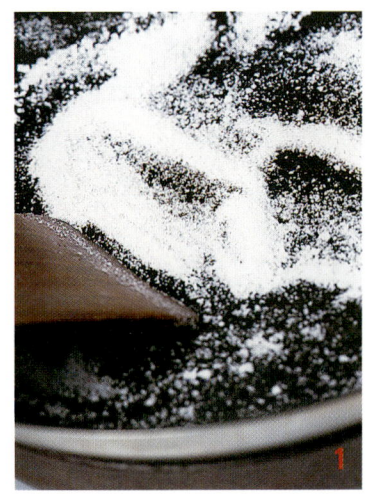
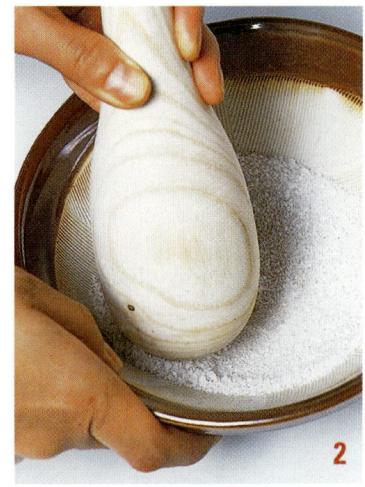
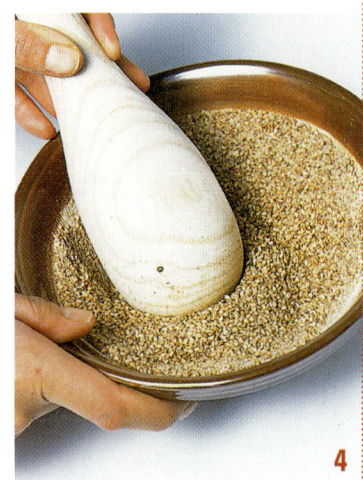

1 천일염 2큰술을 깨끗한 프라이팬에서 볶는다. 수분이 많아 덩어리진 것은 볶기 전에 미리 잘 풀어 준다. 소금이 보슬보슬해지면서 색이 조금 돌 때까지 볶는다. 시판용 볶은 소금이라면 이 과정을 생략해도 된다.

2 깨끗이 닦아 습기를 완전히 없앤 조그만 절구통에 ①을 뜨거울 때 넣어 미세한 분말이 되도록 방망이로 힘껏 빻는다.

3 참깨 또는 흑임자 8큰술을 프라이팬에 넣고 톡톡 하면서 깨가 튀는 소리가 몇 번 들릴 때까지 중간 불에서 골고루 볶는다. 깨를 손가락으로 집어 보아 껍질이 벗겨질 것 같은 정도면 적당하다.

4 ②의 절구통에 볶은 깨를 넣고 소금과 같이 빻는데, 이번에는 힘을 주지 않고 방망이 무게로만 살살 빻는다. 힘을 주어 빻으면 깨에서 나온 기

름이 산화되며 맛이 좋지 않게 된다. 깨가 따뜻할 때 재빨리 빻는 것이 요령이다. 깨의 형태가 남아 있지 않고 소금과 잘 섞이면 완성. 접시에 펼쳐 완전히 식힌 후 습기가 차지 않도록 밀폐용기에 보관한다.

향미 소금 만들기

*파래 소금
말린 파래를 핸드블렌더나 믹서로 곱게 간다. 같은 양의 소금을 보슬보슬하게 구운 후 같이 섞는다.

*콩가루 소금(흑임자 소금)
볶지 않은 천일염 약간(엄지와 검지로 집히는 양)과 볶은 콩가루 3큰술을 섞는다. 콩가루 대신 흑임자 가루를 넣어 흑임자 소금을 만들 수도 있다.

*산초 소금
구운 소금 1큰술에 산초 가루 1/2작은술을 섞는다.

향된장 만들기

향된장은 봄에는 달래, 여름에는 부추, 가을에는 파, 겨울에는 미나리나 쑥갓처럼, 계절마다 나오는 향신채와 질 좋은 된장을 도마 위에서 칼로 자근자근 두드려 가며 섞어 만드는 조미료다. 향신채를 싹둑싹둑 썰고, 마늘과 생강, 된장을 섞어 가면서 칼로 곱게 다지는 과정이 된장의 맛을 한층 풍미 있게 변화시키는 비법이다.

만들기가 간단하므로 요리 직전에 만들어도 되고 한번에 넉넉하게 만들어 한 번 쓸 만큼씩 나누어 랩으로 포장한 뒤 냉장·냉동 보관해도 좋다. 이 향된장은 된장국이나 된장찌개, 무침, 볶음밥, 비빔밥 등 갖은 요리에 요긴하게 쓰이며, 음식 맛을 한층 돋워 준다. 특히 마땅한 국거리가 없을 때, 남아 있는 자투리 채소만으로도 몸에 좋은 된장국을 빨리 그리고 맛있게 끓일 수 있다는 점이 큰 매력이다.

＊깻잎 들깨 된장

깻잎 4장을 듬성듬성 썰어 된장 3큰술, 다진 마늘·다진 생강 각각 2작은술과 함께 도마 위에서 칼로 자근자근 곱게 다지면서 섞는다. 재료들이 어느 정도 잘게 다져지면서 섞이면 들깨(또는 들깨가루) 1큰술을 넣은 뒤 조금 더 다지면서 섞는다.

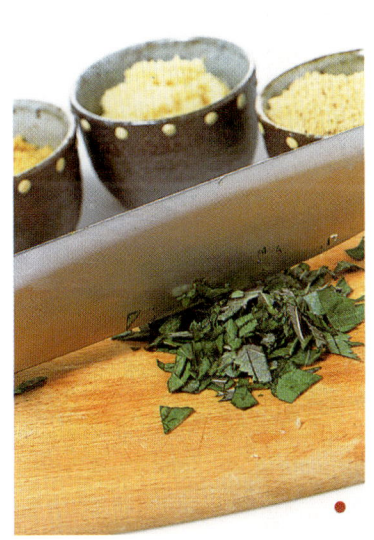

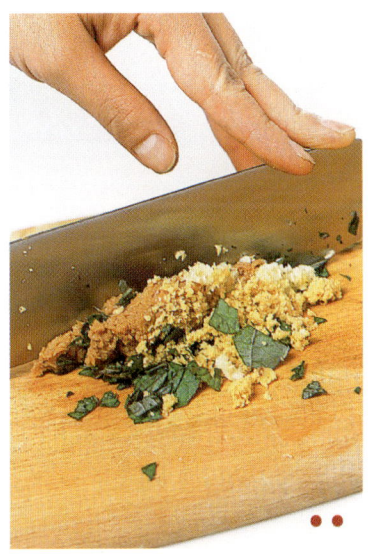

● 분량의 깻잎을 듬성듬성 썬다.　●● 된장, 다진 마늘·다진 생강, 들깨가루를 차례로 넣어 가며 다진다.

*달래 된장

달래 6~7뿌리를 대강 썰어 된장 3큰술, 다진 마늘·다진 생강 각각 2작은술과 함께 도마 위에서 칼로 다지면서 섞는다. 이때 달래는 너무 잘게 썰지 않는 편이 맛있다.

*견과 된장

땅콩·호두·잣 각각 1큰술을 프라이팬에서 살짝 볶는다. 이것들을 도마 위에서 함께 다지다가 된장 3큰술, 다진 생강 1/2큰술(마늘은 넣지 않는다)을 넣고 같이 칼로 다지면서 섞은 뒤 조미술 2작은술을 넣어 곱게 섞어 준다. 이때 견과류는 너무 잘게 다지는 것보다 약간 씹힐 정도로 다지는 편이 더욱 맛이 좋다. 또 세 가지 견과류를 꼭 모두 사용할 필요는 없다. 그때그때 있는 것만으로 만들어도 된다.

*돌미나리 흑임자 된장

돌미나리 4~6줄기를 잘게 썰어 된장 3큰술, 다진 마늘·다진 생강 각각 2작은술과 함께 도마 위에서 칼로 자근자근 다져 가며 섞다가 흑임자 1과1/2큰술을 넣고 조금 더 다진 뒤 섞는다.

장국용 맛된장 만들기(4인분 기준)

*기본 장국용 된장

국을 끓일 때마다 매번 멸치나 다시마로 국물을 내는 것이 번거롭다면 장국용 된장을 만들어 두고 쓰는 것도 좋다. 우선 핸드블렌더나 커터에 멸치나 다시마를 넣고 곱게 간 다음 된장을 넣고 다시 한번 간다. 고소한 맛을 좋아한다면 이때 통깨를 조금 넣고 갈아도 좋다. 네 가족 한 끼 된장국이라면, 그 분량과 비율은 멸치(장국용 멸치도 좋지만 중간 크기 정도의 보통 멸치가 깔끔해서 더욱 좋다) 50g 또는 다시마 5cm 너비 1장을 간 것에 된장 120g(4~5큰술)을 넣고 다시 곱게 갈아서 냄비 뚜껑이나 주걱, 국자 등에 평평하게 펴 바른 다음, 가스 불에서 조금 거리를 두고 향을 내는 정도로 살짝 구우면 완성된다.

✽ 대파 잔멸치 된장

프라이팬에 참기름을 조금 두르고 잔멸치 2큰술을 바삭바삭하게 볶다가 잘게 썬 대파 2큰술, 다진 마늘·다진 생강 각각 2작은술을 넣고 같이 볶는다. 여기에 된장 3큰술을 넣고 충분히 잘 볶는다. 잔멸치 대신 다진 뱅어포나 북어보푸라기를 넣어도 맛있다.

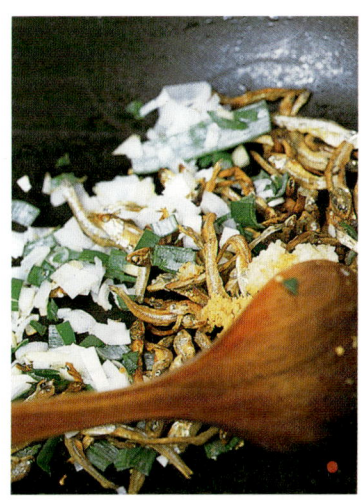
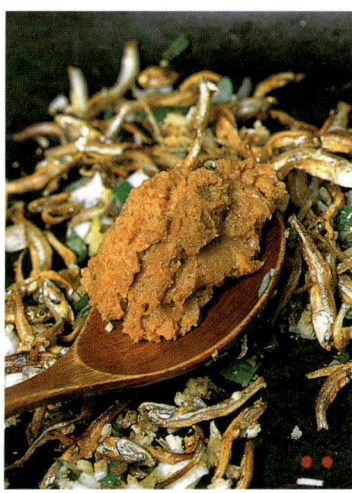

● 잔멸치를 볶다가 대파, 다진 마늘·다진 생강을 넣고 함께 볶는다. ●● 여기에 된장을 넣고 충분히 잘 볶는다.

천연 과일 시럽 만들기

과일 주스를 이용해 간단하게 과일 시럽을 만들 수 있다. 포도, 사과, 복숭아, 배 같은 국산 과일이면 어느 것이든 좋다. 한 가지 과일로 만들어도 좋고, 여러 과일을 전부 섞어서 만들어도 맛있다.

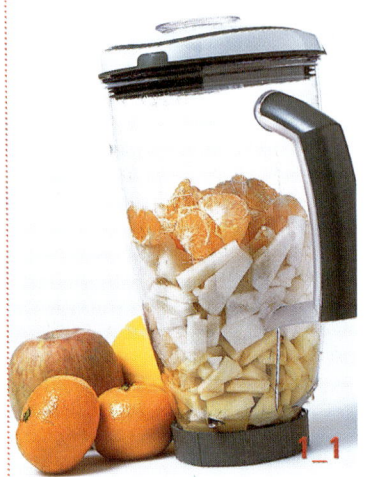
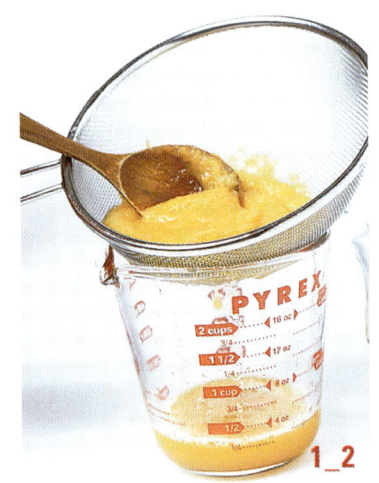
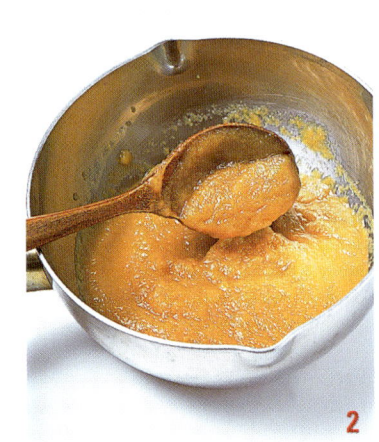

1 과일을 깎아 믹서에 충분히 간 다음, 고운 체에 밭쳐 주스를 만든다.
2 스테인리스 냄비에 주스 4컵과 천일염 1/8작은술을 넣고 분량이 4분의 1로 줄어들 때까지 중간 불에서 졸인다. 약 20분 정도 졸이면 시럽처럼 걸쭉해진다.
3 완전히 식힌 후 냉장 보관한다. 약 일주일 정도 보존할 수 있다.

콩 가공식품 만들기

*두유와 콩비지

1 대두 2컵(약 280g)을 깨끗이 씻어 3배의 물(생수)에 불린다. 여름에는

8~9시간, 겨울에는 15시간 정도 불린다.

2 콩 불린 물과 불린 콩을 함께 믹서에 넣고 곱게 간다.

3 큰 냄비에 생수 3컵을 넣어 끓이다가 ②를 섞어 중간 불에서 눌어붙지 않도록 나무주걱으로 저어 가며 끓인다.

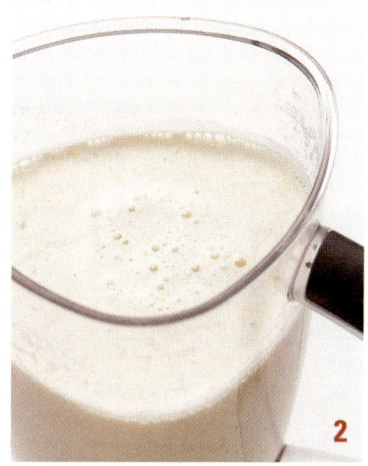 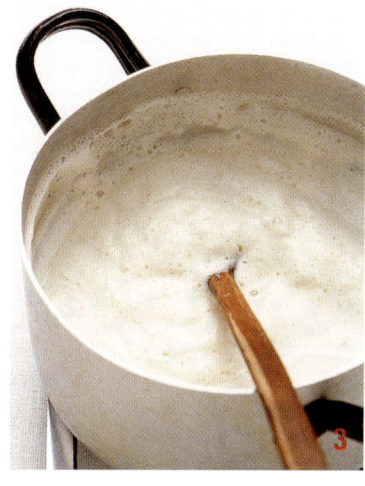 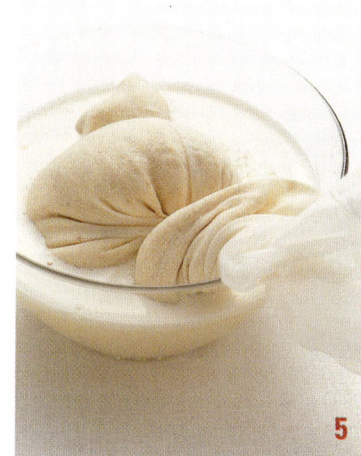

4 한번 끓어오르면 일단 불을 끄고 거품을 조금 가라앉힌다. 그리고 다시 약한 불에서 12~13분 정도 둔다. 두유의 고소한 냄새가 올라올 때까지 끓이다가 불을 끈다.

5 큰 그릇에 베보자기를 깔고 ④를 부은 다음 입구를 단단히 틀어쥔 뒤 꼭 짠다. 이때 뜨거우므로 직접 손으로 짜기보다 큰 주걱을 사용하여 손바닥으로 주걱을 누르면 쉽게 짜낼 수 있다. 짜낸 액체가 두유, 베보자기에 남은 찌꺼기가 콩비지가 된다.

** 이 두유를 다시 80℃ 정도로 데워서 간수를 넣어 굳히면(감식초나 레몬을 넣어도 굳는다) 두부가 된다.

＊유바

유바는 콩 단백질을 굳힌 식품으로 전통 일식이나 사찰 요리에 종종 사용된다. 유바에는 단백질뿐만 아니라 필수 지방산도 풍부하게 함유되어 있어 영양 가치가 뛰어나다. 그대로 간장을 뿌려 먹어도 맛있지만 말린 것을 찌개에 넣거나 조려 먹어도 쫄깃쫄깃 씹는 맛과 고소한 향미가 일품이다.

1 집에서 직접 만든 두유(100쪽 참조)를 넓은 프라이팬에 붓고 약한 불에서 데운다. 80℃ 정도가 되면 표면에 얇은 막(유바)이 생긴다.

2 긴 젓가락으로 프라이팬 가장자리를 한번 죽 긁어 가장자리에 붙은 유바를 떼어 낸 후 젓가락을 옆으로 뉘어 유바 밑으로 넣어 살짝 건져 올린다. 이런 식으로 계속 약한 불에서 데우면서 두유가 없어질 때까지 유바를 건져 낸다.

3 건져 낸 유바를 젖은 도마 위에 놓고 적당한 크기로 접어 그릇에 올려 먹는다. 혹은 돌돌 만 유바를 채반 위에 놓고 말려 보관해도 좋다.

현미 인절미 만들기

현미로 만든 인절미를 너비 5cm, 두께 1.5cm 정도 크기로 네모지게 모양을 잡거나 동글납작하게 만들어 한 개씩 랩으로 싸서 냉동 보관해 두고 출출할 때나 아이들 간식으로 이용하면 좋다.

설탕을 넣지 않았기 때문에 다양한 맛을 즐길 수 있다. 해동시켜 꿀이나 물엿에 찍어 먹어도 좋고 콩가루, 깻가루를 무치거나 석쇠, 오븐, 토스터에 구워 간장을 뿌린 후 김에 싸 먹어도 맛있다.

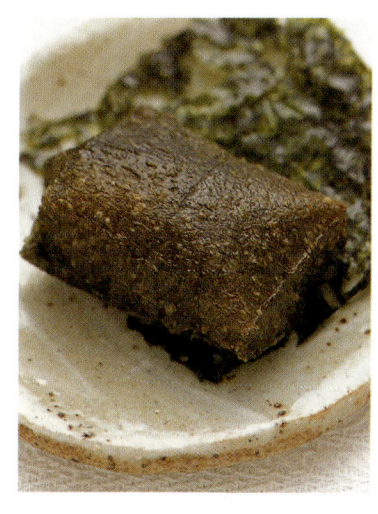

기본 현미 인절미에 찰수수나 차조, 흑미 등 잡곡류를 가루로 빻아 30퍼센트 정도 섞어 만들어도 좋고, 데쳐 다진 쑥이나 불려 삶은 검은콩, 굵게 다진 호두를 넣으면 다양한 맛을 즐길 수 있다.

방앗간에서 만들면 편하지만, 만드는 방법이 비교적 간단하므로 적은 양일 때는 집에서 직접 만들어 보도록 하자. 현미찹쌀 4컵이면 5×5×5cm(약 50g) 15~20개 분량이 나온다.

1 현미찹쌀 4컵(약 650g, 찰수수나 차조, 흑미 등을 넣을 때는 현미찹쌀 3컵과 잡곡 1컵)을 깨끗이 씻은 후 이틀 이상 물을 갈아 주면서(여름에는 5·6회, 겨울에는 2·3회 정도) 충분히 불린다. 그런 다음 물기를 빼고 소금 1큰술을 넣어 가루로 빻는다.

잡곡을 넣는 경우, 흑미도 현미와 똑같이 이틀 이상 물에 불려야 한다. 차조는 함께 불려 가루를 내도 좋지만 따로 불린 후 쪄서 아래 과정 ③에서 현미 떡과 같이 방망이로 쳐 주면서 섞으면 만들기도 편하고 씹히는 맛도 있어 좋다. 찰수수는 이틀 동안 불리지 않아도 된다. 3~4시간 정도 불리는 것으로 충분한데, 다만 불리는 도중 몇 번 물을 갈아 주어야 수수의 떫은맛이 우러난다.

2 시루나 찜통에 젖은 베보자기를 깔고 ①을 한입 크기로 잡아 손으로 꼭 쥔 다음 놓고 안친다. 김이 오르고 나서 30분 정도 더 찐 후 불을 약하

게 줄여 5~10분 정도 뜸을 들인다.

3 ②를 소금물을 묻힌 나무 도마 위나 스테인리스 그릇에 쏟은 뒤 방망이에 소금물을 적셔 가면서 차지게 찧는다.

4 손에 녹말을 묻혀 떡의 모양을 잡은 뒤 여분의 녹말을 붓으로 털어 낸다. 랩에 1개씩 싸서 냉동 보관한다.

매실 식품 만들기

＊매실 농축액

매실은 여러 가지 질병에 약효가 뛰어나 예부터 민간 요법에 자주 등장하는 식품이다. 미량 영양소인 칼슘, 칼륨, 인 등의 미네랄과 비타민이 대량 함유되어 있을 뿐만 아니라 강알칼리성 식품이기 때문에 산성 혈액을 중화시켜 준다. 복통 완화, 간 기능 회복, 피로 회복, 정장 작용, 몸 안의 각종 독소를 해독시켜 주며 칼슘의 흡수를 도와서 골다공증에도 효과가 있다고 알려져 있다. 또한 갖은 요리에서 깊은 맛을 한층 살리는 데도 유용하게 쓰인다. 그러므로 매실이 많이 나올 때 매실 농축액을 넉넉히 만들어 두자.

매일 콩알 2개만큼의 양을 먹어도 좋고, 감기 기운 있을 때 뜨거운 물을 부어 차로 마실 수도 있으며, 요리에서 조미료로 활용할 수도 있다. 누구나 쉽게 가정에서 만들 수 있다. 다음의 방법에 따르면 약 150그램 정도의 매실 농축액을 만들 수 있다.

1 청매실이 나오는 철을 넘겨 매실에 노란색이 돌기 시작하면 즙이 나오지 않는다. 매실 농축액은 반드시 청매실을 써야 한다. 알이 굵고 과육

이 풍부한 청매실을 골라 2kg 정도 준비한다. 이것을 물에 깨끗이 씻어 잘 닦은 후 통째로 강판에 갈아서 씨를 남기거나, 씨를 도려낸 뒤에 과육만 믹서에 넣어 곱게 간다.

2 ①을 베보자기에 싸서 즙을 꼭 짜낸다.

3 사기 냄비나 토기 냄비, 법랑 냄비에 넣고 아주 약한 불에서 졸인다. 점점 물기가 줄어 엿처럼 진득해지고 흑갈색을 띠게 되면 눌어붙지 않도록 저어 가며 졸인다. 양이 150g 정도로 줄어들면 완성이다.

✳ ✳ 오랫동안 졸이면서 양이 매우 적어진다. 그러나 농축된 만큼 약효도 커지고 보존 기간이 길어지는 효과가 있다. 매실 농축액은 몇 년이고 두고 먹을 수 있으며, 오래된 것일수록 좋다.

✳ 매실 간장

무침이나 초고추장, 초간장 등의 양념에 조금씩 넣어 사용하면 식욕을 돋우며 맛이 한층 고급스러워진다.

1 매실 간장은 노랗게 익은 황매실을 쓴다. 농익은 황매실 500g을 깨끗이 씻어 꼭지를 따고 마른행주로 꼼꼼히 닦거나 채반에 고루 펴서 말린다.

2 매실의 움푹 들어간 꼭지 부분에 칼날을 넣어 손으로 탁 하고 내려쳐 반으로 가른 후 씨를 숟가락으로 빼낸다.

3 끓는 물을 부어 소독한 병에 매실을 넣고 간장 500ml를 부어 밀폐시킨 뒤 실온에서 약 3주 간 둔다.

4 매실에 간장이 잘 배었으면 매실만 꺼내어 믹서로 곱게 갈고, 간장은 냄비에 부어 한소끔 끓여 식힌다. 간 매실과 간장을 잘 섞으면 매실 간장이 완성된다. 만들어 바로 먹을 수 있으며, 냉장실에서 4~5개월 동안 보

관이 가능하다.

✽✽ 씨를 빼지 않은 매실에 그대로 간장을 부어 4~5개월 동안 절인 후 위 매실 간장을 다 먹어 갈 시기에 꺼내어 먹으면 일 년 내내 매실 간장을 먹을 수 있다.

현미밥 맛있게 짓기

현미밥을 가장 맛있게 짓는 비결은 물에 있다. 특히 가장 중요한 것은 현미를 처음 씻을 때의 물이다. 현미는 건조된 상태이므로 처음 만난 물을 가장 잘 흡수한다. 따라서 쌀을 씻는 첫물만큼은 정수기 물이나 생수를 사용하는 게 좋다. 물의 양은 밥을 짓는 냄비나 전기 밥솥의 종류에 따라 달라지지만 보통 쌀의 1.5배가 적당하다.

그리고 불에 올리기 전에 현미 1컵에 대해 천일염 1g을 밥물에 넣는다. 밥물에 소금을 넣으면 현미의 생명력이 높아진다고 알려져 있다. 바닷물에 가까워진 물과 육지의 쌀이 만나 조화가 극대화되고, 이렇게 지어진 현미밥은 자연 치유력과 면역력을 높인다고 한다.

다음으로 중요한 것이 씻는 법이다. 현미를 그릇에 넣고 물을 부어 가라앉은 현미를 잘 저어 주면 먼지나 쌀겨 등이 떠오른다. 현미는 백미처럼 손으로 박박 문지르지 않아도 된다. 이렇게 몇 번 물을 갈아 가며 씻은 후 체에 밭쳐서 새로운 물로 양을 맞추어 최소한 1시간, 가능하다면 하룻밤 정도 담갔다가 밥을 짓는다.

전기 밥솥으로 밥을 지을 때는 현미밥 기능이 있는 경우 지정되어 있는 대로 물을 넣으면 되지만, 어떤 경우든 자신의 입맛에 맞는 물의 양을 찾기 위해선 몇 번씩 지어 보고 판단하는 게 가장 좋다.

압력솥일 경우 물의 양은 1.2배가 적당하다. 센 불에 올려 끓이다가 꼭지가 흔들리면 약한 불로 바꾸어 18~25분 간 더 끓인다. 이때 꼭지가 흔들리면서 증기가 너무 많이 나오면 불이 센 것이고 꼭지가 움직이지 않으면 불이 약한 것이므로 불 조절을 잘해 가며 끓이도록 한다. 충분히 끓으면 불을 세게 올려 30초 정도 수분을 날린 후 불을 끈다. 불을 끈 채 뚜껑을 열지 말고 그대로 두어 10~15분 정도 뜸 들인 다음 뚜껑을 연다.

3

소박한 재료로 평범하게 만든다
건강 밥상 차리기

part 1 사계절 건강 식단
　　　＊ 봄의 밥상　＊ 여름의 밥상　＊ 가을의 밥상　＊ 겨울의 밥상
part 2 건강 반찬 만들기
　　　＊ 채소 반찬　＊ 두부 반찬　＊ 생선 반찬
part 3 특별한 날의 한 끼 식사
　　　＊ 건강 도시락　＊ 특별한 밥, 맛있는 면
part 4 건강한 디저트가 맛도 좋다

지난겨울에 새 집으로 이사를 했다. 이삿날에 맞추어 오래된 가전제품을 새로 바꾸고 침구며 가구를 사느라 정신이 없었다. 심지어 쓰레기통을 고르는 데도 30분이나 걸렸다! 그런데 이사 온 첫날, '아차!' 하는 소리가 새어 나왔다. 가스 연결하는 것을 깜빡했던 것이다. 그날은 물을 데울 수 없어 얼음처럼 찬물로 샤워를 했고, 새롭게 장만한 가스오븐레인지를 두고도 따뜻한 차 한 잔 마실 수 없었다.
식생활 또한 이와 다르지 않다. 식생활에서 주식이 차지하는 중요성은 가스나 조명, 배관과 같다. 유기농 채소를 선택할 것인가, 한우를 먹을 것인가 하는 문제는 가전제품이나 가구와 같이 나중 문제다. 이사할 때 가스나 전기를 제일 먼저 넣는 것처럼, 식생활을 개선시키기 위해서는 먼저 주식부터 바로잡아야 한다.

＊ 모든 요리는 2인 기준으로 하였다. 또 1컵은 200cc, 1큰술은 15cc, 1작은술은 5cc 정도로 환산할 수 있다.

part 1 사계절 건강 식단

:: 봄의 밥상

:: 여름의 밥상

:: 가을의 밥상

:: 겨울의 밥상

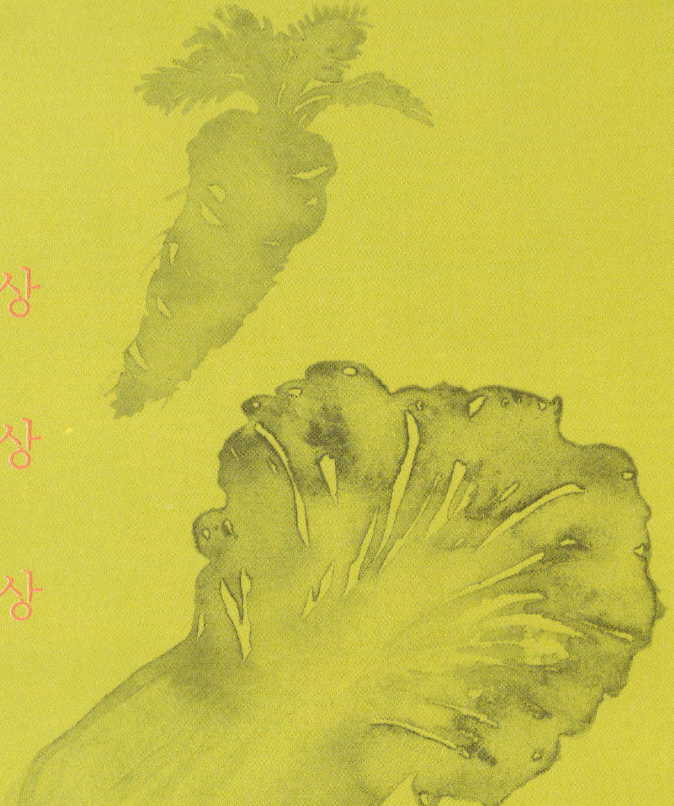

이 장은 일상적인 식사의 짜임새를 구성하는 기본 비율에 대해 구체적인 예를 보여 주고 있다. 앞서 언급한 일상식에서의 식품 비율을 다시 한 번 떠올려 보자. 하루의 식단에서, 쌀(현미)과 잡곡(보리, 메밀, 조, 기장 따위)으로 이루어진 밥과 된장국, 김치가 50~60퍼센트, 계절 야채나 해초가 30퍼센트, 팥이나 검정콩, 밤콩 등의 콩류와 된장 같은 콩 가공 식품 및 견과류와 유지류가 5~10퍼센트, 어패류를 위주로 한 동물성 식품이 5~10퍼센트를 차지하는 것이 이상적이다.

그러나 매끼를 이 비율에 맞추려고 신경을 곤두세우지는 말자. 다시 말해, 한 끼 식사의 총 중량을 재어 몇 퍼센트에 달하는가를 일일이 재거나 하지는 말라는 것이다. 어디까지나 대략적인 양을 가늠하는 기준치로 머릿속에 넣어 두기를 바란다. 그날 식사 준비를 위해 식재료를 조리대에 전부 꺼내 놓았을 때 이 비율에 근접한가, 혹은 만들어진 요리가 식탁 위에 올랐을 때 이 비율에 가까운가, 하는 정도의 마음 자세면 된다.

이 장을 봄, 여름, 가을, 겨울로 나눈 이유는 제철 식품에 중점을 두기 위해서다. 요즘은 사시사철 같은 식품을 볼 수 있어 제철 식품을 구별하는 일이 오히려 번거로워지고 말았다. 하지만 제철 식품을 고르는 일처럼 쉬운 것도 없다. 슈퍼마켓이나 시장에 가서 가장 맛있고 가장 값싼 채소나 생선을 고르면, 그것이 바로 제철 식품인 것이다. 한 계절당 사흘분의 식단을 구성했는데, 식단에 계절 감각을 불어넣는 방법이나 주식과 부식의 비율을 구성하는 방법을 대략적으로 알기에는 충분하리라 생각된다.

처음에는 막막했던 식단 짜기가 이 장의 요리를 따라 하는 과정에서 구체적으로 감이 잡힐 것이다. 그런 후 자신에게 맞는 식단 짜기에 조금 더 분투해 보기를 바란다. 식욕이 없는 사람, 부득이 외식이 잦은 사람, 요리라곤 해 본 적이 없는 사람도 있을 것이다. 가족이나 개인마다 상황이 틀리기 때문에 식단 짜기는 디테일한 부분에서 다를 수밖에 없다. 따라서 아무리 잘 짜인 식단이라고 해도 남이 짜 놓은 것에 맞추려 하다 보면 얼마 가지 않아 포기하고 말 것이다. 여기에 나오는 식단의 예는 실천을 도와주는 보조 도구 정도로 참고만 하자. 궁리가 거듭될수록 자기만의 노하우와 즐거움도 배가될 것이므로 몇 번의 시행착오에 실망하지 말고 식생활 개선을 위한 첫걸음을 디뎌 보자.

Spring

겨우내 몸속에 쌓였던 독소가 배출되는 봄에는
쑥, 달래, 머위 같은 향긋한 봄나물을 먹자.
기운이 펄펄 나고 신진대사가 활발해진다.

봄의 밥상 I
- **아침** 현미밥＊모시조갯국＊청어 된장구이＊쑥갓나물＊배추김치
- **점심** 현미 비빔밥＊두부 미역국＊총각무김치
- **저녁** 현미 잡곡밥＊깔끔한 청국장＊청포묵회＊백김치

봄의 밥상 II
- **아침** 쑥현미인절밋국＊구운 김
- **점심** 두부 김치덮밥＊머위무침＊채소 당면수프
- **저녁** 현미 팥밥＊청경채 굴국＊가자미조림＊봄 샐러드＊깍두기

봄의 밥상 III
- **아침** 율무 된장죽＊시금치 유부볶음＊깍두기
- **점심** 현미 주먹밥＊북어국＊무짠지무침＊강낭콩조림＊백김치
- **저녁** 현미밥＊멸치 근대국＊자반전갱이구이＊양배추말이＊총각무김치

봄의 밥상 I　*　모시조갯국은 단연 봄 음식이다. 모시조개에 풍부히 들어 있는 타우린이 나른해진 봄철에 기운을 돋운다. 이때 쑥갓나물을 곁들이자. 쑥갓나물에 풍부한 비타민C가 모시조개에 많이 함유된 철의 흡수를 도와주어 같이 먹으면 상승 작용이 생긴다. 청어처럼 등푸른생선에 풍부히 들어 있는 EPA와 DHA는 쉽게 산화한다는 단점이 있는데, 쑥갓나물을 같이 먹으면 쑥갓에 함유된 베타카로틴과 비타민C, 나물 양념에 있는 깨의 비타민E 성분이 산화를 억제한다.

봄의 밥상 II　*　쑥이 많이 날 때 사다가 쑥인절미를 만들어 놓자. 냉동 보관하면 몇 달도 간다. 밤새 해동한 인절미를 살짝 구운 뒤 된장을 풀어 끓이면 구수하고 든든한 아침식사가 된다. 쑥 특유의 향긋한 냄새를 내는 성분인 치네올은 냉증이나 요통, 생리통에 특효약이다. 가자미에는 피부 미용에 좋은 콜라겐 성분이 많다. 특히 배 쪽과 등뼈에 붙어 있는 흐물흐물한 살에 콜라겐이 모여 있다. 가자미의 콜라겐 성분은 수용성이므로 조림 국물을 바짝 줄여서 국물까지 남김없이 먹는 것이 좋다.

봄의 밥상 III　*　생리 중에 뾰루지가 났거나 피부가 거칠어졌을 때, 나는 율무죽을 곧잘 쑤어 먹었다. 그러다가 율무를 갈아 죽을 쑤는 게 귀찮아 꾀를 낸 것이 바로 율무된장죽이다. 전날 먹고 남은 된장국에다가 율무밥을 넣어 푹 끓이면 완성! 율무는 체내의 수분이나 혈액의 대사를 증진시키고 이뇨 작용과 해독 작용이 뛰어나 깨끗하고 탱탱한 피부를 만들어 준다. 또 소염·진통 작용도 있어 신경통이나 관절염에 좋다.

봄 I
아침상

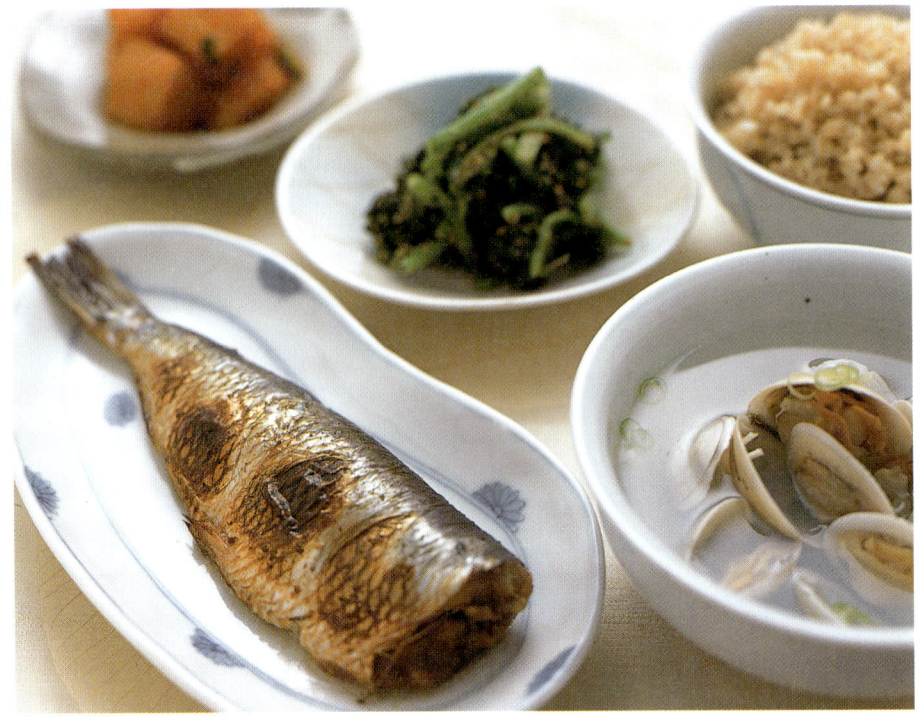

현미밥

모시조갯국

청어 된장구이

쑥갓나물

배추김치

모시조갯국

모시조개 200g, 물 2컵, 송송 썬 실파 1큰술, 다진 마늘 1/2작은술, 소금 적당량

1 모시조개는 전날 밤에 깨끗이 씻어 엷은 소금물에 담가 해감을 뺀다. **2** 냄비에 모시조개와 물, 곱게 다진 마늘을 넣고 끓이면서 중간중간 거품이 떠오르면 깨끗하게 걷어낸다. **3** 모시조개가 입을 벌리고 국물이 뽀얗게 우러나면, 소금으로 간을 맞춘 뒤 불에서 내려 송송 썬 실파를 넣는다.

청어 된장구이

청어 2마리, 양념 된장(된장 3큰술, 황설탕 1과1/2큰술, 청주·조미술 각각 1큰술, 다진 생강·다진 마늘 각각 1/2큰술)

1 깨끗이 다듬어 물기를 잘 닦은 청어에 분량의 재료로 만든 양념 된장을 골고루 발라 하룻밤 재운다. 이때 지퍼백에 생선과 양념 된장을 같이 넣고 지퍼백을 조몰조몰 만지면 손에 묻지도 않으며 골고루 양념이 잘 밴다(135쪽 참조). **2** 묻어 있는 양념을 페이퍼 타월로 대강 닦은 뒤, 달군 석쇠에 올려 앞뒤로 골고루 굽는다.

쑥갓나물

쑥갓 150g, 당근 1/2개, 무침 양념(곱게 간 참깨 4큰술, 현미 식초 2큰술, 황설탕 1/2큰술, 간장 1큰술, 소금 약간)

1 쑥갓을 데쳐 찬물에 헹군 뒤 물기를 짜고 3~4cm 길이로 썬다. 굵은 줄기는 간이 잘 배도록 2~3등분해둔다. **2** 당근도 채썰어 데친다. **3** ①과 ②를 분량의 무침 양념으로 무친다.

봄 I
점심상

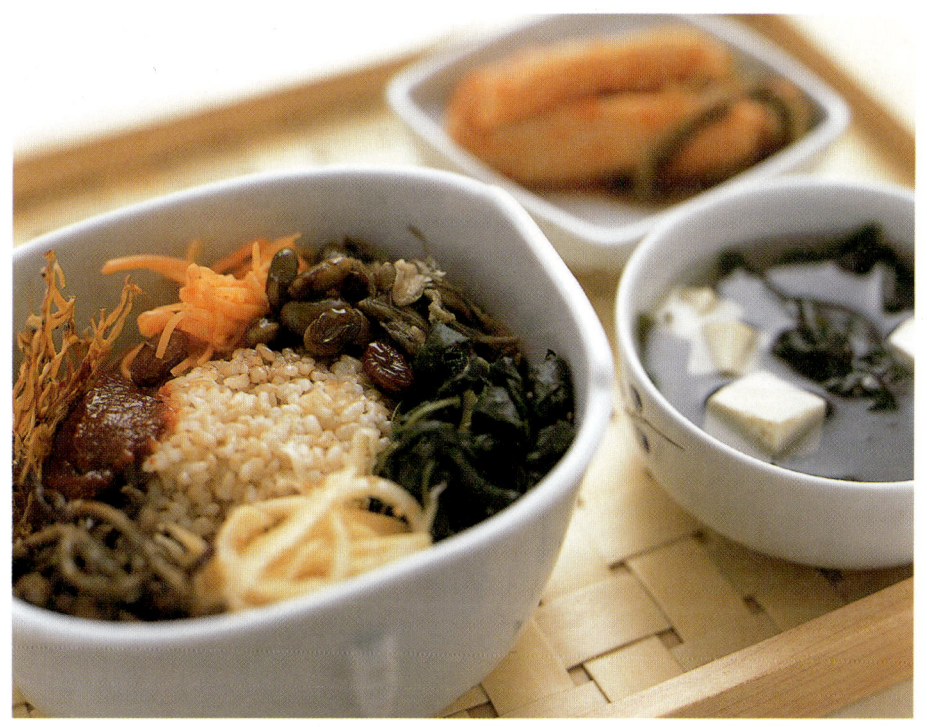

현미 비빔밥

현미밥 2공기, 참취 100g, 도라지 100g, 당근 1/4개, 말린 토란대·고사리 각각 40g, 뱅어포 1장, 콩자반 3큰술, 나물 양념(다진 마늘·생강즙·국간장 각각 1/2작은술, 소금·들기름 약간씩), 고추장·들기름 적당량

1 참취는 억센 줄기와 잎을 떼어내고 소금을 넣은 끓는 물에서 데쳐 찬물에 헹군 다음, 3~4cm 길이로 썬다. 도라지는 껍질을 벗기고 먹기 좋은 굵기로 갈라서 소금을 넣고 바락바락 주무른 뒤, 찬물에 헹구어 물기를 뺀다. 당근은 채썰어 볶아둔다.
2 말린 토란대와 말린 고사리는 미지근한 물에서 하룻밤 정도 불리면서 아린 맛을 우려낸다. 굵은 토란대는 헹구면서 손으로 찢는다. 불린 고사리는 삶아 헹군 다음 다시 3~4시간 정도 물에 담가둔다. 손질한 토란대와 고사리를 4~5cm 길이로 썬다.
3 말린 나물과 도라지, 참취를 나물 양념으로 조몰조몰 무쳐 기름을 얇게 두른 팬에서 따로따로 볶는다. 이때 너무 퍽퍽하면 물을 조금씩 부어가며 볶는다.
4 뱅어포는 석쇠나 팬에서 바삭하게 구워 한입 크기로 뜯는다.
5 그릇에 밥을 담은 후 각각의 나물과 뱅어포, 콩자반을 둘러 담고 고추장과 들기름을 넣어 비벼 먹는다.

＊＊ 묵은 나물은 참기름보다 들기름으로 비벼야 맛있다. 현미밥 역시 들기름이 잘 어울린다.

두부 미역국

마른 미역 10g, 두부 1/4모, 대파 1/4대, 물 2와1/2컵, 다시마 가루 1작은술, 표고 가루 1/2작은술, 다진 마늘 1작은술, 국간장 1작은술, 새우젓 2작은술, 실고추 약간

1 마른 미역은 물에 불려 잘게 썬다. 두부는 1cm 크기의 주사위꼴로 썬다. 대파는 송송 썬다.
2 냄비에 물, 미역, 다시마 가루, 표고 가루, 다진 마늘을 넣고 끓인 후, 두부를 넣고 국간장과 새우젓으로 간을 한다. 대파를 넣고 불에서 내린다. 그릇에 담은 후 실고추를 띄운다.

현미 비빔밥

두부 미역국

총각무김치

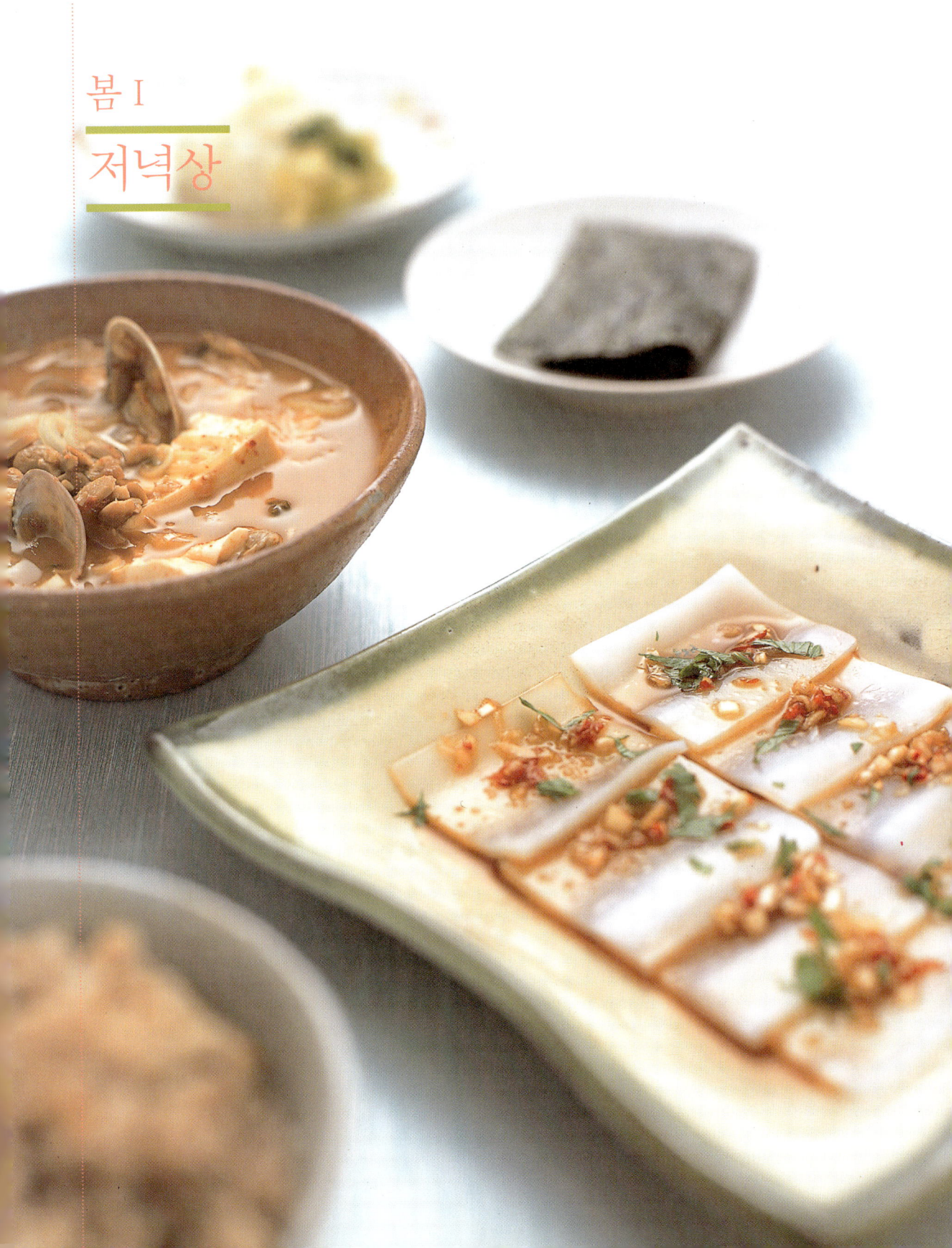

봄 I
저녁상

깔끔한 청국장

두부 1/2모, 배추김치 100g, 조갯살 100g, 청국장 2큰술, 다진 마늘 1작은술, 풋고추 1개, 대파 1/4대, 장국용 멸치 5마리, 물 1과1/2컵, 소금 적당량

1 두부는 깍둑썰고 배추김치는 소를 털어내어 잘게 썬다. 조갯살은 엷은 소금물에서 씻어 건져놓는다. 풋고추와 대파는 송송 썬다. **2** 냄비에 장국용 멸치를 넣고 달달 볶다가, 물을 붓고 약한 불에서 끓인다. 국물이 우러나고 멸치가 부드러워지면 멸치를 먹기 좋게 숟가락으로 짓이긴다. **3** 청국장을 풀고 대파 이외의 나머지 모든 재료를 넣어 걸쭉하게 끓인다. 소금으로 간을 맞추고, 마지막으로 대파를 넣은 뒤 불에서 내린다.

청포묵회

청포묵 1/2모, 양념장(간장·들기름 각각 2큰술, 황설탕 1작은술, 다진 마늘 1/2작은술, 송송 썬 실파·홍고추·현미 식초 각각 1/2큰술), 구운 김 8~10장

1 청포묵은 회를 뜨듯이 칼을 눕혀 얇게 저민 다음 접시에 한 장씩 펼쳐놓는다. **2** 분량의 재료로 양념장을 만들어 청포묵에 뿌리고, 먹을 때는 불에 살짝 구운 김에 싸서 먹는다.

현미 잡곡밥

깔끔한 청국장

청포묵회

백김치

> **Tip** 보약보다 성인병 예방에 더 좋은 청국장
>
> 대두를 찐 뒤 누룩을 발효시킨 청국장은 대두의 영양가를 훨씬 능가하는 건강 식품이다. 특히 비타민B₂가 대두의 다섯 배나 들어 있다. 비타민B₂는 소위 '미용 비타민' 이라고 불릴 만큼 건강한 피부나 모발을 유지하는 데 꼭 필요한 영양소다. 청국장은 혈중의 필요 없는 지방을 없앰으로써 동맥경화나 심근경색을 예방하기도 한다. 또한 대두 단백질을 효소 분해하여 일부분이 아미노산으로 되어 있는 상태기 때문에 소화 흡수도 잘된다. 한편 청국장 균은 유산균보다 강하고 정장 작용도 훨씬 뛰어나다. 이뿐만 아니라 혈전을 녹여 뇌졸중이나 심근경색을 예방하는 효과가 있다고 알려져 주목받고 있다.
> 청국장은 되도록 열을 가하지 않고 생것으로 먹는 것이 좋다. 그러나 끈적이는 진이나 냄새가 싫다면 무간 것과 송송 썬 실파를 섞고 간장을 몇 방울 떨어뜨려 먹으면 큰 거부감이 없다.

봄 II
아침상

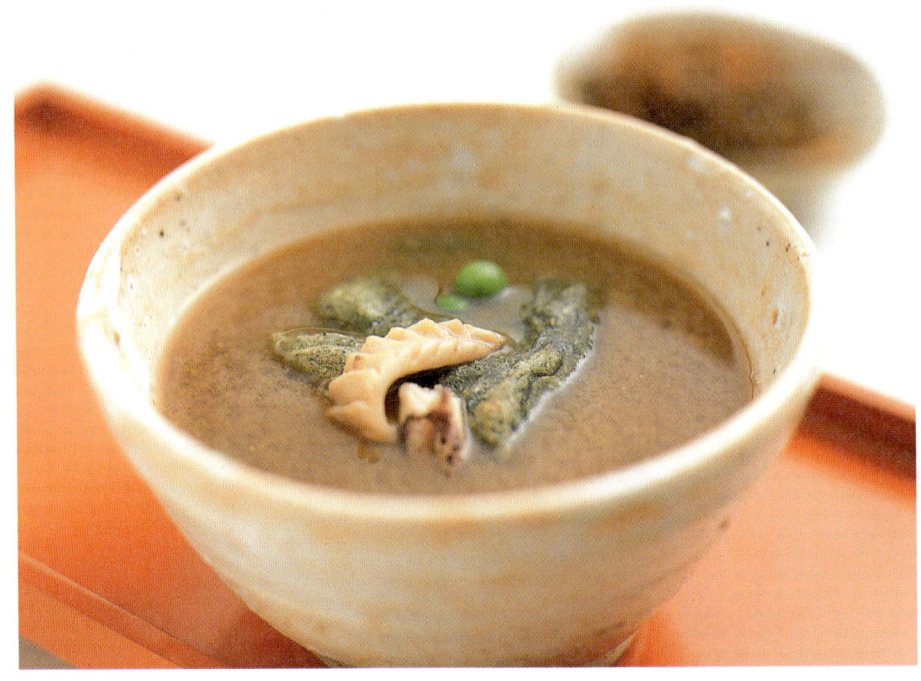

쑥현미인절밋국

구운 김

쑥현미인절밋국

쑥현미인절미 4~6개, 오징어 1/2마리, 완두콩 2큰술, 장국용 다시마(5×5cm) 1장, 물 2컵, 된장 1과1/2큰술, 생강즙 1작은술, 소금 적당량

1 오징어는 껍질을 벗긴 후, 몸통을 길게 반으로 갈라 칼집을 낸다(167쪽 참조). 그것을 너비 1.5cm가 되게 썰고, 다리는 두세 가닥씩 나눠 썰어놓는다. 전날 밤부터 해동시켜둔 쑥현미인절미를 오븐이나 토스터, 석쇠에서 굽는다. **2** 국을 끓인다. 냄비에 물과 다시마, 완두콩을 넣고 끓이다가 국물이 우러나면 다시마를 건진다. 완두콩이 익었는지 확인한 다음 된장을 푼다. 오징어와 생강즙을 넣고 소금으로 간을 맞춘 뒤 불에서 바로 내린다. **3** 대접에 구운 쑥현미인절미를 1~2개씩 넣고 국을 붓는다.

** 쑥현미인절미를 살짝 구운 김에 싸서 먹어도 맛있다.

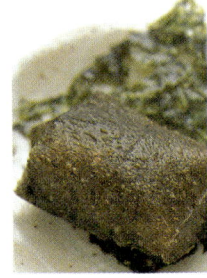

봄 II 점심상

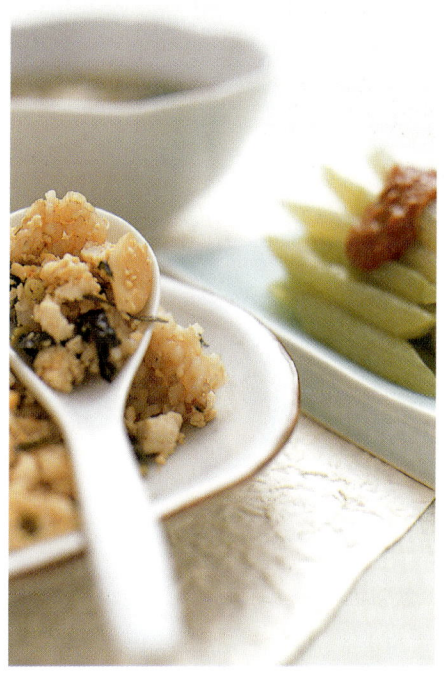

✱✱ 배추김치를 같이 볶아도 맛있지만, 총각무의 씹히는 맛도 일품이다. 우스터소스가 없으면 굴소스나 두반장소스 같은 중화 소스를 넣는 것도 괜찮다.

머위무침

머위 2대, 무침 양념(고추장·된장 각각 1/2큰술, 생강즙·황설탕·식초·들기름 각각 1작은술), 소금 조금

1 머위는 냄비에 들어갈 정도의 길이로 썰어 씻은 후, 도마 위에 나란히 두고 소금을 넉넉히 뿌려 손바닥으로 둥글리면서 아린 맛을 빼고 껍질을 벗기기 쉽게 한다. **2** 소금이 묻은 머위를 끓는 물에 넣어 파랗게 데친다. 젓가락으로 들어보아 머위가 휘어질 정도면 적당하다. 데친 머위를 건져 찬물에 담근 채 껍질을 벗긴다(이렇게 하면 손에 물이 들지 않는다). **3** 물기를 뺀 머위를 4~5cm 길이로 어슷썰어 그릇에 담고, 분량의 재료를 섞어 만든 무침 양념으로 골고루 버무린다.

✱✱ 머위는 간장, 청주, 조미술을 넣고 조려 먹어도 맛있다.

두부 김치덮밥

현미밥 2공기, 두부 1모, 총각무김치 2뿌리, 장국용 다시마(국물 빼고 건진 부드러운 것) 1장, 실파 5뿌리, 참기름 1큰술, 간장 1/2큰술, 우스터소스 1큰술, 소금 약간, 구운 김 1장

1 두부는 페이퍼 타월에 싸서 무거운 것으로 눌러 물기를 뺀다(139쪽 참조). 총각무김치는 무청과 무 부분으로 나누어, 무청은 물기를 꼭 짜서 1cm 길이로 송송 썰고, 무는 얇고 동글동글하게 썬다. 다시마는 3cm 길이로 채썰고 실파는 송송 썬다. **2** 팬에 참기름을 두르고 무청과 무, 다시마를 볶다가 두부를 손으로 으깨어 넣어 두부가 보슬보슬해질 때까지 더 볶는다. 우스터소스와 간장, 소금으로 간을 한다. **3** 접시에 밥을 담고 ②를 올린 후 송송 썬 실파와 살짝 구워 잘게 부순 김을 뿌린다.

채소 당면수프

숙주 100g, 당근 1/5개, 불린 당면 150g, 실파 4뿌리, 장국용 다시마(5×5cm) 1장, 물 2컵, 청주 2큰술, 다진 마늘·생강즙 각각 1/2작은술, 국간장 1작은술, 소금·참기름·산초가루(또는 후춧가루) 약간씩

1 숙주는 뿌리를 다듬고 씻어 물기를 빼둔다. 당근은 4cm 길이로 채썰고 실파도 같은 길이로 썬다. 불린 당면도 먹기 좋은 길이로 썬다. **2** 냄비에 참기름을 두르고 숙주와 당근을 볶다가 청주를 뿌린다. 물을 붓고 장국용 다시마를 넣어 은근한 불에서 끓인다. **3** 장국용 다시마가 부드러워지면 건져서 얇게 채를 썰어 다시 넣고 당면과 다진 마늘, 생강즙을 넣고 좀더 끓인다. **4** 국간장과 소금으로 간을 하고 불에서 내린다. 실파를 넣은 후 그릇에 담고 산초가루를 뿌려 낸다.

두부 김치덮밥

머위무침

채소 당면수프

봄의 밥상 · 119

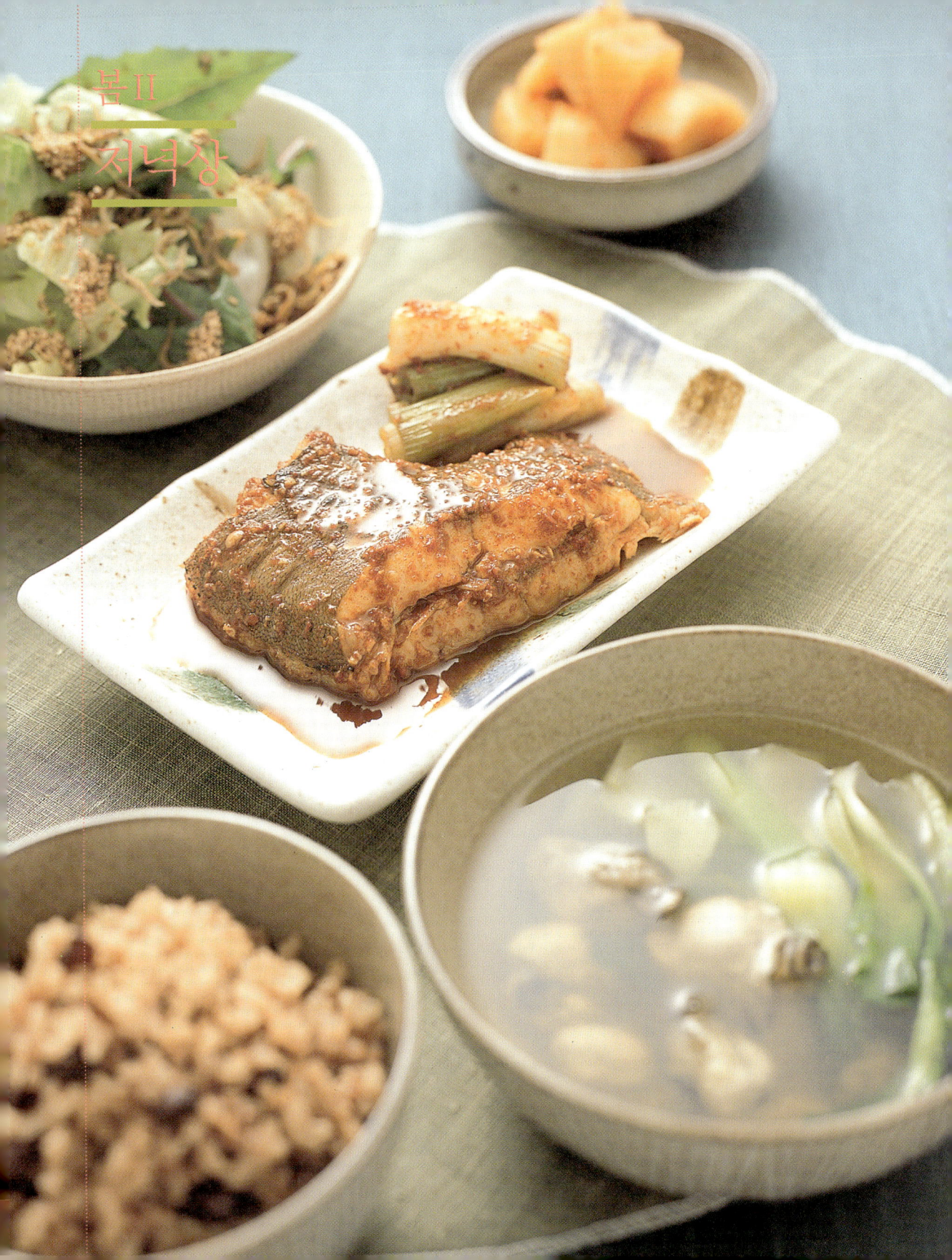

봄 II
저녁상

청경채 굴국

굴 150g, 청경채 2뿌리(약 70g), 물 2컵, 다시마(5×5cm) 1장, 다진 마늘 1작은술, 생강즙 1/2작은술, 국간장·청주 각각 1/2큰술, 녹말 1/2큰술, 소금 적당량

1 굴은 소금을 조금 뿌려 살살 버무리면서 검은 찌꺼기와 거품을 뺀 다음 깨끗한 물에 두세 번 씻는다. 굴을 채반에 건져 물기를 뺀 뒤 다진 마늘과 생강즙, 청주로 무쳐둔다. 청경채는 3~4cm 길이로 썰어서 줄기를 반으로 가른다. **2** 냄비에 물과 다시마를 넣고 약한 불에서 끓여 국물을 우린 뒤 다시마는 건져낸다. ①의 굴에 녹말을 살살 뿌리면서 묻힌다. **3** 청경채의 굵은 줄기 부분을 먼저 넣어 끓이고 잠시 후 나머지 청경채 잎과 녹말 묻힌 굴을 넣는다. 국간장과 소금으로 간을 맞추고, 한소끔 끓어오르면 불에서 내린다. 칼칼한 맛을 내려면 씨를 뺀 마른 고추 1/2개를 다시마와 함께 넣고 국물을 낸 뒤 건져내면 좋다.

✱✱ 굴에 녹말을 묻혀 넣으면 국물이 끓어도 굴이 탱탱하다. 또 녹말이 들어간 국물은 약간 걸쭉하면서 진한 맛이 배어 더욱 좋다.

가자미조림

가자미 1마리, 대파 1/2대, 물 1/2컵, 장국용 다시마(5×5cm) 1장, 조림 양념(간장 2큰술, 고춧가루·조미술·청주 각각 1큰술, 고추장·다진 마늘·생강즙 각각 1작은술)

1 가자미는 잔 비늘을 칼로 말끔히 긁어내고 씻은 다음 머리와 내장을 떼고 둘로 토막낸다. 대파는 4~5cm 길이로 썬다. 분량의 재료로 조림 양념을 만든다. **2** 냄비에 물과 다시마를 넣고 약한 불에서 한소끔 끓인 후 조림 양념을 푼다. 다시마 위에 가자미를 올린 다음 중간 불에서 조린다. **3** 국물이 거의 없어지면 가자미를 접시에 담는다. 냄비에 남은 양념장에 대파를 넣고 굴려가며 조린 후 접시에 함께 담는다. 남은 조림장을 가자미 위에 끼얹는다.

✱✱ 가자미를 구입할 때 토막내서 손질해달라고 부탁하면 요리가 한결 수월해진다. 다시마를 깐 뒤 그 위에 가자미를 올리고 조리면 가자미가 냄비에 눌어붙지 않는다. 대파 대신 시금치를 넣고 조려도 맛있다.

봄 샐러드

양상추 잎 3장, 적치커리 5장, 잔멸치 3큰술, 간장 소스(간장 1과1/2큰술, 다진 마늘 1/3작은술, 감식초 1/2큰술, 통깨·참기름 각각 1큰술)

1 양상추와 붉은 치커리는 씻어 찬물에 잠시 담가 생생히 살린 뒤, 물기를 빼고 한입 크기로 뜯어놓는다. 분량의 재료로 간장 소스를 만든다. **2** 기름을 얇게 두른 팬에서 잔멸치를 바삭하게 볶는다. **3** 그릇에 양상추와 치커리를 섞어 넣고 잔멸치를 얹은 후 간장 소스를 뿌린다.

✱✱ 잔멸치를 바삭하게 볶은 것을 샐러드에 넣어 간장 소스를 뿌리면 밥에도 잘 어울리고 우리 입맛에도 맞는 샐러드가 된다. 간장 소스는 나물을 무칠 때 넣어도 좋다. 통깨가 씹히는 재미가 있고, 평소의 나물 반찬에 변화를 줄 수도 있다.

현미 팥밥

청경채 굴국

가자미조림

봄 샐러드

깍두기

봄Ⅲ 아침상

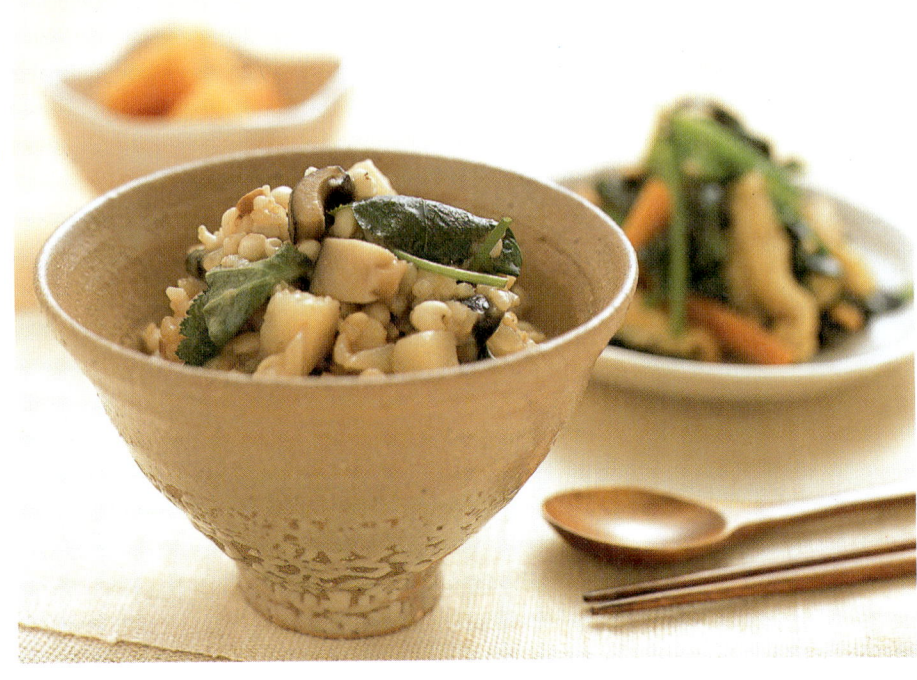

율무 된장죽

시금치 유부볶음

깍두기

율무 된장죽

율무 현미밥 2공기, 마른 표고 2개, 감자 1개, 양파 1/4개, 된장 2큰술, 물 4컵, 다시마 가루·생강즙 각각 1작은술, 참나물(혹은 돌미나리) 약간

1 율무와 현미는 씻어 불려서 율무 1/3, 현미 2/3 비율로 밥을 짓는다. **2** 마른 표고는 물에 불리고 불린 물은 국물로 쓴다. 감자는 1cm 주사위꼴로, 양파와 표고는 1cm 네모꼴로 썬다. 참나물은 1~2cm 길이로 썬다. **3** 냄비에 참기름을 두르고 표고, 감자, 양파를 볶다가 된장을 넣고 조금 더 볶는다. 된장이 부드러워지면서 물기가 돌면 생강즙을 넣는다. 여기에 표고 불린 물과 물을 합해 4컵을 만들어 붓고 다시마 가루를 넣는다. **4** ③에 율무 현미밥을 넣어 율무가 푹 퍼질 때까지 끓인 뒤, 불에서 내려 참나물을 넣는다.

** 육류가 들어가지 않으므로 마늘을 넣지 않고 생강만으로도 충분히 맛을 살릴 수 있다. 다시마 가루 대신 멸치 가루를 넣어도 좋다.

시금치 유부볶음

시금치 150g, 유부 4장, 당근 1/5개, 참기름 1큰술, 다진 마늘 1/2작은술, 볶음 양념(간장 1/2큰술, 갠 겨자 1/2작은술, 소금 1/4작은술, 후춧가루 약간)

1 시금치는 뿌리를 떼지 말고 다듬은 뒤 물을 받아 흘려가며 흔들어 씻어 뿌리 사이사이에 박힌 흙을 깨끗이 없앤다. 큰 것은 2~3갈래로 나누고, 4~5cm 길이로 썬다. **2** 유부는 1cm 너비로, 당근도 유부와 같은 크기로 썬다. **3** 팬에 참기름을 두르고 다진 마늘과 유부, 당근을 넣고 볶는다. 당근의 숨이 조금 죽으면, 시금치를 줄기 부분부터 넣어 볶다가 나머지 잎과 볶음 양념을 넣고 서로 잘 어우러지도록 볶는다.

** 시금치 같은 잎채소를 볶을 때는 센 불에서 재빨리 볶아야 숨이 너무 죽지 않고 싱싱해서 맛있다.

봄III
점심상

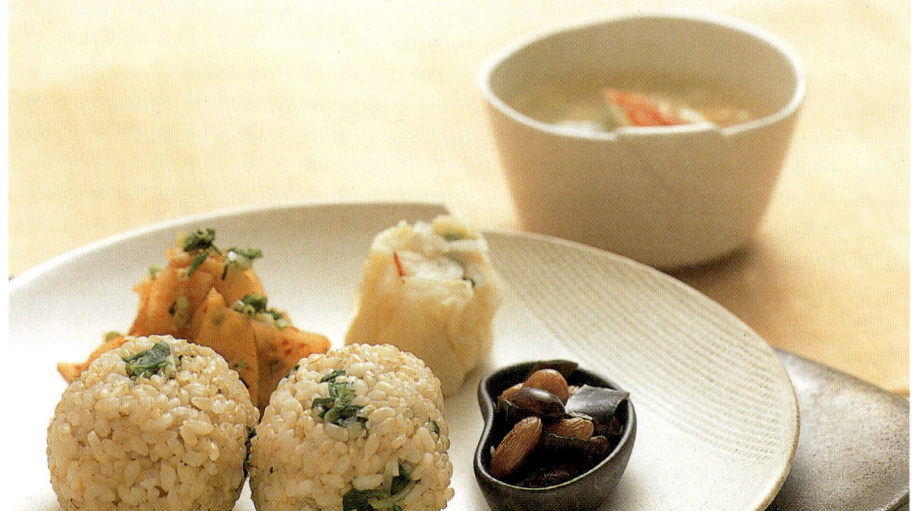

현미 주먹밥

현미밥 2공기, 돌나물·간장 약간씩—주먹밥 4개분

1 돌나물은 어린잎과 줄기만 다듬어 씻은 뒤, 채반에 펼쳐놓고 뜨거운 물을 끼얹어 숨을 죽인 다음 즉시 찬물에 헹구어 물기를 짜고 약간의 간장으로 무친다. **2** 밥에 돌나물을 섞은 다음 손에 소금물을 묻혀 갸름하게 주먹밥을 만든다(주먹밥을 쥐는 방법은 125쪽 참조).

북어국

북어채 100g, 북어채 양념(국간장 1/2큰술, 다진 마늘 1작은술), 물 2와1/2컵, 달걀 1개, 홍고추 1개, 대파 1/4대, 참기름·소금 약간씩

1 물에 한 번 씻어 물기를 짠 북어채를 양념하여 조몰조몰 무친다. 달걀은 풀고 홍고추와 대파는 어슷썬다. **2** 냄비에 참기름을 두르고 북어채를 달달 볶다가 물을 붓고 홍고추와 함께 약한 불에서 국물이 뽀얗게 우러나도록 끓인다. 소금으로 간을 맞춘다. **3** 여기에 잘 푼 달걀을 넣고 불에서 내린 후 대파를 넣는다.

무짠지무침과 강낭콩조림

무짠지무침은 무짠지를 얇게 저민 후 찬물에 담가 짠 기운을 적당히 뺀다. 여기에 고춧가루, 다진 마늘, 생강즙, 식초, 통깨와 참기름을 맛을 보아가며 적당히 넣어 무치면 완성! 송송 썬 실파와 황설탕을 넣어도 좋다.

강낭콩조림은 더 쉽다. 강낭콩 2컵이면 황설탕, 쌀엿, 간장이 각각 2, 2, 4큰술씩 들어간다. 냄비에 콩이 잠길 정도로 물을 부은 후, 뚜껑을 덮은 채 중간 불에서 5분 정도 삶는다. 황설탕을 넣고 10분쯤 더 삶다가, 간장을 넣고 푹 무를 때까지 약한 불에서 조린다. 마지막에 쌀엿을 넣고 바짝 졸이면 된다.

현미 주먹밥

북어국

무짠지무침

강낭콩조림

백김치

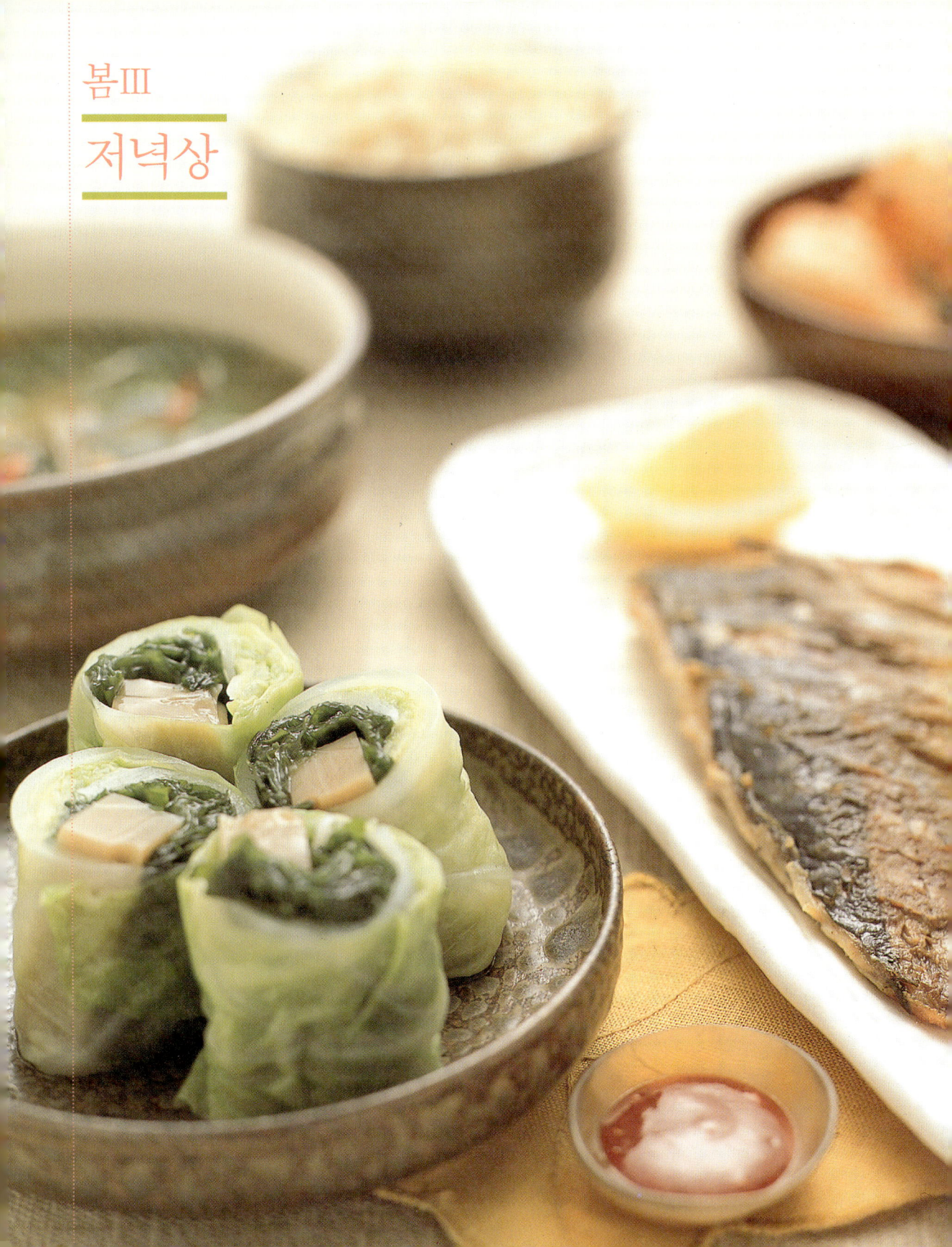

봄Ⅲ
저녁상

멸치 근대국

근대 150g, 굵은 멸치 10마리, 홍고추 1개, 다진 마늘·생강즙 각각 1작은술, 된장 1과1/2큰술, 물 2와1/2컵

1 멸치는 물을 뿌려 부드럽게 만든다. 근대는 억센 섬유질을 벗기고 잎을 치대어 풋내를 빼고 헹구어 물기를 짠 뒤, 줄기와 함께 5cm 길이로 썬다. 된장과 다진 마늘, 생강즙으로 무쳐둔다. 2 냄비에 물을 붓고 끓으면, 멸치를 손으로 으깨면서 넣고 센 불에서 좀더 끓인다. 여기에 근대와 홍고추를 넣고 구수한 맛이 우러날 때까지 불을 줄여 은근히 끓여 낸다.

＊＊ 멸치를 으깨어 넣으면 버리는 것 없이 알뜰하게 먹을 수 있는 것은 물론 영양가도 훨씬 높아진다.

자반전갱이구이

전갱이 2마리, 자반장(물 1과1/2컵, 천일염 2와1/2큰술, 저민 생강 5장)

1 전갱이를 살 때 한 장으로 펴 달라고 부탁한다. 큰 것은 다시 반으로 갈라서 자반을 만든다. 2 넓고 우묵한 용기에 자반장을 부은 뒤 전갱이의 안쪽 부분이 위로 오도록 담고 그 위에 생강 저민 것을 놓아 냉장고 안에 40분 정도 둔다. 3 전갱이의 물기를 닦은 다음 페이퍼 타월을 몇 겹으로 겹쳐 싸서 지퍼백에 넣어 냉장실에서 하룻밤 둔 뒤 석쇠에서 노릇노릇 구워 낸다.

＊＊ 이렇게 자반을 손질해 냉장고에 두고 4~5일까지 먹을 수 있으며 그대로 냉동 보관을 하였다가 해동시켜도 맛있다. 그냥 소금만 뿌린 자반보다 살이 쫀득쫀득한 게 일품이다. 다른 생선도 같은 요령으로 할 수 있다.

양배추말이

도토리묵 1/4모, 양배추 잎 4장, 마른 미역 10g, 미역 양념(간장·식초 각각 1작은술, 소금 약간), 양념장(고추장 1과1/2큰술, 식초 1큰술, 다진 마늘·다진 생강 각각 1작은술, 황설탕 1/2큰술, 물 1큰술, 참기름·통깨 적당량)

1 양배추 잎의 두꺼운 심은 칼로 저미며 잎과 두께를 맞춘 후 찜통에 찌거나 살짝 데쳐 물기를 짜둔다. 마른 미역은 물에 불려 주물러 씻은 뒤 물기를 짜둔다. 양념장은 분량의 재료를 섞어 만들어둔다. 2 도토리묵은 길이 5cm, 두께 1cm의 막대기 꼴로 썬다. 3 양배추 잎을 한 장씩 도마에 편 다음 미역을 한쪽에 뭉쳐서 올리고 그 옆에 도토리묵을 올린 뒤, 양배추 잎의 가장자리를 안으로 모아주면서 돌돌 만다(80쪽 참조). 양념장과 함께 곁들여 먹는다.

＊＊ 마른 미역 대신에 쌈 다시마를 넣어도 좋다.

현미밥

멸치 근대국

자반전갱이구이

양배추말이

총각무김치

Tip 주먹밥을 쥐는 방법

주먹밥을 쥐는 방법에는 세 가지가 있다. 손에 참기름을 바르고 소금을 묻힌 뒤 밥을 쥐는 법, 소금물을 손에 적시고 쥐는 법, 손에 식초를 적시고 소금을 묻힌 뒤 쥐는 법이 바로 그것이다. 마지막 방법은 여름철 밥이 쉬기 쉬울 때 사용하면 안전하다. 손으로 쥐는 것이 귀찮고 어렵다면, 랩에 밥을 싸서 뭉치면 한결 쉽게 주먹밥을 만들 수 있다.

Summer

여름은 채소의 계절이다.
채소는 수분과 미네랄이 풍부해
더위에 지친 몸을 상큼하게 깨워준다.

여름의 밥상 I
- **아침** 현미밥 * 채소 모둠국 * 애호박 양송이볶음 * 깍두기
- **점심** 두부로 만든 콩국수 * 마 메밀부침개 * 열무김치
- **저녁** 현미밥 * 풋콩 김냉국 * 갈치 소금구이 * 토마토 깨무침 * 부추김치

여름의 밥상 II
- **아침** 현미밥 * 셀러리 토마토수프 * 감자조림 * 풋콩조림 * 오이소박이
- **점심** 메밀 비빔국수 * 오이 미역냉국 * 열무김치
- **저녁** 현미밥 * 순두부 매운찌개 * 병어 된장구이 * 구운 단호박 단촛물절임 * 갓김치

여름의 밥상 III
- **아침** 현미밥 * 새우 완자국 * 가지 마무침 * 깻잎장아찌
- **점심** 삼색 주먹밥과 오이지무침 * 낙지 무맑은국
- **저녁** 현미밥 * 감자 애호박된장찌개 * 돼지고기 두부 김치볶음 * 검은콩 채소무침

여름의 밥상 I　*　냉장고에 시들시들한 채소가 많을 때 해먹기 좋은 것이 바로 자투리 채소국이다. 되도록 많은 종류의 채소를 잘게 썰어 넣는 것이 깊은 맛이 우러나게 하는 비결이다. 두부 콩국수는 조리법이 너무 간단해 맛이 제대로 날까 싶겠지만, 오히려 진짜 콩국수보다 더 진하고 구수하다. 이때 깨소금을 넉넉히 넣으면 맛이 더욱 고소해질뿐더러 대두에 들어 있는 비타민B_2가 깨에 들어 있는 비타민E와 결합하여 영양가가 훨씬 높아진다.

여름의 밥상 II　*　셀러리와 토마토로 국을 끓여 본 적 있는지? 셀러리는 샐러드로만, 토마토는 가니시로만 먹고 있지는 않은가? 셀러리와 토마토는 도무지 밥과 어울릴 것 같지 않은 서양 채소지만, 다시마와 청주로 감칠맛을 내고 소금과 후춧가루로 간을 하여 국을 끓이면 놀랍게도 우리 입맛에 딱 맞는 국이 된다. 여기에 조를 넣으면 떠먹을 때마다 톡톡 씹는 맛이 일품이다. 암 예방에 특효약이라는 토마토는 생으로 먹는 것보다 익혀 먹어야 영양 성분의 흡수율이 높아진다.

여름의 밥상 III　*　마는 '산(山)의 장어'라고 불릴 정도로 자양 강장 효능이 뛰어난 채소다. 마의 끈적끈적한 성분에는 무의 세 배나 되는 전분 분해 효소가 함유되어 있어 소화 흡수 능력이 탁월하다. 일본 사람들은 여름철이면 갈아 놓은 마를 멸치 우린 물로 묽게 만들고 간장으로 간을 하여 보리밥에 올려 자주 먹는데, 그 속에 숨겨진 지혜가 놀랍다. 밥 먹기가 싫어지는 여름, 마가 밥의 전분을 효율적으로 분해하고 소화 흡수율을 높여 위에 부담을 덜어 주며, 맛 또한 일품이어서 입맛을 되살리는 것이다.

여름 I
아침상

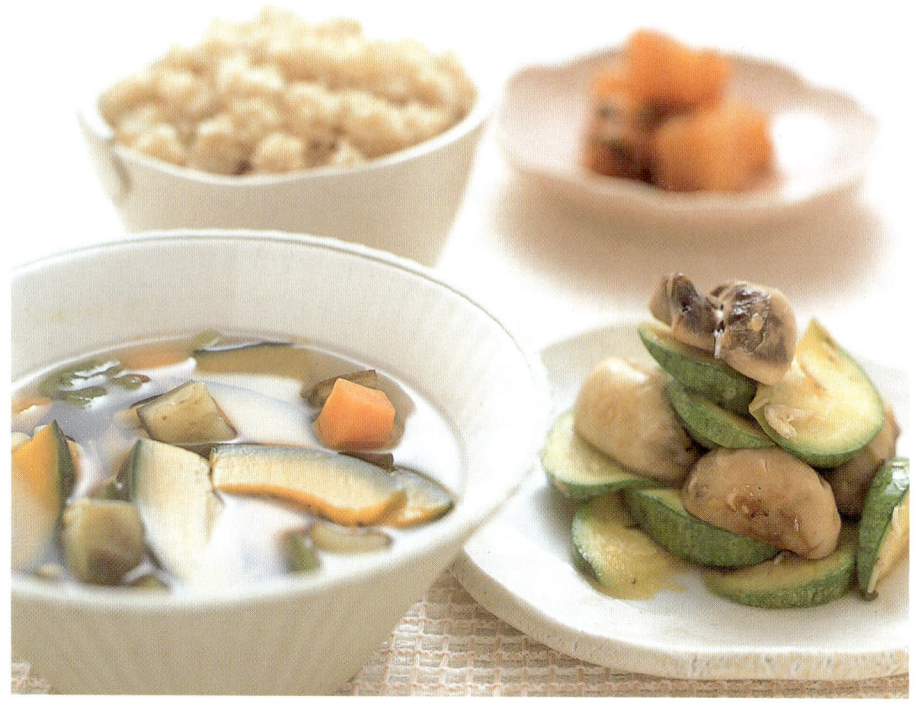

현미밥

채소 모둠국

애호박 양송이볶음

깍두기

채소 모둠국

옥수수·가지 각각 1/2개, 피망 1개, 단호박 100g, 당근 1/4개, 장국용 다시마(5×5cm) 1장, 물 2와1/2컵, 소금·후춧가루 약간씩

1 옥수수는 삶아 식힌 후 칼로 알갱이가 붙은 단면을 썰어 알갱이를 떼어낸다. 옥수수 통조림이라면 3큰술 정도의 분량이다. **2** 당근은 솔로 깨끗이 씻어 껍질을 벗지지 않은 채 1cm 크기의 주사위꼴로 썰고, 피망은 씨를 빼고 당근과 같은 크기로 네모지게 썬다. 가지는 길게 4~6쪽으로 찢어 1cm 크기로 썰고, 단호박은 0.5cm 두께로 나박썰기한다. **3** 냄비에 물과 장국용 다시마를 넣고 약한 불에서 끓인다. 물이 끓어오르면 다시마를 건져낸 후 다른 채소와 같은 크기로 썰어 다시 넣는다. ①과 ②의 채소를 전부 넣고 약한 불에서 거품을 걷어가며 15분 정도 더 끓이다가 소금과 후춧가루로 간을 맞춘다.

** 장국용 다시마로 국물을 낸 후 그냥 건져서 버리지 말고 이것 역시 잘게 썰어 국에 넣어 먹자. 맛이 좋아지는 것은 물론 영양가를 더욱 높일 수 있다.

애호박 양송이볶음

애호박 1/2개, 양송이버섯 5개, 마른 고추 1/2개, 다진 마늘·생강즙 각각 1/2작은술, 새우젓 1작은술, 참기름·소금 약간씩

1 애호박은 납작하게 삼각썰기를 하여 소금을 뿌린 뒤, 숨이 약간 죽으면 헹구어 물기를 짠다. 양송이버섯은 반으로 썬다. **2** 마른 고추는 길게 반을 갈라 씨를 뺀다. 다진 마늘과 생강즙, 참기름을 넣어 애호박을 무쳐둔다. **3** 팬에 참기름을 두르고 처음엔 약한 불에서 마른 고추를 볶다가 향이 나면 센 불로 바꾸어 애호박을 넣고 재빨리 볶는다. 여기에 다시 양송이를 넣고 좀더 볶는다. 간은 새우젓으로 맞추되 부족하면 소금을 더한다. 그릇에 옮겨 펼쳐두고 물기가 생기지 않도록 바로 식힌다.

여름 I
점심상

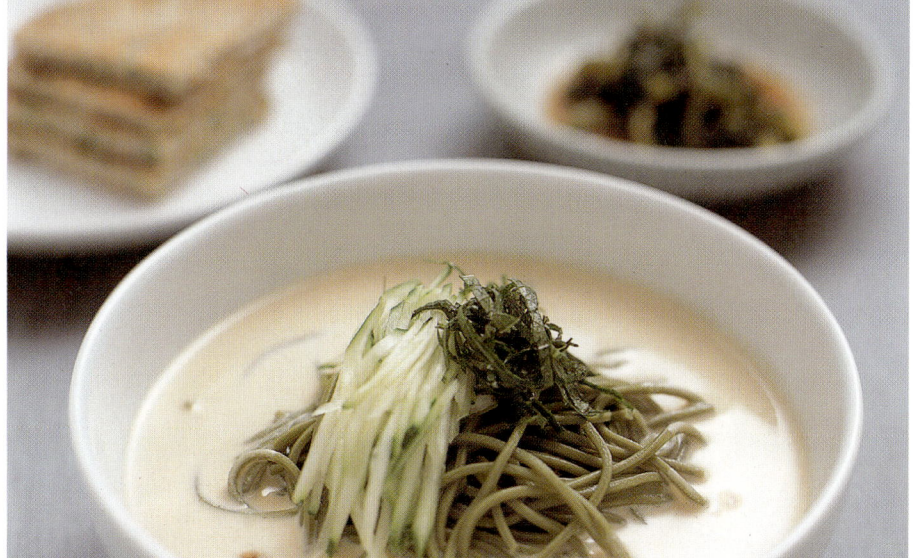

두부로 만든 콩국수

연두부 2/3모(약 150g), 호두 5알, 콩가루 4큰술, 곱게 간 참깨 2큰술, 오이 1/2개, 깻잎 2장, 장국용 다시마(5×5cm) 2장, 물 3과1/2컵, 소면 150g, 소금·간장·산초 가루(없으면 생략 가능) 약간씩

1 다시마는 약한 불에서 진하게 우려낸다. **2** 오이와 깻잎은 가늘게 채썬다. 두부는 가볍게 물기를 뺀 뒤 호두와 함께 믹서에 넣고 간다. 콩가루와 곱게 간 참깨도 넣어 더욱 부드럽게 간다. 너무 퍽퍽하면 ①을 조금씩 부어가며 농도를 맞춘다. **3** ②를 ①의 냄비에 부은 뒤 약한 불에 올려 거품기로 잘 섞는다. 뜨겁게 데우는 정도로만 끓여 소금으로 간한 후 차게 식힌다. **4** 끓는 물에 소면을 넣고 도중에 끓어오르면 찬물 끼얹기를 두세 번 한 다음 면이 익으면 체에 밭쳐 흐르는 물에 헹군다. 물기를 빼고 사리를 지어 그릇에 담는다. **5** 국수 위에 ③을 부은 다음 채썬 오이와 깻잎을 올리고 산초 가루를 뿌린 후 간장을 몇 방울 떨어뜨린다.

마 메밀부침개

풋고추 3개, 청양고추 1개, 잔새우 100g, 메밀가루 50g(약 3과1/2큰술), 마 200g, 소금 1/3작은 술, 식물성 기름 적당량 ─ 지름 20cm 2장분

1 풋고추는 씨를 빼고 송송 썬다. 잔새우는 도마 위에서 칼로 거칠게 다진다. **2** 마는 깨끗이 씻은 후 껍질째 강판에 간다. 이것을 그릇에 담고 메밀가루와 소금을 넣어 멍울이 지지 않게 고루 섞는다. 여기에 물 1/2컵 정도를 몇 번에 나누어 넣으면서 섞어, 국자로 떴을 때 반죽이 뚝뚝 떨어지는 정도로 만든다. 여기에 ①의 재료를 섞는다. **3** 달군 팬에 기름을 두르고 반죽을 반씩 넣어 중간 불에서 노릇노릇하고 바삭하게 굽는다.

✳✳ 100% 메밀가루를 쓸 때는 밀가루를 1큰술 넣는다.
✳✳ 생마 대신 마 가루를 이용해도 괜찮다. 마 가루 3큰술에 메밀가루 5큰술의 비율로 한데 섞고 물을 조금씩 넣어가면서 되기를 조절하여 반죽을 만든다.

두부로 만든 콩국수

마 메밀부침개

열무김치

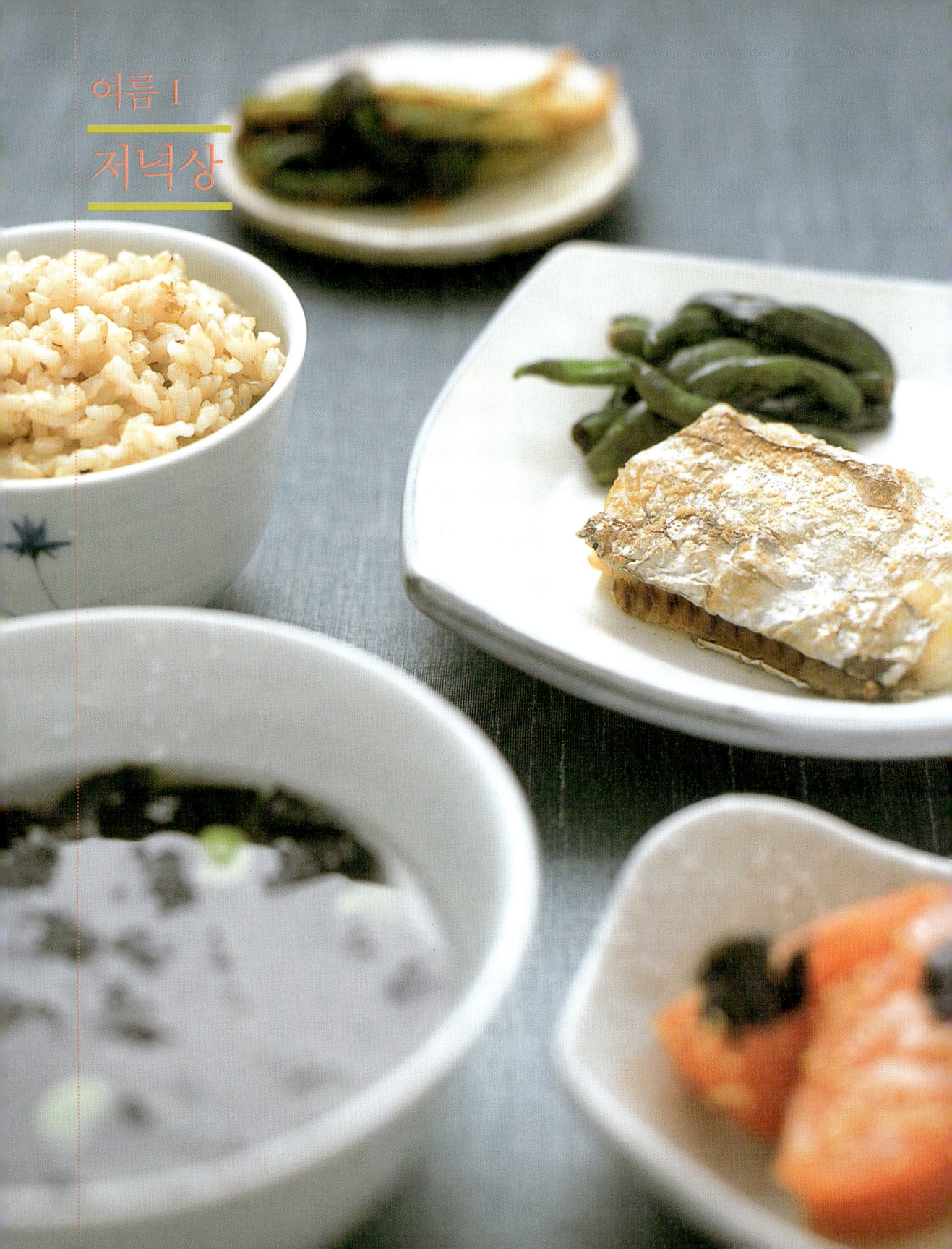

여름 I
저녁상

풋콩 김냉국

풋콩 1컵, 김 2장, 장국용 다시마(5×5cm) 1장, 물 2와 1/2컵, 마늘즙 1/3작은술, 생강즙·간장 각각 1/2작은술, 소금 적당량

1 껍질을 벗긴 풋콩은 소금을 넣은 물에서 부드럽게 삶은 뒤 속껍질까지 벗겨놓는다. **2** 냄비에 물과 장국용 다시마를 넣고 은근히 끓여 국물을 우려낸 뒤, 마늘즙과 생강즙, 간장을 넣고 소금으로 간을 더한 후 차게 식힌다. **3** 김은 기름을 바르지 않고 살짝 구워 부순다. 그릇에 풋콩과 김을 넣고 식힌 냉국을 붓는다.

갈치 소금구이

갈치 2토막, 소금 적당량, 꽈리고추 8개, 간장·참기름 각각 적당량

1 갈치는 내장을 빼내고 등뼈를 발라낸다. 손질한 갈치에 소금을 뿌려 최소한 1시간 이상 둔다. 시간이 없을 경우에는 소금을 넉넉히 뿌려 바로 구워도 된다. 꽈리고추는 꼭지를 떼고 이쑤시개로 구멍을 두세 군데 뚫는다. **2** 석쇠나 그릴 팬에 갈치를 노릇노릇 굽는다. 꽈리고추도 석쇠에 살짝 구운 뒤 얼른 찬물에 헹구어 물기를 짜고 간장과 참기름을 약간 넣어 버무린다. 접시에 갈치를 얹고 꽈리고추를 옆에 곁들인다.

＊＊ 꽈리고추에 풍부한 비타민C와 베타카로틴, 참기름에 많이 들어있는 비타민E가 갈치의 영양 성분인 EPA와 DHA지방산의 산화를 막고 몸에 더 잘 흡수되도록 돕는다.

토마토 깨무침

토마토 2개, 김 1장, 무침 양념(깨소금[95쪽 참조] 2작은술, 황설탕·간장·감식초 각각 1작은술)

1 토마토는 깨끗이 씻어 세로로 8등분하고 김은 잘게 찢는다. **2** 분량의 재료로 무침 양념을 만든다. 토마토와 김을 한데 넣고 무침 양념으로 살살 버무린다.

＊＊ 토마토는 가열했을 때 영양 성분의 흡수가 좋아진다. 토마토를 8등분하여 센 불에서 살짝 볶으면서 소금으로 간해도 좋다.

현미밥
풋콩 김냉국
갈치 소금구이
토마토 깨무침
부추김치

Tip

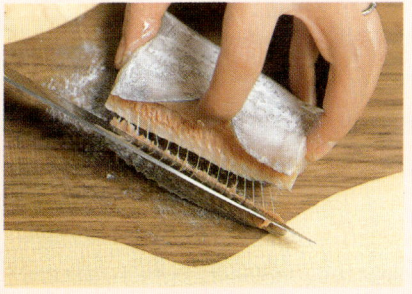

갈치 등뼈를 빼내는 요령

갈치는 제철인 여름에 살이 실하게 차오르고 유익한 지방산인 EPA와 DHA도 부쩍 증가한다. 그런데 갈치는 뼈가 잘아 살을 발라 먹기가 좀 귀찮은 게 단점이다. 굽기 전에, 씻고 다듬는 단계에서 미리 갈치 등뼈를 발라두면 먹기가 한결 편하다. 우선 내장을 빼고 불순물을 깨끗이 씻은 갈치를 도마에 놓고 배에서 등지느러미 쪽으로 칼날을 깊숙이 넣는다. 갈치를 뒤집어 반대편도 같은 방법으로 칼날을 넣는다. 그런 다음 한 손으로 갈치를 잡고 칼날을 등뼈에 걸친 뒤, 살과 뼈를 서로 반대편으로 밀 듯이 뼈를 분리하면 된다.

여름의 밥상 · **131**

여름 II
아침상

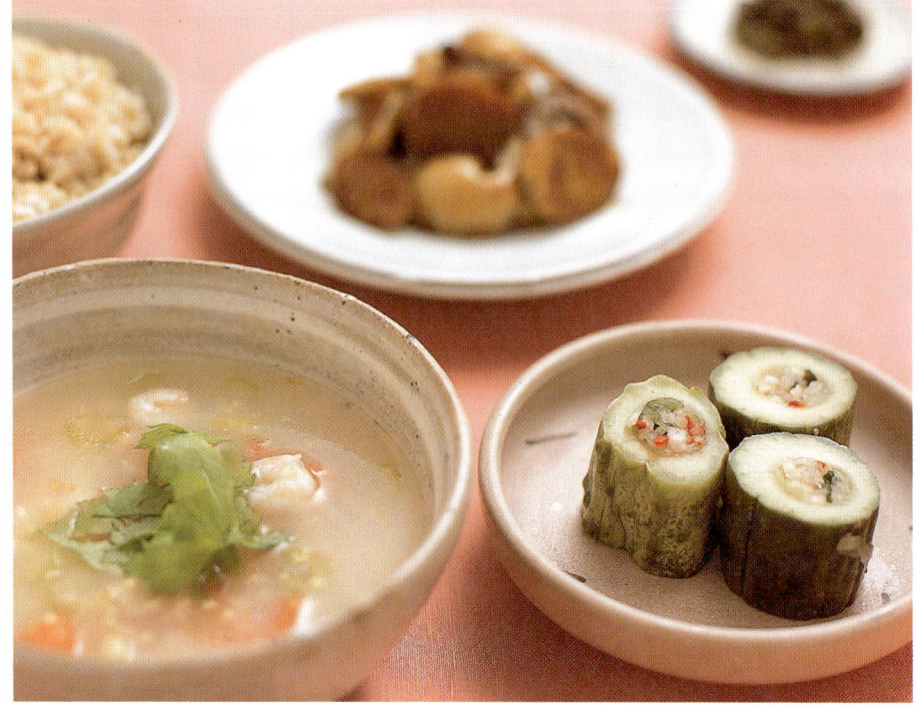

- 현미밥
- 셀러리 토마토수프
- 감자조림
- 풋콩조림
- 오이소박이

셀러리 토마토수프

셀러리 1/3대, 토마토 1개, 조 3큰술, 잔새우 1/2컵, 소금·청주 약간씩, 녹말 1/2큰술, 달걀 1/2개, 물 2와1/2컵, 장국용 다시마(5×5cm) 1장, 양념(국간장 1작은술, 청주 1큰술, 후춧가루 1/3작은술, 소금 약간)

1 토마토는 뜨거운 물에 살짝 담갔다 꺼내 껍질을 벗기고 1.5cm 크기의 주사위꼴로 썬다. 셀러리는 억센 섬유질을 벗기고 0.5cm 두께로 송송 썬다. **2** 조는 물을 부어 전자레인지에서 8~10분 간 돌려 익힌다. 잔새우는 소금, 청주로 버무리고 녹말을 묻혀놓는다. **3** 냄비에 분량의 물과 다시마를 넣고 약한 불에서 끓여 국물을 우린 뒤 다시마를 건져낸다. ①, ②의 재료를 넣고 더 끓인다. 중간중간에 거품을 걷어내고 분량의 양념으로 간을 한다. 달걀을 골고루 풀어 넣은 후 불을 끈다.

** 조는 같은 방법으로 익혀 샐러드에 넣어 먹어도 씹히는 맛이 일품이며, 채소를 잘게 다져 같이 보슬보슬 볶아 먹어도 맛있다.

감자조림

감자 2개(작은 것), 마른 고추 1개, 참기름 1큰술, 조림장(청주 3큰술, 쌀엿 1/2큰술, 조미술·간장 각각 2큰술)

1 감자는 껍질째 0.5cm 두께로 썬다. 마른 고추는 씨를 빼고 송송 썬다. **2** 팬에 참기름을 두르고 중간 불에서 ①을 볶는다. 감자 표면이 투명해지면 조림장을 넣고 좀더 조린다. 익기 전에 물기가 부족하면 물을 조금씩 넣어가며 조린다.

풋콩조림

풋콩 2컵, 청주·간장·통깨 각각 2큰술, 쌀엿 3큰술, 소금 약간

1 냄비에 풋콩이 잠길 정도로 물을 부은 다음 뚜껑을 덮고 끓인다. 콩이 살캉하게 익으면 물을 조금만 남기고 따라 버린 후 청주와 쌀엿을 넣고 약한 불에서 한소끔 끓인다. **2** 끓어오르면 간장을 넣고 은근히 조린 다음 소금으로 간을 더한다. 국물이 졸아들면 통깨를 넣어 버무린 뒤 불을 끈다.

여름 II
점심상

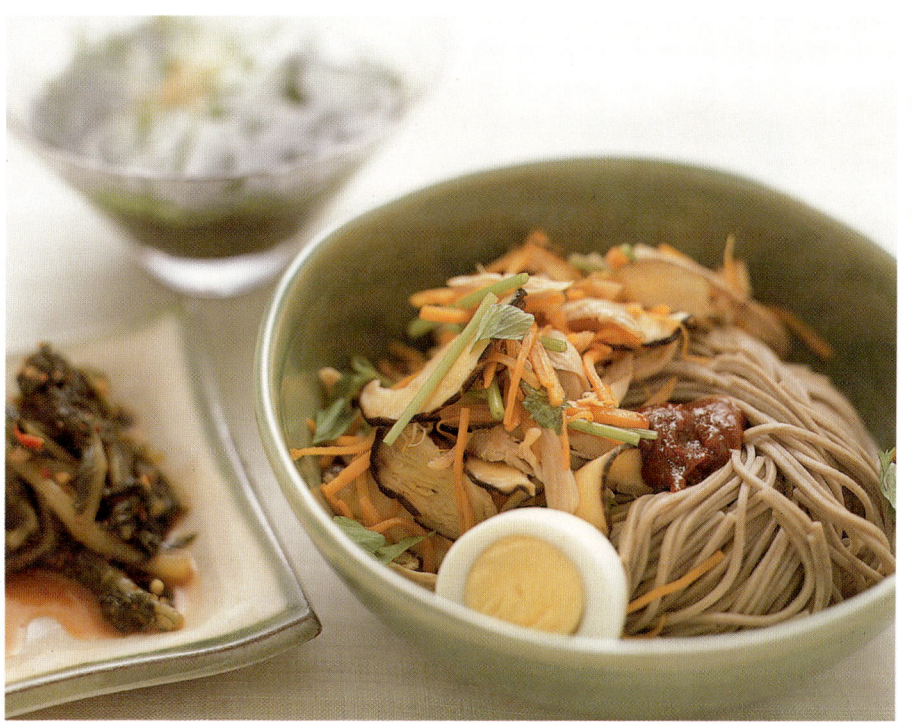

메밀 비빔국수

메밀국수 150g, 닭고기(안심 혹은 가슴살) 100g, 당근 1/4개, 표고 2개, 소금·후춧가루 약간씩, 돌미나리 5줄기, 달걀 1개, 양념장(고추장 2큰술, 다진 마늘 1작은술, 간장·황설탕 각각 1/2큰술, 감식초·들기름·통깨 각각 2작은술)

1 닭고기는 끓는 물에 삶아 가늘게 찢어 소금과 후춧가루를 살짝 뿌려 무친다. 당근과 표고는 채 썰어 팬에서 볶으면서 역시 소금·후춧가루 간한다. 돌미나리는 3~4cm 길이로 썰고, 달걀은 삶아 반으로 썬다. 분량의 재료를 섞어 양념장을 만들어둔다. **2** 메밀국수를 끓는 물에 넣어 끓어오르면 찬물 끼얹기를 두세 번 하며 삶는다. 삶은 국수는 체에 밭쳐 흐르는 물에서 씻어 물기를 뺀다. **3** 국수와 ①의 재료를 모두 섞고 양념장으로 고루 버무린다.

** 곱게 간 깨 3큰술, 거칠게 다진 땅콩 1큰술, 된장·생강즙 각각 1작은술, 황설탕 2작은술, 간장 3큰술, 조미술 1큰술, 식초 1큰술로 간장 비빔 양념장을 만들어 비벼 먹어도 맛있다.

오이 미역냉국

오이 1/2개, 마른 미역 10g, 물 2컵, 양념장(국간장 1작은술, 감식초 1/2큰술, 황설탕 2작은술, 생강즙 1/2작은술, 소금·통깨 약간씩), 실파 2뿌리, 얼음 1조각

1 오이는 가늘게 채썬다. 마른 미역은 불려 주물러 씻어 끓는 물에 살짝 데친 뒤, 찬물에 헹구어 물기를 짜고 분량의 재료로 양념장을 만들어 조몰조몰 무쳐놓는다. **2** 물을 끓여 차게 식힌다. 실파는 송송 썬다. **3** 무친 미역과 오이를 그릇에 담고 차게 식힌 물을 부은 후 소금으로 간을 하고 실파와 통깨를 뿌린다.

메밀 비빔국수

오이 미역냉국

열무김치

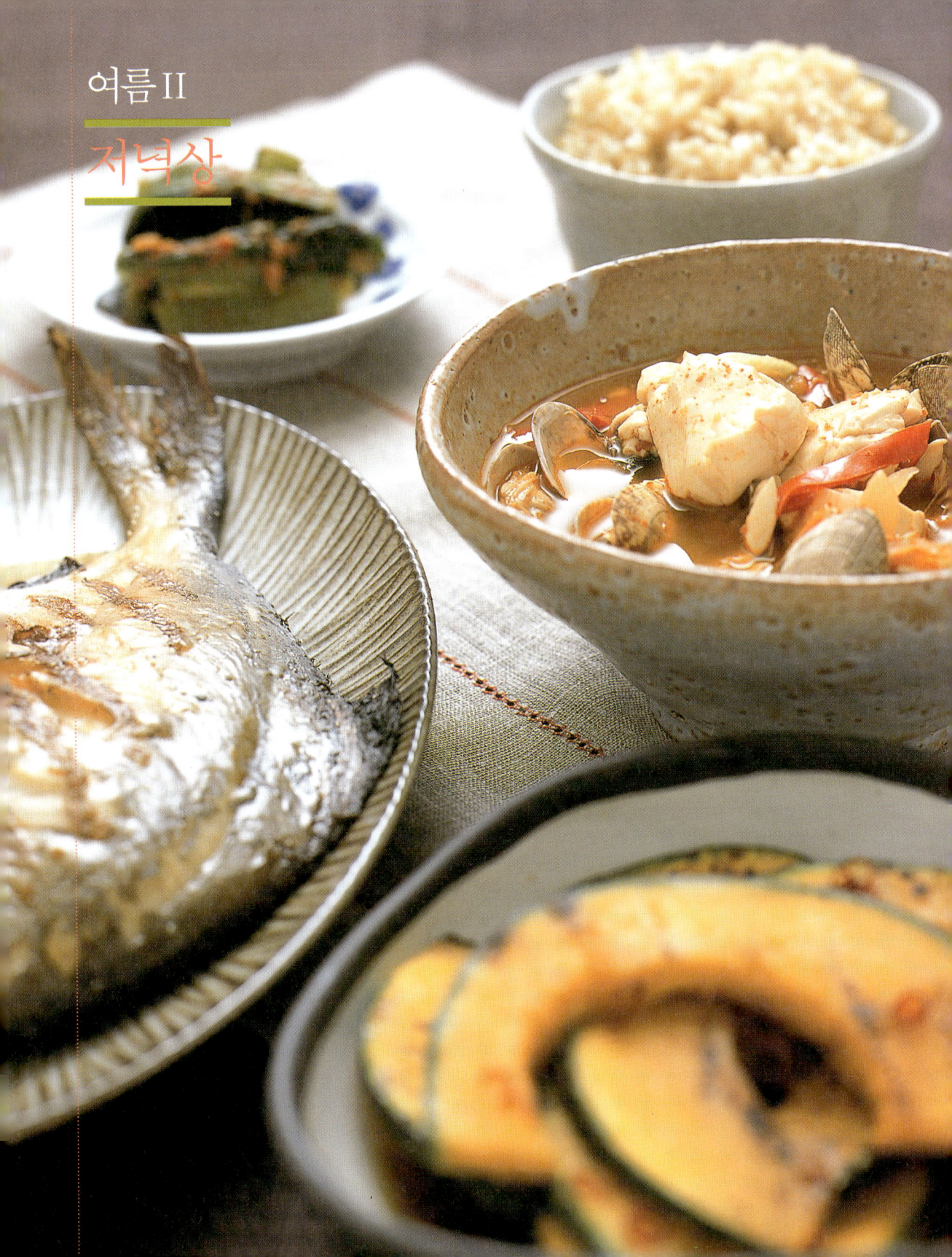

여름 II
저녁상

순두부 매운찌개

순두부 400g, 바지락 150g, 배추김치 150g, 양파 1/4개, 대파 1/4대, 고춧가루 1/2큰술, 다진 마늘 1작은술, 물 1과 1/2컵, 참기름 약간

1 바지락은 소금물에 담가 해감을 토하게 하여 바락바락 주물러 씻는다. 2 배추김치는 잘게 썰고 양파는 얇게 채썬다. 대파는 송송 썬다. 3 냄비에 참기름을 두르고 양파와 김치, 다진 마늘, 고춧가루를 넣고 달달 볶다가 숨이 죽으면 물을 붓고 바지락을 넣어 끓인다. 4 바지락이 입을 열고 김치도 푹 익으면 순두부를 숟가락으로 떠 넣는다. 한소끔 끓으면 대파를 넣고 보글보글 끓는 상태로 상에 낸다.

병어 된장구이

병어 1마리, 양념장(된장 2큰술, 황설탕 1큰술, 청주 1과 1/2큰술, 다진 생강·마늘 각각 1작은술)

1 병어는 아가미를 벌려 속의 뻘간 아가미를 가위로 잘라낸다. 손가락을 넣어 내장을 빼낸 뒤, 흐르는 물에서 씻어 물기를 닦는다. 2 병어의 양면에 X자로 칼집을 내고 만들어놓은 양념장을 골고루 발라 양념장이 잘 배도록 지퍼백에 넣거나 랩에 싸서 냉장실에 하룻밤 둔다. 3 병어에 묻은 양념장을 대강 닦은 후 석쇠나 그릴에서 타지 않도록 주의하면서 앞뒤로 노릇노릇하게 굽는다.

＊＊ 작은 것은 위의 방법으로 다듬고, 큰 것은 반으로 토막내어 양념에 재운다.

구운 단호박 단촛물절임

단호박 1/5개, 절임장(현미 식초 3큰술, 간장·물·황설탕 각각 1큰술, 소금 1/3작은 술), 마른 고추 1/3개

1 단호박은 반으로 쪼개어 씨와 안쪽의 지저분한 것을 숟가락으로 말끔히 긁어낸 뒤 반달 모양 그대로 0.7cm 두께로 썬다. 마른 고추는 씨를 빼고 송송 썰어 분량의 절임장 재료에 함께 섞어둔다. 2 중간 불로 달군 석쇠에서 단호박을 갈색이 돌도록 굽는다. 뜨거울 때 절임장에 넣어 맛이 배게 한 후 그대로 상에 내어 먹는다.

＊＊ 절임장의 분량을 조금 넉넉히 만들어 보자. 단호박과 함께 가지나 피망, 당근과 같은 채소들도 구워 절여 먹으면 맛있다.

현미밥

순두부 매운찌개

병어 된장구이

구운 단호박 단촛물절임

갓김치

Tip

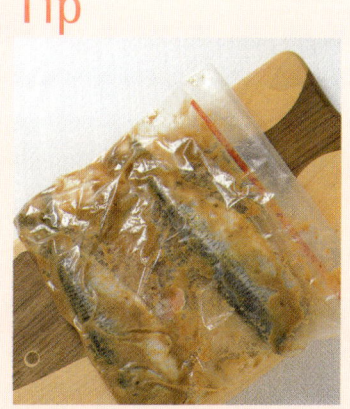

소금 대신 된장에 절이는 법

병어나 청어, 고등어, 꽁치는 흔한 자반 대신 된장에 절여 맛을 내보자. 된장의 구수하면서도 짠맛이 소금에 절인 것과는 또 다른 맛을 낸다. 또 된장에 하루 동안 절여지면서 생선 살도 쫄깃해져 맛도 좋다. 비린내도 자연히 덜하다.
된장에 절일 때는 우선 생선을 깨끗이 다듬고 물기를 잘 닦은 다음, 작은 것은 칼집만 내고 큰 것은 반으로 토막내어 준비한다. 비닐 봉지나 지퍼백에 생선과 된장을 함께 넣고 손으로 조물조물 만지면 된장이 생선에 고루 묻는다. 이것을 냉장고에 넣어 하루 정도 절이면 간이 알맞게 밴다.

여름III
아침상

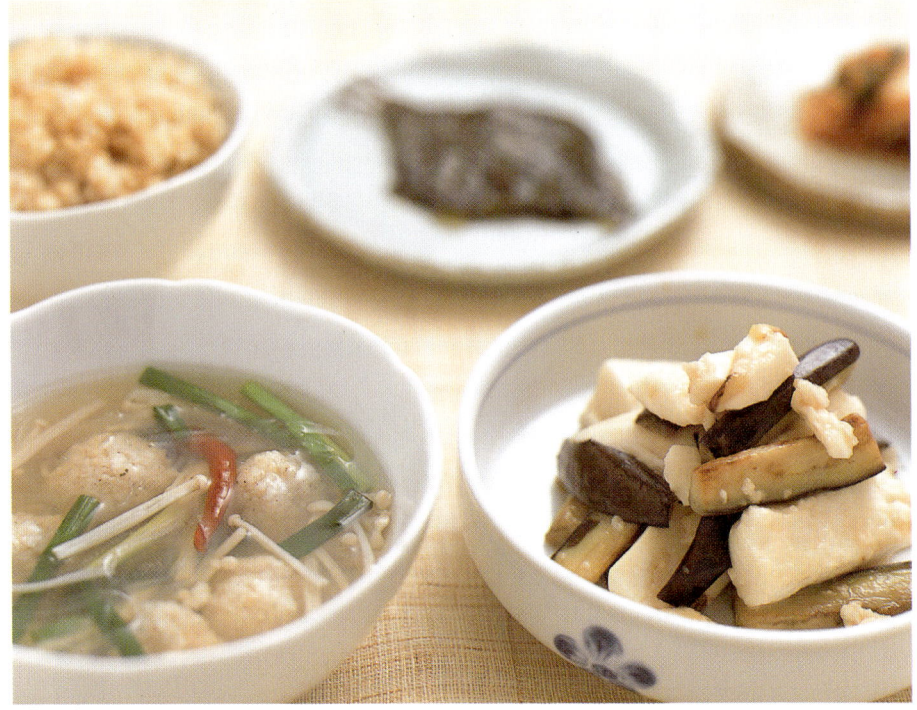

- 현미밥
- 새우 완자국
- 가지 마무침
- 깻잎장아찌

새우 완자국

완자 재료(새우(새우살) 200g, 달걀흰자 1/2개분, 녹말 1큰술, 소금·후춧가루 약간씩), 불린 당면 80g, 팽이버섯 1/2봉지, 실파 3뿌리, 다시마 가루 1작은술, 마른 고추 1/2개, 물 2컵, 다진 마늘 1작은술, 국간장 1/2큰술, 소금 약간

1 새우를 도마 위에서 곱게 다져 나머지 완자 재료와 함께 섞어 동글동글하게 완자를 빚어놓는다. **2** 불린 당면은 먹기 좋은 길이로 썰고 팽이버섯은 길이로 2등분한다. 실파도 같은 길이로 썬다. 마른 고추는 갈라서 씨를 뺀다. **3** 냄비에 물과 다시마 가루, 반으로 가른 고추를 넣고 끓이다가 새우 완자를 넣고 좀더 끓인다. 완자가 어느 정도 익으면 불린 당면과 팽이버섯을 넣는다. 다진 마늘을 넣고 국간장, 소금으로 간한 후 실파를 넣고 불에서 내린다.

** 새우살 대신 오징어를 다져 완자를 만들어도 맛있으며 김치를 송송 썰어 넣어도 맛있다.

가지 마무침

가지 1개, 마 100g, 무침 양념(감식초 1/2큰술, 간장 1큰술, 생강즙·황설탕·겨자 각각 1작은술, 들기름·소금 약간씩)

1 가지는 꼭지를 떼고 길이 5cm, 너비 1cm의 막대기꼴로 썰어 기름 두른 팬에 볶는다. 이때 너무 숨이 죽지 않도록 적당히 볶는다. **2** 마는 껍질을 벗기고 식촛물에 15분 정도 담가 미끈거리는 점액을 뺀 후 물기를 말끔히 닦는다. 이것을 2~3등분하여 비닐 봉지에 넣고 방망이로 두들겨 먹기 좋은 크기로 부순다. **3** 가지와 마를 한데 두고 분량의 재료로 만든 무침 양념을 넣어 살살 버무린 뒤 그릇에 담는다.

여름 III
점심상

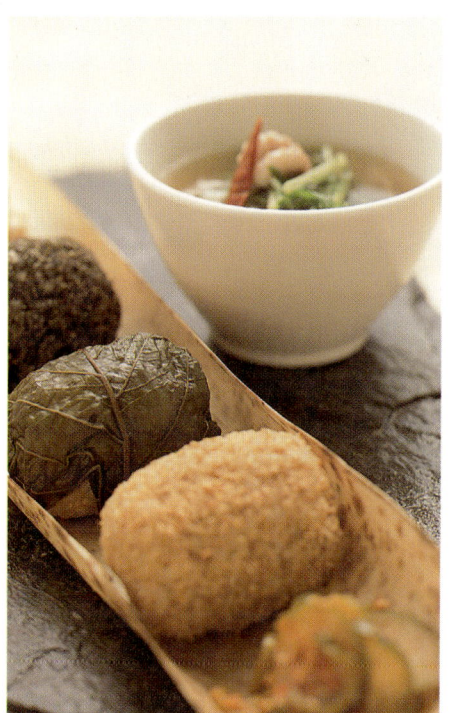

삼색 주먹밥과 오이지무침

현미 잡곡밥 2~3공기, 깨소금·흑임자 소금(96쪽 참조) 각각 적당량, 깻잎장아찌 2장, 오이지 1개, 오이지무침 양념(고춧가루 2작은술, 황설탕·다진 마늘·통깨·참기름 약간씩)

1 손에 소금물을 적시고 밥을 쥐어 동글납작하게 빚는다. 주먹밥 6개가 나오도록 분량을 어림잡아 밥을 쥔다. 깨소금과 흑임자 소금을 접시에 펴두고 주먹밥을 각각 2개씩 굴려 묻힌다. 나머지 두 개는 깻잎장아찌로 예쁘게 싼다. **2** 오이지는 얄팍하게 어슷썰어 찬물에 담가 짠 기를 적당히 뺀 후 물기를 짜고 무침 양념으로 무친다.

✱✱ 오이지 이외에도 마늘종장아찌, 무짠지 등을 다양하게 곁들여 먹을 수 있다.

낙지 무맑은국

낙지 1마리, 무 80g, 교나 6줄기, 마른 고추 1/2개, 장국용 다시마(5×5cm) 1장, 물 2컵, 다진 마늘·국간장 각각 1작은술, 소금·후춧가루 약간씩

1 낙지는 먹통을 떼고 천일염을 뿌려 거품이 나도록 바락바락 주무른 뒤, 깨끗한 물에 여러 번 헹궈 5cm 길이로 썬다. **2** 무는 얇게 나박썰기를 하고 교나는 5cm 길이로 썬다. 마른 고추는 갈라서 씨를 뺀다. **3** 냄비에 물을 붓고 장국용 다시마와 마른 고추, 무를 넣고 은근히 끓여 무가 투명하게 익으면 장국용 다시마와 마른 고추는 건져내고 다진 마늘과 국간장, 소금, 후춧가루로 간한다. 낙지와 교나를 넣어 한소끔 팔팔 끓여, 낙지가 꼬부라지면 바로 불에서 내린다. 취향에 따라 고춧가루를 넣어도 좋다.

삼색 주먹밥과
오이지무침

낙지 무맑은국

연포탕의 쉬운 응용, 낙지 무맑은국

낙지 무맑은국은 저 유명한 연포탕을 간편하게 만든 국이다. 세발 낙지를 기본 재료로 두부, 바지락 등을 넣어 맑게 끓인 연포탕은 시원한 국물 맛이 일품인 목포의 명물이다. 매운 낙지볶음을 해 먹은 다음날이면 어머니께서는 남은 낙지로 꼭 연포탕을 끓이셨다. 낙지나 오징어, 문어는 오래 끓이면 질겨지므로 살짝만 끓이는 것이 좋다. 낙지 무맑은국에 들어가는 교나는 대형 마트나 백화점 식품 매장의 특수 채소나 수경 재배 채소 코너에서 구입할 수 있다. 주로 무침이나 찌개에 넣어 먹는데, 풋풋하고 아삭한 맛이 입맛을 돋워준다.

교나

여름의 밥상 · 137

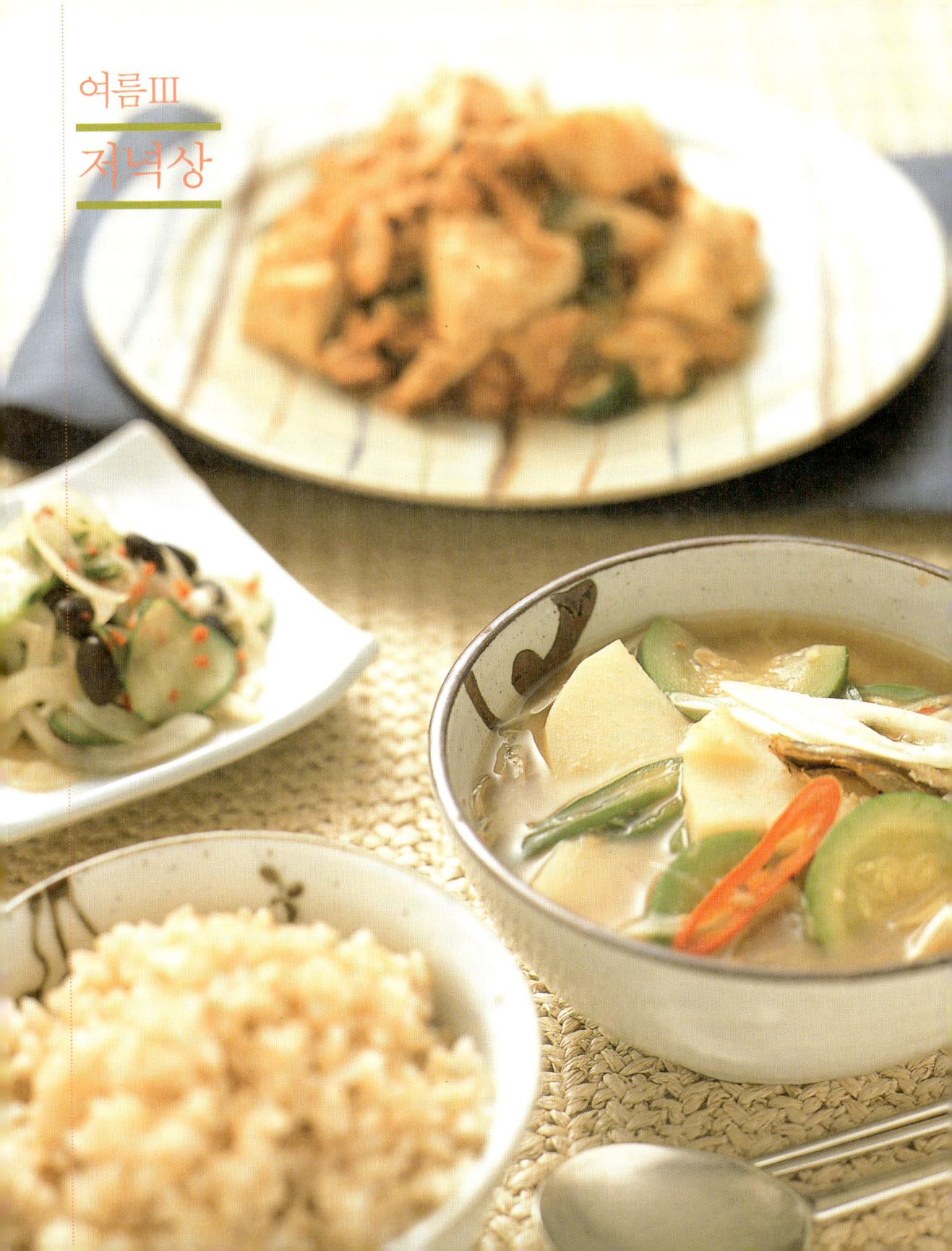

여름Ⅲ
저녁상

감자 애호박된장찌개

감자 1개, 애호박 1/3개, 풋고추·홍고추 각각 1개, 대파 1/4대, 장국용 멸치 6마리, 물 2와1/2컵, 된장 1과1/2 큰술, 다진 마늘·다진 생강 각각 1작은술

1 멸치는 물을 뿌려 부드럽게 불려 으깨기 쉽도록 한다. **2** 감자와 애호박은 반달썰기하고 풋고추와 홍고추는 어슷썰기를 한다. 여기에 된장과 다진 마늘, 다진 생강을 넣고 무쳐둔다. **3** 냄비에 물을 붓고 ①의 멸치를 손으로 잘게 으깨어 넣은 다음 푹 끓인다. 국물이 우러나면 ②를 넣고 끓인다. 재료가 익으면 대파를 넣고 한소끔 더 끓여 불에서 내린다.

✱✱ 재료를 1cm 크기의 주사위꼴로 썰어 물을 조금만 넣고 강된장식으로 되직하게 만들어 먹어도 맛있다.

돼지고기 두부 김치볶음

두부 1모, 김치 200g, 돼지고기(목살) 150g, 고기 양념 (고추장 2/3큰술, 조미술·청주 각각 1큰술, 다진 마늘·다진 생강 각각 1작은술), 풋고추 1개, 대파 1/2대, 식물성 기름 약간

1 두부는 물기를 충분히 뺀다. 돼지고기는 얄팍하게 한입 크기로 저미듯 썰어 분량의 양념으로 무쳐둔다. 김치는 3cm 길이로 썰고 풋고추와 대파는 어슷썬다. **2** 팬을 달구어 기름을 두르고 두부를 통째로 지져 꺼내놓는다. 같은 팬에 돼지고기를 넣고 볶다가 돼지고기가 익기 시작하면 김치를 넣는다. 돼지고기는 완전히 익고 김치는 숨이 죽을 때까지 볶는다. 너무 퍽퍽하면 물을 조금 부어 촉촉하게 한다. **3** 지진 두부를 손으로 대강 뜯어 풋고추, 대파와 함께 ②에 넣고 같이 어우러지도록 섞으면서 볶는다.

검은콩 채소무침

부드럽게 삶은 검은콩 1/2컵, 양파·오이 각각 1/2개, 무침 양념(간장 1큰술, 황설탕·감식초 각각 1/2큰술, 다진 홍고추 1작은술, 소금·참기름 약간씩)

1 양파는 세로로 얇게 썰어 찬물에 15분 간 담가 매운맛을 뺀다. 중간에 물을 한 번 갈아주고 손으로 조몰조몰 씻으면 더 잘 빠진다. **2** 오이는 동글납작하게 썰어 소금을 조금 뿌린 뒤, 물기를 꼭 짠다. 분량의 재료를 섞어 양념장을 만든다. **3** 검은콩과 양파, 오이를 섞어 양념으로 무친다.

✱✱ 검은콩은 물에 불려 소금을 조금 넣고 삶아 냉동 보관하면 그때그때마다 유용하게 쓸 수 있다. 샐러드에 넣어도 좋고 단시간에 콩조림도 만들 수 있다. 압력솥을 이용하면 삶는 시간을 줄일 수 있다.

현미밥

감자 애호박 된장찌개

돼지고기 두부 김치볶음

검은콩 채소무침

Tip

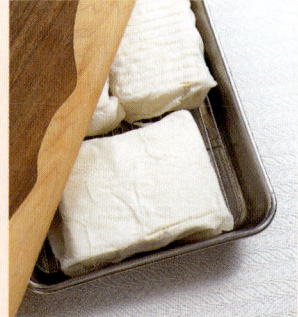

두부 물기 빼는 법

두부는 페이퍼 타월로 여러 겹 싸서 채반에 놓고, 그 위에 도마처럼 평평하고 무거운 것을 15분 정도 올려 두면 웬만큼 물기가 빠진다. 또는 페이퍼 타월에 싼 두부를 접시에 올려 랩을 씌우지 않은 상태에서 전자레인지에 2분 정도 돌려도 된다.

두부 김치볶음은 두부를 썰어서 볶은 김치 옆에 가지런히 담는 게 일반적이지만, 나는 한번 지진 두부를 한입 크기로 대강 떼어 넣고 김치와 같이 볶는다. 이렇게 같이 넣고 볶으면 양념이 두부에 잘 배어 밥 반찬으로 더욱 좋다.

autumn

살이 차오른 생선, 햅쌀과 견과,
맛이 듬뿍 든 뿌리채소… 가을이
차려 주는 밥상은 한 해 중 가장 풍요롭다.

가을의 밥상 I
● **아침** 북어보푸라기를 올린 현미밥*우엉수프*곶감 호박씨무침*배추김치
● **점심** 메밀수제비*콩볶음*배추김치
● **저녁** 영양밥*순두부 무된장국*양념장을 곁들인 고등어구이*총각무김치

가을의 밥상 II
● **아침** 현미인절미구이*가을채소 깻국*나박김치
● **점심** 오곡죽*무말랭이 고춧잎무침*나박김치
● **저녁** 꽁치구이밥*버섯 달걀국*브로콜리무침*배추김치

가을의 밥상 III
● **아침** 고구마죽*잔멸치 미역볶음*배추김치
● **점심** 구운 주먹밥과 자투리 채소된장*채소 콩국*배추김치
● **저녁** 현미밥*아욱 된장국*무를 곁들인 청어 소금구이*밤 다시마조림*배추김치

가을의 밥상 I * 맛이 잘 든 우엉이 있다면 진하게 우려 수프를 만들자. 냉동실에 한 번 먹을 만큼씩 나누어 보관해 두었다가 아침에 뜨끈하게 데워 먹으면 쌀쌀한 아침이 훈훈해진다. 환절기에는 고등어가 좋다. 위장과 비장을 보호하는 고등어는 허약 체질인 아이에게 특히 좋다. 항상 먹는 자반에서 탈피해, 철 만난 생물을 골라 바삭하게 구워 먹자. 여기에 대파 채를 듬뿍 얹어 먹으면 별미다.

가을의 밥상 II * 가을 나기에 토란만큼 좋은 것이 없다. 연근과 두부를 넣고 깨를 듬뿍 푼 토란 깻국은 가을 냄새 물씬 풍기는 음식이며, 맛이 부드럽고 고급스러워 웃어른 저녁 상차림에도 제격이다. 저녁에는 기름이 한껏 오른 싱싱한 꽁치로 꽁치구이밥을 만들어 보자. 바싹 구워 양념장과 함께 밥에 섞으면 전혀 비리지 않고 고소한 맛이 그만이다. 여기에 싱싱한 브로콜리 나물을 곁들이면 식탁이 풍요롭다.

가을의 밥상 III * 반찬보다는 간식으로 더 익숙한 고구마지만, 된장국에 넣거나 죽에 넣어도 의외로 맛있다. 고구마는 변비에도 그만이고 필요 없는 염분을 배출시켜 고혈압 예방에도 좋다. 청어, 고등어, 임연수어 같은 물고기는 소금구이가 맛있는데, 고기를 굽다 보면 타는 부위가 생기게 마련이다. 이때 무를 갈아 물기를 꼭 짜서 곁들이면 맛도 담백하거니와 고기가 타서 생긴 발암 물질을 무가 중화해 주어 일석이조다.

가을 I
아침상

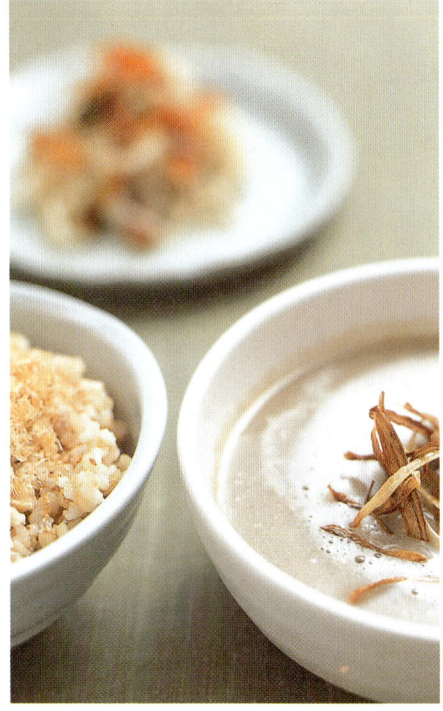

- 북어보푸라기를 올린 현미밥
- 우엉수프
- 곶감 호박씨무침
- 배추김치

북어보푸라기를 올린 현미밥

북어채에 분무기로 물기를 골고루 뿌려서 부드럽게 만든 후, 믹서에 넣고 돌리면 끝. 하지만 이때 한번에 너무 많은 양을 넣고 믹서를 돌리면 잘 돌아가지 않으므로 조금씩 몇 번에 나누어 돌린다. 간장, 깨소금, 참기름을 넣고 젓가락으로 무친 후 밥에 올려 먹는다. 매콤한 맛이 좋다면 여기에 고운 고춧가루를 조금 넣어도 좋다.

** 북어보푸라기는 양념에 무쳐서 도시락 밥 위에 뿌리거나 주먹밥 속에 넣으면 감칠맛을 더해 준다. 시금치나 부추 등 나물을 무칠 때도 조금 넣으면 특별한 맛이 난다. 원래 정식으로 만들자면 북어를 방망이로 두들겨 편 다음 물기를 스미게 하여 포크 같은 것으로 살을 긁어모아야 하는, 손이 가는 밑반찬이지만 위와 같은 방법으로 간단하게도 만들 수 있다.

우엉수프

우엉 1/2뿌리, 양파 1/4개, 양송이버섯 4개, 다시마 가루 1작은술, 멸치 가루 1/2작은술, 된장 1작은술, 물 2와 1/2컵, 참기름·소금·후춧가루 약간씩, 두유 2큰술

1 우엉은 껍질을 솔로 문질러 씻어내고 얇게 어슷 썰어 찬물에 헹군 뒤 물기를 뺀다. 우엉 조금은 따로 채썬다. 양파와 양송이는 잘게 썬다. **2** 냄비에 참기름을 두르고 양파와 양송이버섯을 넣고 볶아 기름이 돌면 우엉도 같이 넣어 볶는다. 양파에 갈색이 돌 때까지 약한 불에서 은근히 볶는다. **3** 물에 다시마 가루, 멸치 가루, 된장을 잘 풀어 ②에 넣고 끓을 때까지는 센 불, 끓으면 약한 불로 바꾸어 우엉이 부드러워질 때까지 끓인다. **4** ③을 믹서에 넣고 곱게 갈아 다시 냄비에 붓고 데우면서 소금, 후춧가루로 간한다. **5** 달군 팬에 기름을 살짝 두르고 채썬 우엉을 갈색이 돌 때까지 볶는다. **6** 완성된 수프를 그릇에 담고, 거품기로 가볍게 거품을 낸 두유를 섞는다. 우엉채를 올린다.

** 우엉을 고를 때는 잔털이 적은 것, 너무 두껍지 않은 것(너무 두꺼운 것은 속이 갈라져 있을 수도 있기 때문)을 고른다. 또 우엉은 껍질 바로 아래 맛과 향, 약효 성분이 많이 함유되어 있으므로 칼로 껍질을 벗기지 말고 솔로 문질러 묻어 있는 흙을 씻어내는 정도로만 손질하는 게 좋다.

곶감 호박씨무침

곶감 3개, 무 80g(2~3cm 두께의 통으로 썬 분량), 조미술 1큰술, 소금 약간, 호박씨(말려서 볶은 것) 2큰술, 무침 양념(감식초 1/2큰술, 물 1큰술, 간장·황설탕 각각 1작은술, 소금 약간)

1 곶감은 굵게 채썰어 조미술에 무쳐놓는다. 무는 채썰어 소금을 약간 뿌려 5분 정도 두었다가 숨이 죽으면 물기를 짠다. **2** 분량의 재료로 무침 양념을 만들어 곶감, 무, 호박씨를 넣고 무친다.

** 곶감의 진한 단맛과 무의 향이 어우러지게 하여 새콤하게 무쳤다. 중간중간 호박씨가 톡톡 씹히는 재미도 쏠쏠하다.

가을 I
점심상

메밀수제비

콩볶음

배추김치

메밀수제비

당근 1/3개, 대파 1/2대, 표고 2개, 곤약 50g, 소금 약간, 물 4컵, 장국용 다시마(5×5cm) 1장, 양념(국간장 1큰술, 다진 마늘·다진 생강 각각 1작은술, 소금 약간), 수제비 반죽(메밀가루 2/3컵, 밀가루 1/3컵, 소금 약간, 물 1/2~2/3컵)

1 당근은 채썰고 대파는 송송 썬다. 표고는 기둥을 떼어 갓은 채썰고 기둥은 손으로 찢는다. 곤약은 소금을 약간 넣고 비빈 후 물에 씻어 나쁜 냄새를 빼낸 다음 채썬다. **2** 그릇에 메밀가루와 밀가루, 소금을 넣고 물을 조금씩 부어가며 섞고 치대어 귓불 정도 크기로 수제비 반죽을 만든다. **3** 냄비에 물과 장국용 다시마, 당근, 곤약, 표고를 넣고 은근히 끓인다. 국물이 끓어오르면 다시마를 건져서 채썰어 다시 넣고 수제비 반죽을 조금씩 늘려가며 넣는다. **4** 분량의 양념을 ③에 조금씩 넣어가며 간을 맞추고, 마지막에 대파를 넣은 후 불에서 내린다.

** 메밀가루가 100퍼센트인 제품을 쓴다면 위의 분량대로 밀가루를 섞어 반죽을 만들고, 성분 표시에 밀가루가 들어있다면 밀가루를 따로 섞지 않아도 된다.

콩볶음

대두 1컵, 다시마(국물을 빼고 남은 장국용 다시마) 2~3장, 마른 고추 1개, 양념장(간장 3과1/2큰술, 조미술 3큰술, 황설탕 1작은술)

1 대두는 4~5시간 정도, 너무 무르지 않도록 물에 담가 불린다. 다시마는 1cm 너비의 정사각형으로 썰고, 마른 고추는 반으로 갈라 씨를 털어내고 송송 썬다. **2** 대두를 체에 건져 물기를 뺀다. 아무것도 두르지 않은 팬에 놓은 뒤 물기가 날아갈 때까지 살살 볶는다. 여기에 다시마와 마른 고추를 넣고 대두가 연한 갈색이 돌 때까지 좀더 볶는다. **3** 분량의 재료로 만든 양념장을 부어 한 번 끓어오르면 불을 끄고 30분 이상 그대로 둔다.

가을의 밥상 · 143

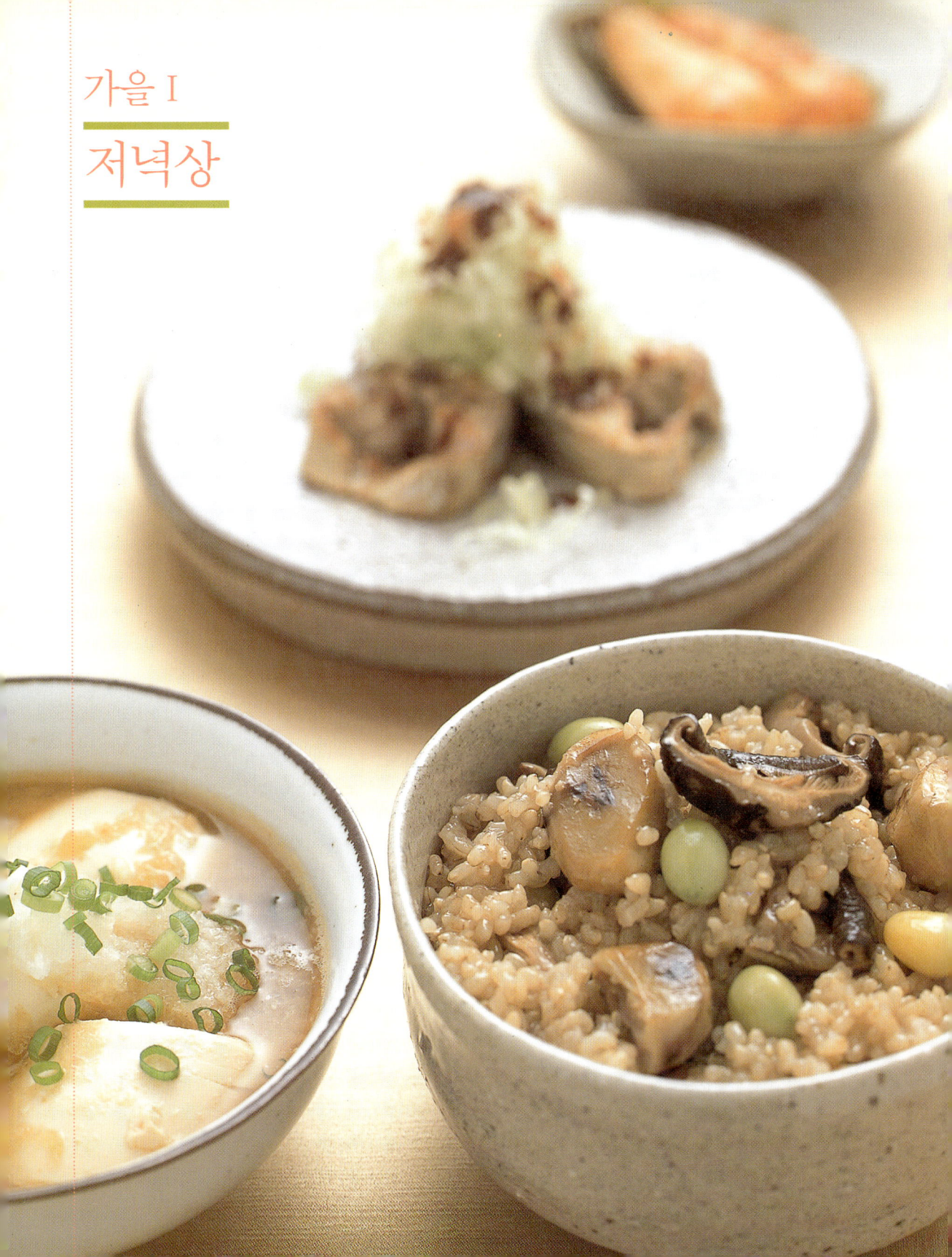

가을 I
저녁상

영양밥

현미찹쌀 2컵, 마른 표고 6개, 은행 8알, 밤 10알, 물 1과 3/4컵, 장국용 다시마(5×5cm) 1장, 간장 1큰술

1 현미찹쌀은 씻어 물에 담가 불린다. 마른 표고도 씻어 물에 불려놓는다. **2** 표고 불린 물은 밥 짓는 물로 쓰고 불린 표고는 2~3등분한다. 은행은 딱딱한 외피를 깨고 은행 알갱이를 꺼낸 뒤 프라이팬에 살짝 볶아 페이퍼 타월로 문질러 껍질을 벗긴다. **3** 밤은 구울 때 튀지 않도록 겉껍질을 조금 벗기고 석쇠나 오븐, 그릴에 올려 도중에 뒤집어주면서 겉껍질이 새까맣게 탈 때까지 중간 불에서 굽는다. 다 구워지면 겉껍질과 속껍질을 모두 벗기고 큰 것은 2등분한다. **4** 물기를 뺀 현미찹쌀에 물과 간장, 장국용 다시마, 그밖의 재료들을 넣고 밥을 짓는다. 다 지어지면 그대로 10분 정도 뜸들여 다시마는 건져내고 주걱으로 밥을 살살 섞는다.

** 밤 대신 고구마를 1cm 크기의 주사위꼴로 썰어 넣어도 맛있다.

순두부 무된장국

순두부 300g, 무 200g, 실파 5뿌리, 된장 국물(물 1과 1/2컵, 견과 된장(98쪽 참조) · 청주 각각 2큰술, 다시마 가루 · 다진 생강 각각 1/2작은술)

1 무는 껍질을 벗기고 강판에 갈아서 손으로 가볍게 물기를 짜둔다. 실파는 송송 썬다. 순두부는 채반에 밭쳐서 물기를 빼둔다. **2** 냄비에 된장 국물 재료를 전부 넣고 잘 푼 뒤 끓인다. 여기에 순두부를 한 숟가락씩 떠서 넣는다. 약한 불에서 충분히 끓여 순두부에 맛이 잘 배게 한다. **3** ②에 갈아놓은 무를 반만 넣어 한소끔 더 끓인 후 그릇에 담는다. 나머지 무 간 것을 위에 소복하게 올리고 실파를 얹는다.

** 된장국을 깔끔하게 끓이려면 된장을 체에 넣어 거르면서 풀어주는 게 좋다. 순두부는 매운 찌개로 끓이거나 소금을 조금 넣고 끓여 양념장을 곁들여 먹는 방식이 일반적이지만, 이렇게 된장국에 넣어도 맛이 좋다. 된장의 구수한 맛이 순두부에 배어 감칠맛이 나며, 여기에 무를 갈아 넣으면 전체적인 맛이 깔끔하다.

양념장을 곁들인 고등어구이

고등어 1마리, 소금 · 후춧가루 약간씩, 밀가루 적당량, 대파 1/2대, 참기름 1큰술, 양념장(간장 3큰술, 청주 · 조미술 각각 2큰술, 고춧가루 2작은술, 고추장 1작은술, 쌀엿 1큰술, 다진 마늘 · 다진 생강 각각 1작은술), 레몬 식초(혹은 레몬즙) 1큰술

1 고등어는 머리와 내장을 제거하고 깨끗이 씻어 2cm 크기로 토막낸 다음 물기를 깨끗이 닦아 소금과 후춧가루를 뿌려 잠시 둔다. 대파는 송송 썰어 찬물에 담가둔다. **2** 고등어에서 배어 나온 물기를 닦은 후 밀가루를 골고루 묻힌다. 여분의 밀가루를 떨어낸 후 참기름을 두른 팬에서 골고루 노릇노릇하게 굽는다. **3** 고등어가 익으면 꺼내고, 프라이팬을 페이퍼 타월로 한번 훔친 다음, 분량의 양념장을 잘 풀어 넣고 양이 줄어 약간 걸쭉해질 때까지 졸인 후 불을 끄고 레몬 식초를 넣어 섞는다. **4** 접시에 구운 고등어를 담고 물기를 뺀 대파를 소복이 올린 다음 ③의 양념장을 뿌린다.

영양밥

순두부 무된장국

양념장을 곁들인 고등어구이

총각무김치

가을 II
아침상

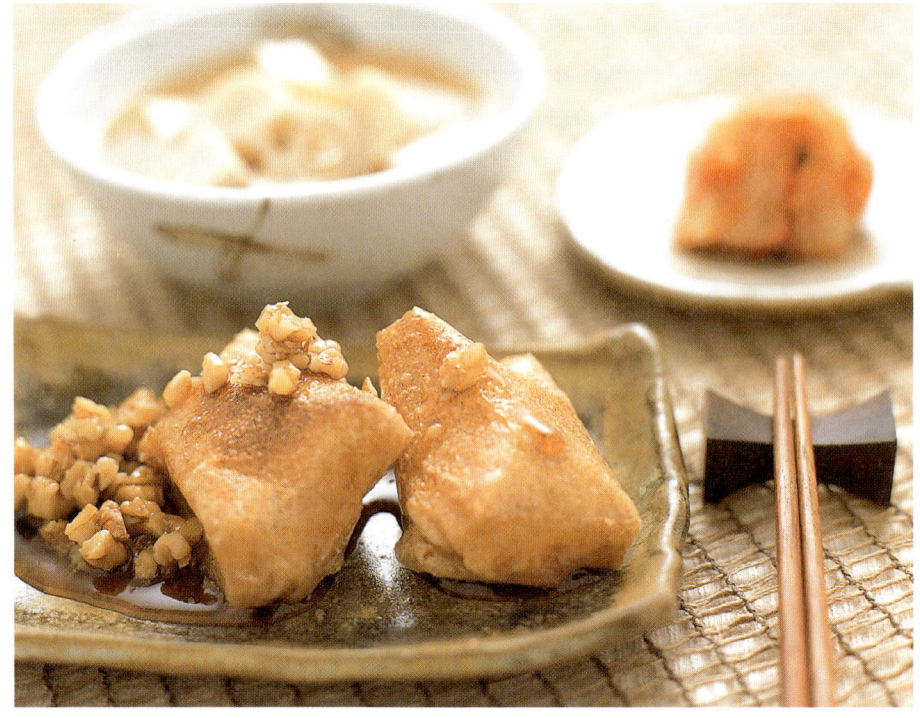

- 현미인절미구이
- 가을채소 깻국
- 나박김치

현미인절미구이

현미인절미 6개, 호두 4~5알, 조청 3큰술, 간장 1큰술

팬이나 석쇠에 현미인절미를 노릇노릇하게 구운 다음, 호두를 굵게 다져 조청과 간장을 넣고 고루 섞어 곁들여 먹는다.

가을채소 깻국

토란 2개, 당근 1/4개, 연근 1/4개(약 70g), 두부 1/4모, 물 2컵, 장국용 멸치 5마리, 양념 된장(견과 된장(98쪽 참조) 3큰술, 들깨 가루 3큰술, 다진 마늘·다진 생강 각각 1/2작은술, 소금 약간)

1 토란은 껍질을 벗겨 1cm 두께로 썰어 소금물에 데쳐둔다. 당근은 납작썰기하고 연근은 반으로 갈라 얇게 썬다. 두부는 1cm 크기의 주사위꼴로 썬다. 분량의 재료로 양념 된장을 만든다. **2** 달군 냄비에 장국용 멸치를 넣고 달달 볶다가 물을 부은 뒤 양념 된장을 잘 푼다. 여기에 토란, 당근, 연근을 넣고 끓여 채소가 익으면 두부를 넣고 한소끔 더 끓인다. 소금간을 하고 불에서 내린다.

** 견과 된장이 준비되지 않았으면 호두나 잣, 땅콩을 곱게 다져 넣어도 좋다.

추석 무렵에 먹는 토란

'흙(土) 속의 알(卵)'이라는 뜻의 토란은 강알칼리성 식품으로 위장의 운동을 원활하게 해준다. 그래서 우리 조상들은 기름진 것을 갑자기 많이 먹는 추석날 토란국을 먹어 배탈이 나지 않게 했던 것 같다. 또 토란에는 칼륨이 풍부해 고혈압에도 좋다. 토란의 알싸한 맛을 없애려면 쌀뜨물에 담그면 된다. 토란은 뿌리채소면서도 보존성이 좋지 않다. 그러므로 필요한 만큼 사서 신문지에 싼 뒤, 실온에서(5℃ 이하의 낮은 온도는 금물) 보관한다.

가을 II
점심상

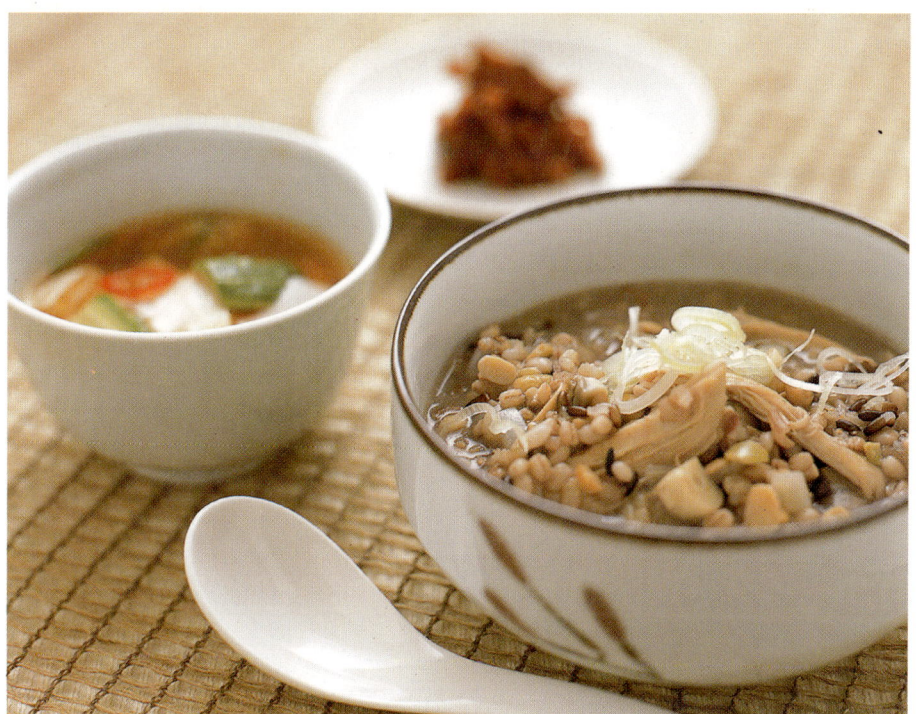

오곡죽

오곡 잡곡(한데 포장된 것) 1과1/2컵, 닭다리 2개, 양파 1/2개, 양송이버섯 4개, 대파 1/4대, 소금·후춧가루·참기름 약간씩, 다진 마늘·다진 생강 각각 1작은술

1 오곡 잡곡은 1시간 정도 물에서 불린다(압력솥을 이용할 경우엔 불리지 않아도 된다). 2 닭다리는 껍질을 벗기고 관절 부위에 칼날을 넣어 두 개로 나눈 뒤, 밖에 나온 뼈 끝을 칼로 조금 잘라 국물이 잘 우러나도록 손질한다. 3 닭고기에 끓는 물을 끼얹어 찬물에 헹구어 잡내를 없앤다. 4 물 4컵에 닭고기를 넣고 푹 곤 후 닭고기를 건져 살을 발라 놓는다. 5 양송이버섯을 0.5cm 크기의 주사위꼴로, 양파도 비슷한 크기로 네모지게 썬다. 대파는 송송 썬다. 6 오곡 잡곡은 물기를 뺀 후 냄비에 참기름을 두르고 볶다가 닭육수를 부은 다음 닭살, 양송이버섯, 양파, 다진 마늘, 다진 생강을 넣고 약한 불에서 푹 끓인다. 도중에 물이 부족하면 더한다. 7 소금, 후춧가루로 간하고 대파를 넣은 다음 불에서 내린다.

무말랭이 고춧잎무침

무말랭이 150g, 말린 고춧잎 30g, 간장물(물 2/3컵, 간장 5큰술), 무침 양념(고추장 1큰술, 고춧가루 4큰술, 황설탕 2큰술, 다진 마늘 2작은술, 참기름 1/2큰술, 통깨 1큰술)

1 무말랭이와 말린 고춧잎은 미지근한 물에 씻어 물기를 짠 후 간장물을 부어 간이 배게 둔다. 2 무말랭이에 색이 들면 간장물을 다른 그릇에 쏟아 분량의 무침 양념 재료를 넣고 섞는다. 3 무말랭이와 고춧잎, 간장물을 섞은 양념을 골고루 무쳐낸다.

오곡죽

무말랭이 고춧잎무침

나박김치

가을 II
저녁상

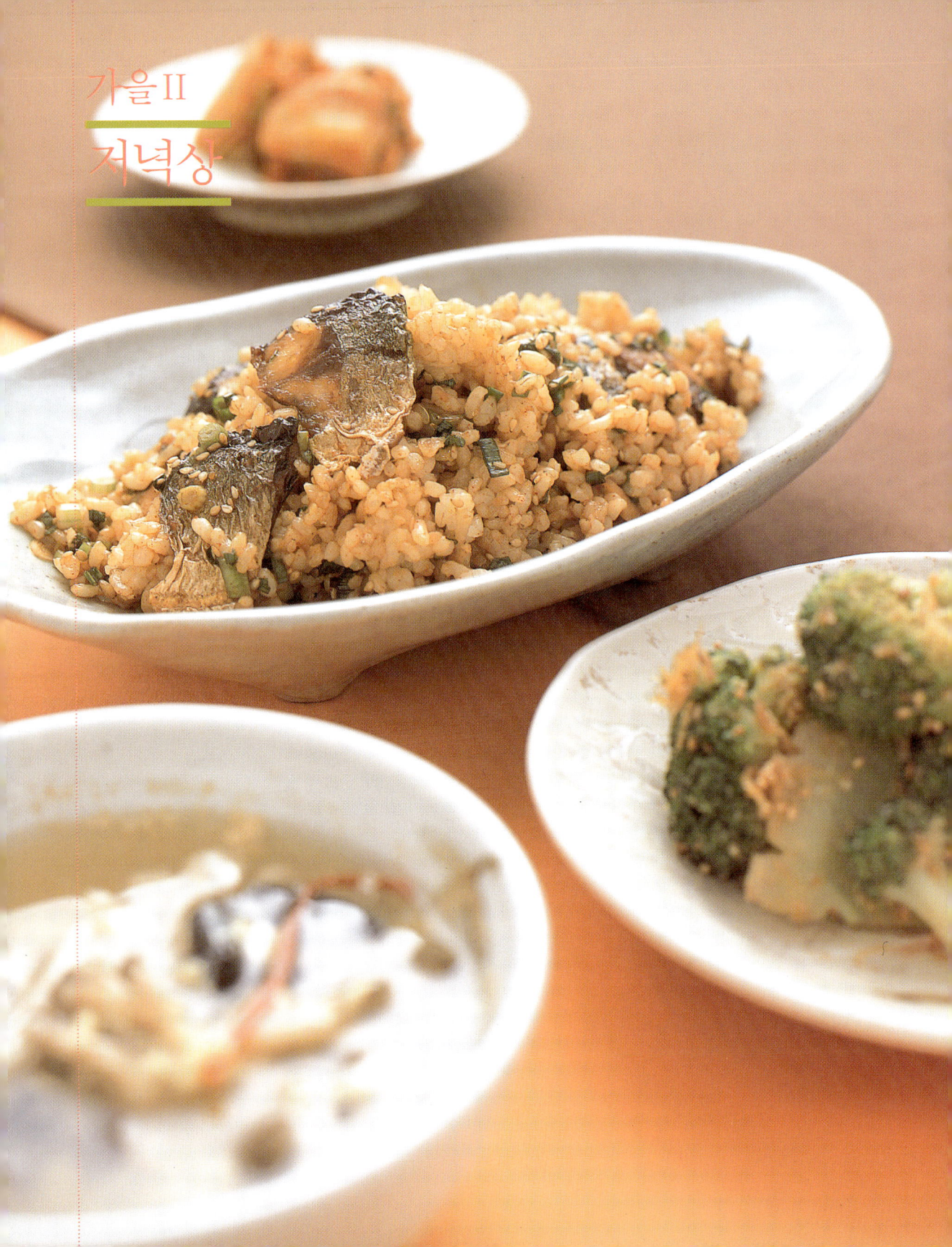

꽁치구이밥

현미밥 2공기, 꽁치 2마리, 천일염 조금, 식물성 기름 약간, 양념장(간장·조미술 각각 2큰술, 고추장 1/2큰술, 청주 1큰술, 다진 마늘·다진 생강 각각 1/2작은술, 실파 5~6뿌리, 통깨 1/2큰술)

1 꽁치는 3장 포뜨기를 한다. 꽁치 포를 8등분하여 소금을 조금 뿌려둔다. 꽁치에서 물기가 배어 나오면 잘 닦는다. 2 분량의 양념장 재료를 넉넉한 볼에 넣고 섞어둔다. 3 팬에 기름을 두르고 꽁치를 올려 양면이 노릇노릇하고 바삭해질 때까지 중간 불에서 천천히 굽는다. 꽁치가 모두 익으면 ②에 넣어 고루 섞는다. 4 따뜻한 현미밥도 ②에 넣고 주걱으로 살살 섞어서 따뜻할 때 먹는다.

＊＊ 꽁치를 포뜨는 것이 번거롭다면 머리와 내장을 제거하고 소금을 뿌린 뒤 팬에서 바짝 구워 살만 발라내도 된다. ＊＊ 꽁치구이밥을 위한 현미밥을 지을 때는 현미찹쌀을 현미 분량의 반 정도 섞어 밥을 지으면 더욱 맛이 좋다.

버섯 달걀국

말린 석이버섯 2큰술, 애송이버섯 50g, 팽이버섯 1봉지, 달걀 2개, 조미술 2큰술, 물 2컵, 장국용 다시마(5×5cm) 1장, 홍고추 1개, 다진 마늘·다진 생강 각각 1/2작은술, 국간장 1큰술, 소금 약간

1 냄비에 물과 장국용 다시마를 넣고 은근히 끓여 국물을 우려낸다. 2 국물을 우리는 사이에 재료를 손질한다. 석이버섯은 물에 불려 잡티와 딱딱한 것을 제거하고, 애송이버섯은 뿌리 부분을 자르고 가닥가닥 뜯는다. 팽이버섯도 뿌리를 자르고 먹기 좋게 뜯는다. 홍고추는 길게 반으로 갈라 씨를 빼고 되도록 가늘게 채썬다. 3 달걀을 풀어 조미술과 소금을 넣고 섞는다. 4 국물이 우러났으면 다시마를 건져내고 버섯들과 홍고추, 다진 마늘, 다진 생강을 넣고 끓인다. 한소끔 끓어오르면 국간장과 소금으로 간하고, ③을 골고루 붓는다. 불을 끄고 잠시 그대로 두었다가 그릇에 담는다.

＊＊ 취향에 따라 갖가지 버섯을 골라 넣어도 된다.

브로콜리무침

브로콜리 200g, 북어보푸라기 1큰술, 무침 양념(간장·곱게 간 참깨 각각 1/2큰술, 다진 마늘 1작은술, 참기름·소금·후춧가루 약간씩)

1 브로콜리는 씻어 굵은 줄기 부분과 봉오리를 나눈다. 봉오리는 한입 크기로 썰고, 줄기 부분은 0.2~0.3cm 두께로 납작하게 썬다. 2 끓는 물에 소금을 조금 넣고 브로콜리를 살짝 데쳐 찬물에 헹구어 건져서 물기를 꼭 짠다. 3 브로콜리와 북어보푸라기를 잘 섞은 다음 무침 양념으로 고루 무친다.

꽁치구이밥

버섯 달걀국

브로콜리무침

배추김치

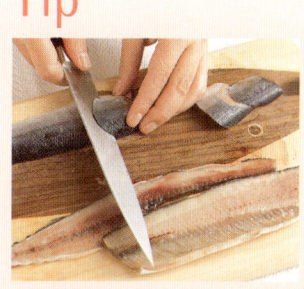

Tip

생선 포뜨는 요령

우선 꽁치의 머리를 떼어낸 후 배에 칼집을 내어 내장을 제거한다. 꽁치를 도마 위에 길게 두고 머리 쪽으로 칼날을 눕혀 넣은 다음 뼈 위로 살을 저민다. 꽁치를 뒤집어 똑같은 방법으로 포를 뜬다. 살코기 2장 그리고 뼈와 살코기가 붙어있는 것 1장, 이렇게 3장이 나오는데, 이것을 '3장 포뜨기'라고 한다. 사진은 포 뜬 꽁치를 다시 8등분하는 모습이다.

가을의 밥상 · 149

가을III
아침상

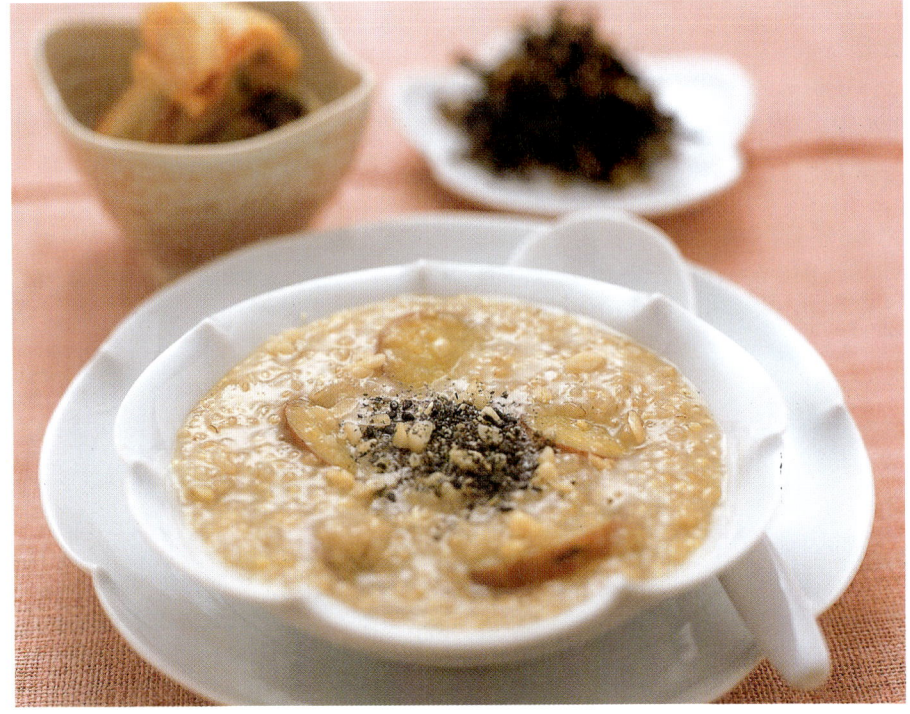

고구마죽

잔멸치 미역볶음

배추김치

고구마죽

현미찹쌀 1컵, 기장 4큰술, 물 4컵, 고구마 200g(작은 것 1개), 간장 1/2큰술, 소금 적당량, 잣가루·흑임자 가루 약간씩

1 현미찹쌀과 기장은 같이 씻어 전날밤에 불려놓는다. 고구마는 솔로 문질러 씻어 껍질째 1cm 두께로 썰고, 큰 것은 다시 반으로 썬다. 물에 씻어 표면의 전분 성분을 제거한다. 잣은 거칠게 다진다. **2** 쌀과 기장의 물기를 뺀 다음 냄비에 넣고 물을 붓는다. 뚜껑을 덮어 센 불에서 끓이다가 끓어오르면 약한 불로 바꾸어 15분 정도 더 끓인 후 고구마를 넣는다. **3** 고구마가 익고 쌀 알갱이가 퍼졌으면 간장을 넣고 소금으로 간하여 불에서 내린다. 그릇에 담은 다음 잣가루와 흑임자 가루를 뿌린다.

＊＊ 죽도 넉넉히 끓여 식힌 다음 지퍼백에 1인분씩 담아 냉동 보관해두면 좋다. 쌀쌀한 늦가을 아침에 꺼내 데워 먹으면 속이 든든하고 몸까지 훈훈해진다. 죽을 압력솥에서 끓이면 눌어붙지도 않고 단시간 내에 끓일 수 있어 좋다.

잔멸치 미역볶음

잔멸치 70g, 마른 미역 50g, 참기름 조금, 볶음장(물 2큰술, 조미술 3큰술, 황설탕 1큰술, 간장 1과1/2작은술), 통깨 적당량

1 마른 미역은 잎만 말린 실미역으로 골라 2cm 길이로 자른다. **2** 팬에 참기름을 두르고 잔멸치와 마른 미역을 달달 볶아 까실까실해지면 볶음장을 넣고 센 불에서 재빨리 볶아낸 후 통깨를 뿌린다.

＊＊ 잔멸치 미역볶음은 반찬으로 먹어도 좋지만, 고구마죽에 넣어 섞어 먹어도 좋다. 바삭바삭한 잔멸치와 미역이 부드러운 죽과 잘 어울린다.

가을 III
점심상

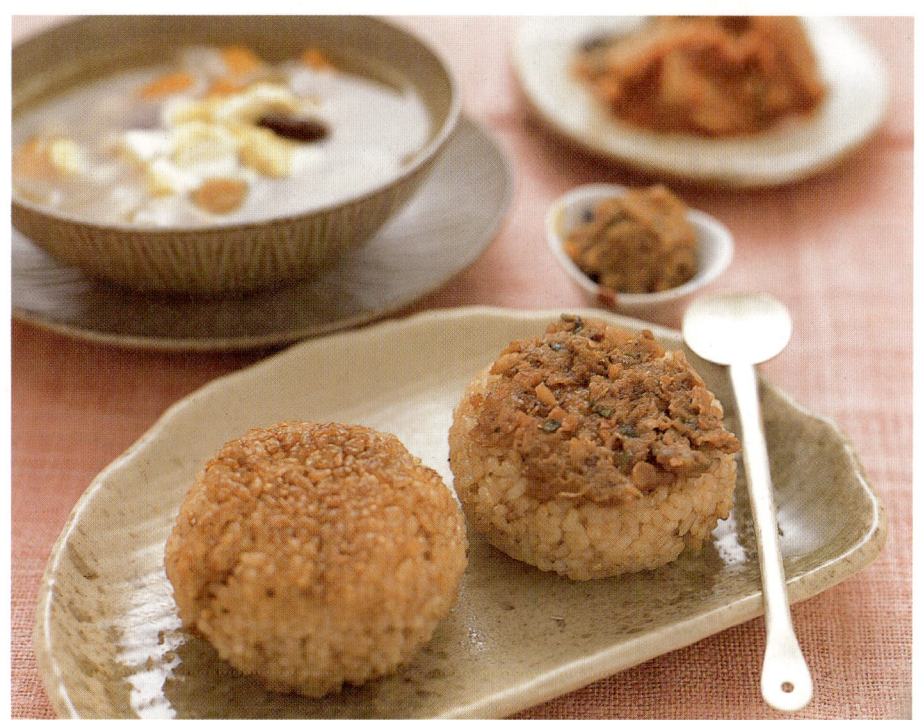

구운 주먹밥과 자투리 채소된장

현미밥 2~3공기, 간장·김 적당량

주먹밥 만들기 손에 소금물을 묻혀가며 현미밥을 동글납작하게 6개 빚는다(125쪽 참조). 이것을 석쇠나 그릴, 토스터에 올려 노릇노릇하게 굽는다. 뜨거울 때 한쪽 면에만 간장을 바른다. 나머지 한쪽 면에는 자투리 채소 된장을 발라 불에 살짝 구운 김으로 싸서 먹는다.

자투리 채소된장 만들기 양파, 당근, 우엉, 연근 등 냉장고에 남은 채소라면 어느 것이든 좋다. 이것들을 잘게 썰어 참기름을 두른 팬에 넣고 약한 불에서 천천히 볶는다. 이때 칼로 자근자근 다지듯 썰어야지, 귀찮다고 믹서기에 갈면 안 된다. 채소의 씹히는 맛이 없어지기 때문이다. 숨이 죽으면 된장(볶은 채소의 반 정도 분량)과 조미술·다진 마늘을 약간씩 넣고 약한 불에서 좀더 볶아 맛이 어우러지게 한다.

** 자투리 채소된장은 냉장고에서 사나흘 동안 보관할 수 있다. 매콤한 게 좋다면 청양고추를 다져 넣어도 된다.

채소 콩국

양파 1/2개, 당근 1/4개, 밤콩·풋콩·대두·팥 등의 갖은 콩 모두 합해 1/2컵, 참기름 1큰술, 다진 마늘 1작은술, 물 3컵, 청주 3큰술, 간장 1작은술, 소금·후춧가루 약간씩, 삶은 달걀 1개

1 마른 콩은 충분히 불리고 생것은 그대로 사용한다. 양파와 당근은 1cm 크기의 주사위꼴로 썬다. **2** 냄비에 참기름을 두르고 약한 불에서 다진 마늘을 볶다가 향이 나면 양파와 당근을 넣고 볶는다. 채소에 기름이 돌면 청주를 뿌린 뒤, 콩을 전부 넣고 물을 부어 중간 불에서 콩이 부드러워질 때까지 충분히 끓인다. **3** 간장과 소금, 후춧가루로 간을 한 다음 불에서 내린다. 그릇에 담은 뒤 삶은 달걀을 잘게 썰어 올린다.

구운 주먹밥과
자투리 채소된장

채소 콩국

배추김치

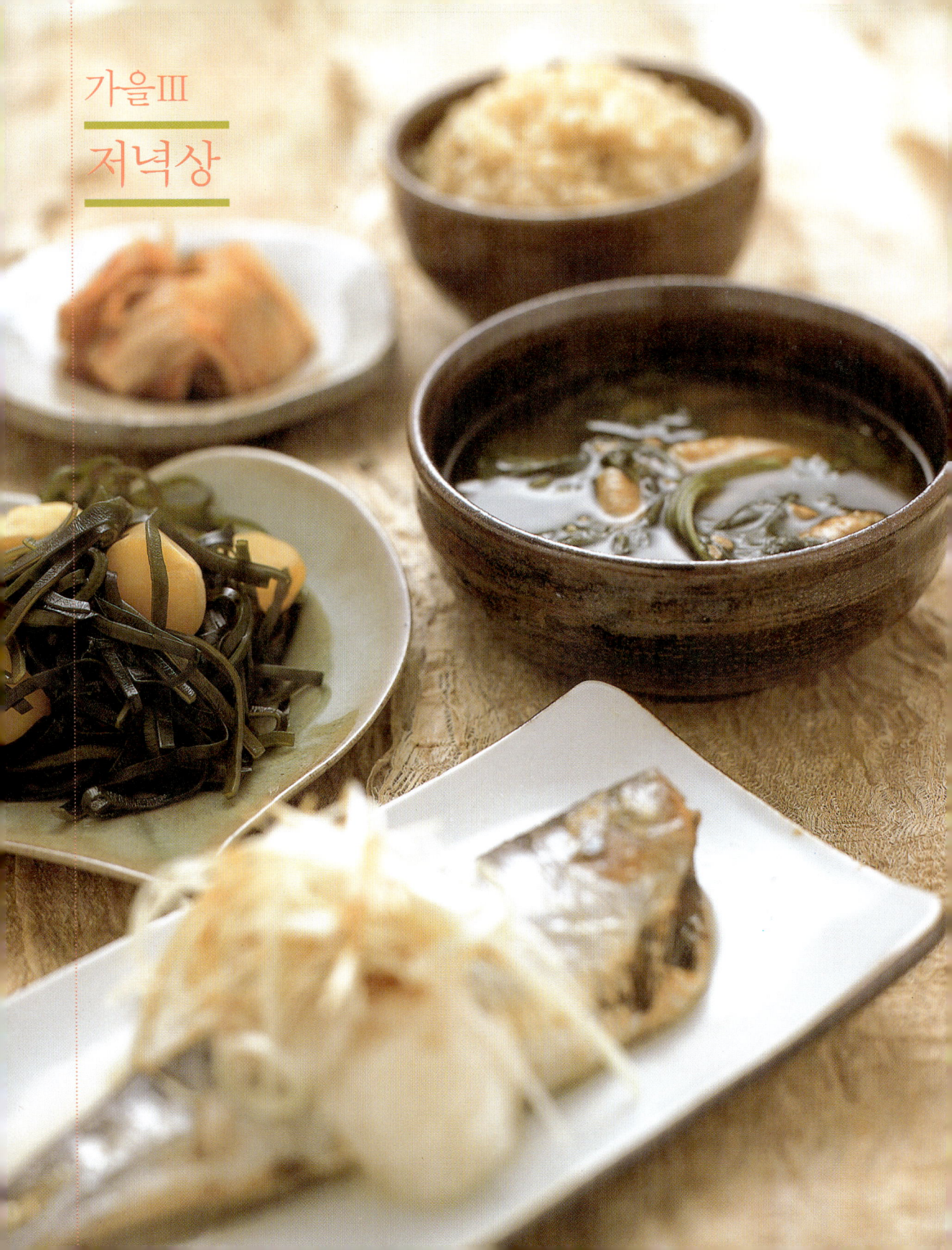

가을III
저녁상

아욱 된장국

아욱 150g, 보리새우 1/4컵, 된장 1과1/2큰술, 물 2와 1/2컵, 대파 1/4대, 다진 마늘 1작은술, 다진 생강 1/2 작은술

1 아욱은 줄기 끝을 꺾으면서 억센 섬유질을 벗겨 낸다. 물을 조금 붓고 바락바락 주물러 풋내를 없앤다. 손질을 마치면 찬물에 헹구어 물기를 짜고 5~6cm 길이로 썬 다음 된장과 다진 마늘, 다진 생강을 넣고 무쳐둔다. **2** 보리새우는 까칠한 수염과 잡티를 떼어내고 대파는 송송 썬다. **3** 냄비에 물을 붓고 한소끔 끓으면 아욱과 보리새우를 넣은 다음 거품을 걷어가면서 아욱이 푹 물러지도록 끓이다가 마지막에 대파를 넣는다.

무를 곁들인 청어 소금구이

청어 2마리, 소금 약간, 무 150g, 대파 1/2대, 양념장 (간장 · 레몬즙 각각 2큰술, 생강즙 1작은술)

1 청어는 비늘을 긁어내고 머리와 내장을 제거한 다음 핏기를 깨끗이 씻는다. 이때 내장이 붙어 있던 부분에 손가락을 넣어 잘 씻는다. 물기를 닦고 소금을 골고루 뿌려 30분 이상 둔다. **2** 청어에서 배어 나온 물기를 닦아주고 석쇠나 그릴 팬에서 앞뒤를 골고루 노릇노릇하게 굽는다. **3** 무는 껍질을 돌려 깎아 강판에 간 다음 물기를 살짝 짜고 대파는 채썰어 찬물에 담가둔다. 분량의 재료로 양념장을 만든다. **4** 구운 청어를 접시에 담은 후 무를 청어 위에 올리고 대파도 소복이 올려 양념장을 뿌린다.

✱✱ 청어 외에 자반고등어, 임연수어, 꽁치, 삼치 등을 소금구이하여 같은 방법으로 먹어도 좋다.

밤 다시마조림

밤 10개, 다시마 채 10g, 조림장(물 1컵, 간장 · 청주 각각 1과1/2큰술, 쌀엿 1/2큰술, 생강즙 1작은술, 소금 조금)

1 밤을 씻어 그릇에 담은 다음 팔팔 끓는 물을 넉넉히 부어 그대로 물이 식을 때까지 둔다. 밤 껍질이 부드러워지면 칼로 겉껍질을 벗기고 속껍질까지 깎아둔다. **2** 다시마 채는 물에 불렸다가 물기를 빼놓는다. 다시마 불린 물은 생수와 합하여 조림장에 필요한 물 1컵을 만든다. **3** 냄비에 분량의 재료로 만든 조림장과 밤, 다시마 채를 넣고 중간 불에서 조림장이 거의 졸아들 때까지 바특하게 조린다.

✱✱ 밤을 조릴 때 치자 가루를 조금 넣으면 노란 빛깔이 돌면서 색이 고와진다.

현미밥

아욱 된장국

무를 곁들인 청어 소금구이

밤 다시마조림

배추김치

Winter

쑥갓, 시금치, 콜리플라워 등 싱싱한 겨울 채소를
많이 먹으면 보약이 따로 필요없다.
현미 팥죽은 대표적인 겨울철 보양식이다.

겨울의 밥상 I
- **아침** 현미인절미 팥죽 * 간단 된장장아찌 * 나박김치
- **점심** 김치 누룽지찌개 * 표고 다시마 된장조림
- **저녁** 현미 잡곡밥 * 겨울채소 청국장 * 미나리무침 * 배추김치

겨울의 밥상 II
- **아침** 쑥갓 현미밥 * 순두부 바지락찜 * 고구마볶음 * 백김치
- **점심** 연근 김치볶음밥 * 유부 대파 김국 * 콜리플라워 초된장무침 * 총각무김치
- **저녁** 현미밥 * 시금치 조개된장국 * 임연수어 무조림 * 배추김치

겨울의 밥상 III
- **아침** 현미 메밀밥 * 콜리플라워수프 * 대구 맑은조림 * 배추김치
- **점심** 남은밥 수제비 * 배추김치
- **저녁** 현미밥 * 해물 비지찌개 * 더덕생채 * 총각무김치

겨울의 밥상 I * 우리 조상들은 겨울철뿐 아니라 여름철 보양식으로도 팥죽을 쑤어 먹었다고 한다. 팥은 냉한 것은 덥히고 더운 것은 식히는 대표적인 중성 식품이기 때문이다. 그래도 팥죽은 겨울이 제격이다. 전통적인 방법대로 앙금을 내린 팥죽도 맛있지만, 현미찹쌀과 함께 불려 두었다가 그냥 넣고 끓이는 간단한 팥죽도 팥의 씹는 맛이 살아 있어 독특하다.

겨울의 밥상 II * 겨울에는 자칫 비타민이 부족해지기 쉬운데, 다행히 겨울 채소에는 비타민C가 많다. 싱싱한 쑥갓으로 현미밥을 지어 보자. 여기에 촉촉하게 쪄낸 두부 바지락찜은 몸속 깊은 곳까지 따뜻하게 해준다. 낮에는 연근과 김치를 잘게 썰어 볶음밥을 만들어 보자. 김치에 콩가루를 묻혀 구수한 맛을 더했다. 아침에 해 먹고 남은 바지락을 이용해 저녁에는 시금치 조개된장국을 끓이는 센스를 발휘하자.

겨울의 밥상 III * 우리 집에서는 통 메밀을 사두고 가끔 메밀밥을 지어먹는다. 보통 현미 8에 메밀 2 정도의 비율이면 적당하다. 밥통을 열자마자 물씬 퍼지는 메밀의 향이 식욕을 돋운다. 저녁에는 갖은 해물을 넣어 개운한 비지찌개를 끓여 보자. 싱싱한 해물을 넣어 끓인 비지찌개를 밥에 곁들이면 다른 반찬이 따로 필요없을 정도다. 콩을 껍질째 갈아 끓인 비지찌개는 콩 껍질에 많은 섬유질이나 마그네슘을 그대로 섭취할 수 있는 영양 만점 요리다.

겨울 I
아침상

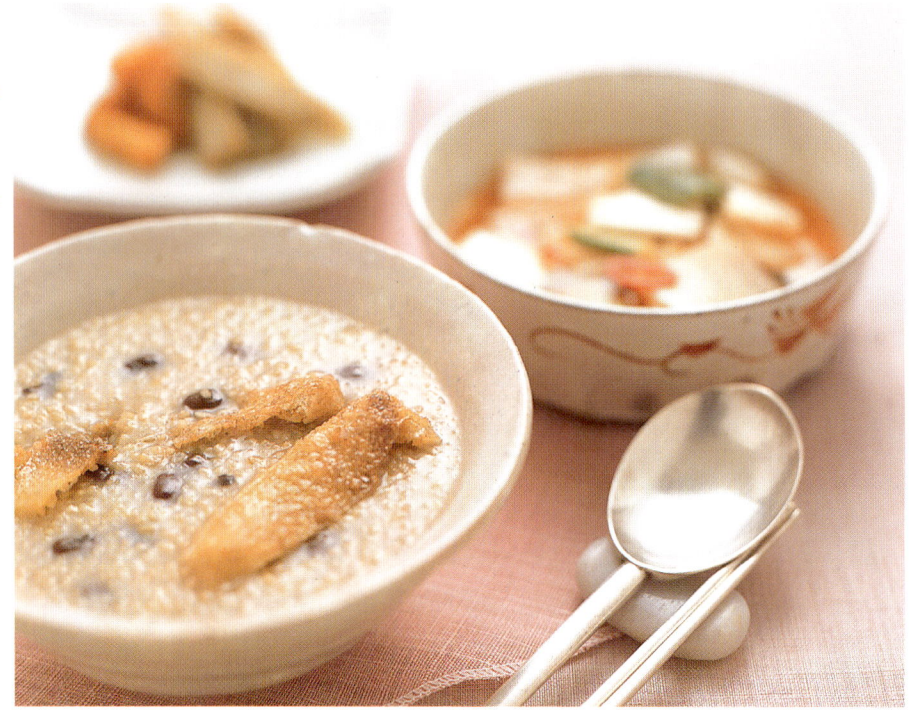

현미인절미 팥죽

간단 된장장아찌

나박김치

현미인절미 팥죽

팥 1/2컵, 현미찹쌀 1컵, 차조 1/4컵, 물 6~7컵, 현미인절미 4개, 소금 약간, 흑설탕과 콩가루 동량으로 섞은 것 약간

1 팥과 현미찹쌀은 깨끗이 씻은 후 전날 밤에 충분한 물을 붓고 불린다. 차조는 씻어서 체에 건져 둔다. 2 냄비에 팥과 현미찹쌀, 그것을 불린 물, 차조를 함께 넣고 팥이 부드럽게 무를 때까지 끓인다. 이때 팥 알갱이가 푹 뭉그러지지 않아도 되므로 적당히 끓이도록 한다. 현미인절미는 석쇠나 토스터에서 노릇노릇 구워 1.5cm 두께로 썬다. 3 소금으로 약하게 간을 하고 그릇에 팥죽을 부은 다음 현미인절미를 넣어 취향에 따라 흑설탕과 콩가루 섞은 것을 뿌려 먹는다.

✽✽ 팥의 외피에 있는 사포닌이라는 성분은 부기를 가라앉히고 콜레스테롤 수치를 낮춘다. 또한 해독 작용이 있어 숙취에도 좋다. 사포닌 성분을 잘 이용하기 위해서는 팥을 삶을 때 물을 버리거나 해서 바꾸지 않고 삶는 것이 좋다.

간단 된장장아찌

우엉 1/2개, 당근 1개, 된장 적당량

1 우엉은 솔로 비벼 씻어 냄비에 들어갈 수 있는 길이로 썰고, 당근은 껍질을 깎아 길게 반으로 썬다. 2 끓는 물에 우엉과 당근을 2분 정도 데쳐 물기를 빼고 식힌다. 3 우엉과 당근, 된장을 지퍼백에 넣고 조몰조몰 주물러 된장이 골고루 묻도록 하여 하룻밤 그대로 둔다. 먹을 때는 된장을 털어내고 물에 살짝 씻어서 먹기 좋게 썬다.

✽✽ 연근이나 표고도 살짝 데쳐 같은 방법으로 된장에 박아두면 맛있다.

겨울 I
점심상

김치 누룽지찌개

배추김치 150g, 참치 통조림 1/2개, 두부 1/2모, 실파 3~4뿌리, 물 3컵, 고추장 1작은술, 다진 마늘 1/2작은술, 현미밥 2공기, 소금·참기름 약간씩

1 배추김치는 속을 대강 털어내고 3cm 길이로 썬다. 참치 통조림은 체에 밭쳐 살이 부서지지 않게 조심하면서 뜨거운 물을 끼얹어 기름기와 불순물을 쪽 뺀다. 두부는 물기를 빼두고 대파는 송송 썬다. 2 냄비에 참기름을 조금 두르고 배추김치를 달달 볶다가 숨이 죽으면 물과 다진 마늘, 고추장을 넣고 푹 끓인다. 3 찌개가 끓는 사이에 현미밥을 대강 한입 크기로 납작하게 뭉쳐 기름 두른 팬에서 노릇노릇 지진다. 4 찌개의 김치가 무르면 참치를 넣고 이어 손으로 두부를 적당하게 떼어 넣은 다음 소금으로 간을 맞춘다. 그릇에 ③을 담고 찌개를 부은 후 송송 썬 실파를 뿌린다.

표고 다시마 된장조림

표고 8개, 다시마(장국 우려내고 남은 것) 2장, 은행 약 15알, 조림장(된장 2큰술, 황설탕 1과1/2큰술, 조미술 3큰술, 곱게 간 깨 1큰술, 물 1/4컵, 다진 생강 1작은술)

1 표고는 기둥 끝에 붙은 딱딱한 것을 떼고 3~4등분한다. 다시마는 1cm 크기로 네모지게 자른다. 은행은 외피를 까고 프라이팬에 살짝 볶은 다음 페이퍼 타월로 문질러 속껍질을 벗긴다. 2 냄비에 분량의 재료로 만든 조림장을 넣고 표고와 다시마를 넣어 중간 불보다 조금 더 약한 불에서 저어가며 조린다. 3 조림장이 반으로 줄어들면 은행을 넣고 조림장이 거의 없어질 때까지 조린다.
** 넉넉히 만들어두는 밑반찬으로 제격이다. 유부도 기름기를 물로 씻은 뒤 함께 넣어 조리면 맛있다.

김치 누룽지찌개

표고 다시마 된장조림

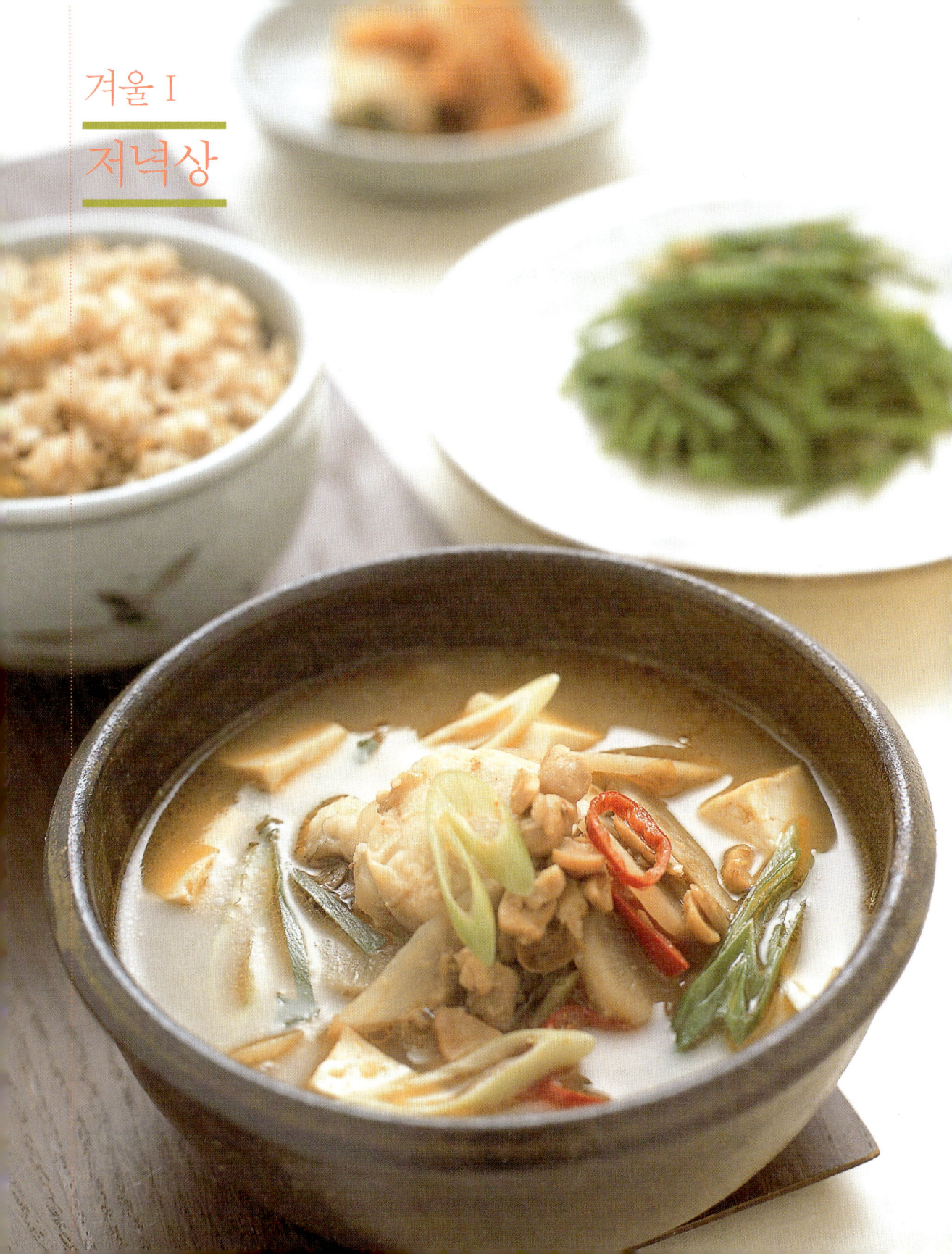

겨울 I
저녁상

겨울채소 청국장

잘 익은 총각무김치 1뿌리, 두부 1/4모, 우엉 1/3뿌리, 토란 4개, 쇠고기(등심) 70g, 다진 마늘 2작은술, 홍고추 1/2개, 대파 1/4대, 청국장 2큰술, 물 2컵, 참기름·소금 약간씩

1 총각무김치의 무는 동글납작하게 썰고 무청은 송송 썬다. 두부는 1cm 크기의 주사위꼴로 썰고, 우엉은 얇게 어슷썬다. 토란은 0.5cm 두께로 동글납작하게 썰어 엷은 식촛물에 담가둔다. 쇠고기는 거칠게 다져 다진 마늘에 무쳐두고 홍고추와 대파는 어슷썬다. **2** 냄비에 참기름을 조금 두르고 쇠고기를 달달 볶다가 총각무김치를 넣어 볶는다. 여기에 물을 부은 뒤 청국장을 푼다. 이어서 우엉과 두부, 토란, 홍고추를 넣고 더 끓인다. **3** 간이 부족하면 소금을 더하고 대파를 넣은 후 불에서 내린다.

** 이 청국장은 총각무김치의 씹히는 맛이 일품이다.

미나리무침

미나리 150g, 소금 약간, 무침 양념(국간장 1작은술, 다진 마늘·다진 생강 각각 1/3작은술, 소금 1/4작은술, 통깨 1/2큰술, 참기름 약간)

1 미나리는 뿌리와 잎을 떼어내고 줄기만 남긴 후 넉넉한 그릇에 담아 물을 틀어 흘려보낸다. 흐르는 물에서 흔들어가며 5회 정도 씻는다. **2** 끓는 물에 소금을 조금 넣고 미나리를 데쳐 찬물에 헹군 뒤 물기를 꼭 짜서 4~5cm 길이로 썬다. **3** 분량의 재료로 무침 양념을 만들어 데친 미나리를 넣고 무친다.

현미 잡곡밥

겨울채소 청국장

미나리무침

배추김치

겨울 II
아침상

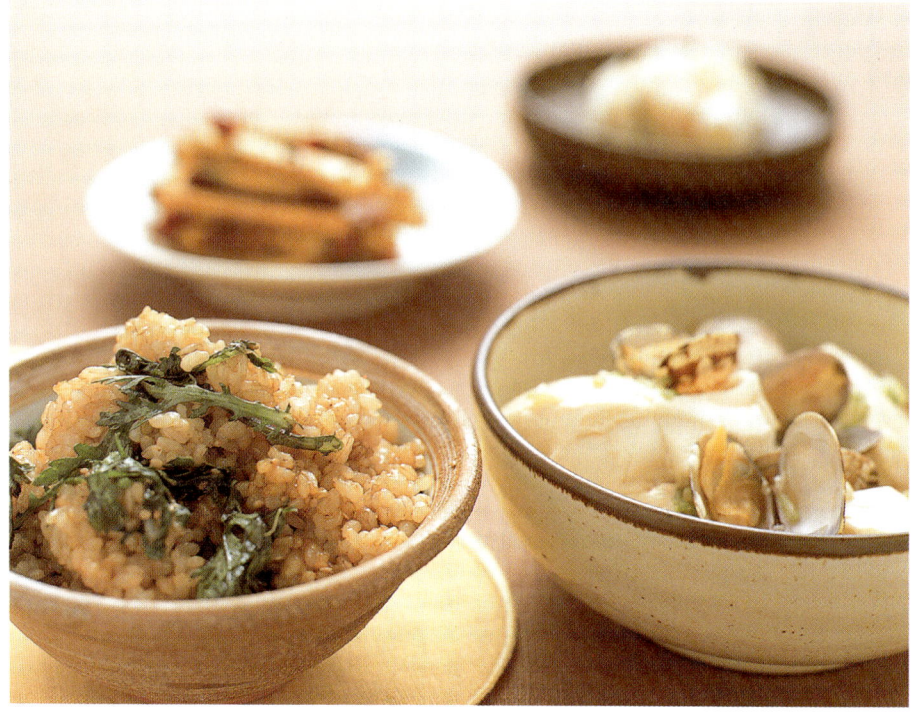

쑥갓 현미밥

순두부 바지락찜

고구마볶음

백김치

쑥갓 현미밥

쑥갓 5~6줄기, 막 지은 현미밥 2공기, 통깨 2작은술, 들기름 1큰술, 간장 2/3큰술

1 쑥갓은 씻어 물기를 털어내고 어린잎으로만 뜯어 통깨, 들기름, 간장에 재빨리 무친다. **2** 막 지은 뜨거운 밥에 무친 쑥갓을 넣어 주걱으로 살살 섞는다.

** 영양 손실을 막기 위해 쑥갓을 데치지 않고 막 지은 뜨거운 밥에 넣어 숨만 죽인다. 쑥갓줄기는 버리지 않고 점심의 '연근 김치볶음밥'에 사용한다.

순두부 바지락찜

순두부 1봉지, 바지락(혹은 모시조개) 15개, 양념장(간장·청주·다진마늘 각각 1작은술, 소금 약간, 다진 파 1큰술), 통깨·들기름 약간씩

1 바지락은 전날 밤에 소금물에 담가 해감을 토하게 하고 조리 전에 잘 씻는다. 두부는 물기를 빼두고, 분량의 재료를 섞어 양념장을 만든다. **2** 그릇에 순두부를 숟가락으로 떠 넣고 양념장을 뿌린 후 바지락을 넣어 김 오른 찜통에서 찐다. 바지락이 벌어지면 몇 분 더 쪄서 꺼낸다. 더욱 간편하게는 내열 용기에 넣어 전자레인지에서 약 8~10분 돌린다. 통깨와 들기름을 뿌려 먹는다.

고구마볶음

고구마 1개(200~250g), 마른 고추 1/2개, 참기름 2큰술, 볶음 양념(간장 1과1/2큰술, 조미술·청주·물 각각 2큰술, 소금 약간), 통깨 약간

1 고구마는 깨끗이 씻어 껍질째 두께 0.5cm, 길이 5cm의 막대기꼴로 썬 뒤 물에 헹구어 전분을 씻어낸다. 마른 고추는 씨를 빼고 4~5등분한다. **2** 팬에 참기름을 두르고 ①을 볶는다. 고구마에 기름이 스며들고 색이 노래지면 볶음 양념을 넣어 약간 센 불에서 바특하게 볶으면서 조린다. 고구마가 채 익기 전에 양념장이 졸아들면 물을 조금씩 넣는다. 마지막에 통깨를 뿌린다.

겨울 II
점심상

연근 김치볶음밥

현미밥 2공기, 연근 80g, 쑥갓 4~5줄기, 배추김치 100g, 참기름 2큰술, 간장·통깨 각각 1큰술, 소금 약간

1 연근은 씻어 껍질째 작은 주사위꼴로 썬다. 배추김치는 양념을 털어내고 물기를 짠 다음 송송 썬다. 쑥갓도 잎을 떼어내고 줄기만 송송 썬다. **2** 팬을 달구어 참기름 1큰술을 두르고 연근을 볶아 소금으로 간을 한다. 연근이 익어 투명해지면 팬 한쪽 끝에 밀어놓고 다시 참기름 1큰술을 둘러 김치를 볶다가 쑥갓을 넣어 같이 볶는다. **3** 밥을 넣어 채소와 섞고 간장과 소금으로 간을 맞춘 뒤, 통깨를 넣어 섞고 불에서 내린다.

유부 대파 김국

유부 2장, 대파 1대, 김 2장, 참기름 1/2큰술, 간장 1큰술, 장국용 다시마(5×5cm) 1장, 물 2컵, 소금 1/3작은술, 후춧가루 조금

1 대파는 폭 1cm, 길이 2~3cm로 어슷썰기한다. 유부는 뜨거운 물을 부어 기름기를 빼고 페이퍼타월로 물기를 닦아 2cm 너비로 길쭉하게 썬다. **2** 냄비를 달구어 참기름을 두르고 대파를 굽는다. 이어서 유부를 넣어 바삭하게 구운 후 불을 일단 끄고 간장을 뿌려 섞는다. **3** ②에 분량의 물과 장국용 다시마를 넣고 은근히 끓여서 다시마는 건져내고 소금과 후춧가루로 간을 한다. **4** 국을 그릇에 담고 김을 살짝 구워 부수어 얹는다.

∗∗ 재료들을 구운 뒤 국물을 내면 맛이 그윽하다.

콜리플라워 초된장무침

콜리플라워 1/4개(약 150g), 무침 양념(된장·황설탕·흑임자 각각 1큰술, 레몬 식초 2큰술, 조미술 1작은술, 다진 마늘 1/2작은술)

1 콜리플라워는 한 잎 크기로 봉오리를 나누고 굵은 심은 0.3cm 두께로 저민다. **2** 끓는 물에 콜리플라워를 넣어 데친 뒤 체에 밭쳐 물기를 빼고 식힌다. **3** 분량의 무침 양념으로 고루 무친다.

- 연근 김치볶음밥
- 유부 대파 김국
- 콜리플라워 초된장무침
- 총각무김치

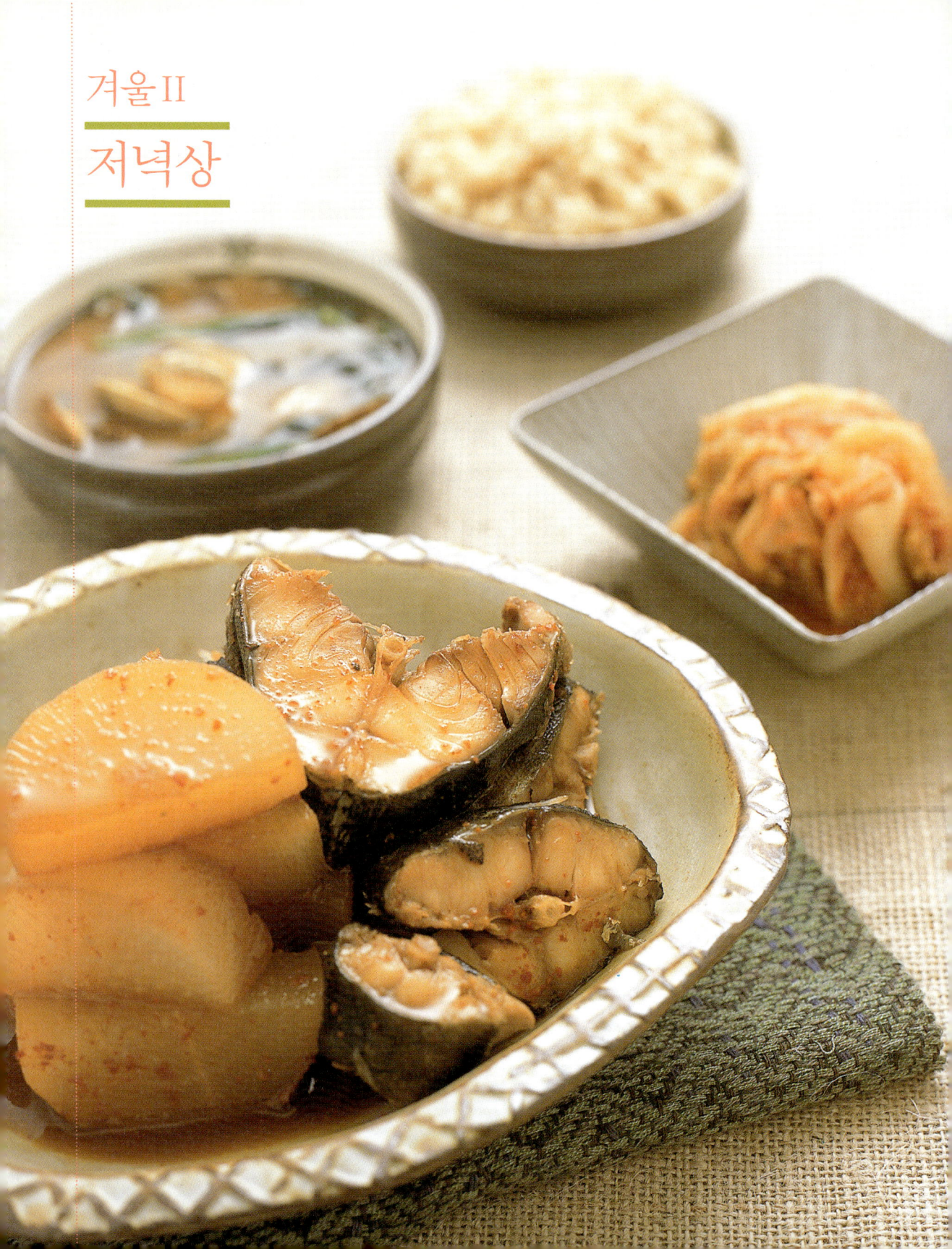

겨울 II
저녁상

시금치 조개된장국

시금치(동초) 80g, 조개(어느 종류든 좋다) 150g, 된장 2큰술, 물 2와 1/2컵, 다진 마늘·다진 생강 각각 1작은술

1 조개는 엷은 소금물에 담가 해감을 토하게 한 후 바락바락 씻는다. 시금치는 물을 틀어 흘려보내면서 물속에서 줄기 사이사이를 흔들어 꼼꼼히 씻은 뒤 뿌리째 4~5cm 길이로 썬다. 끓는 물에 줄기 부분부터 차례로 넣어 데친다. 데쳐지면 찬물에 헹구어 물기를 짠 뒤 된장과 다진 마늘, 다진 생강을 넣고 무쳐놓는다. 연한 시금치는 데치지 않고 바로 국에 넣어도 된다. **3** 냄비에 분량의 물을 부어 끓인 뒤 시금치를 넣고 한소끔 끓어오르면 조개를 넣는다. 조개가 입을 열면 불에서 내린다.

＊＊ 끓는 물에 된장을 풀지 않고 이렇게 시금치에 버무려놓으면, 된장을 체에 밭쳐 풀어야 하는 수고를 덜 수 있는 데다 맛도 훨씬 풍부해진다.

임연수어 무조림

임연수어 1마리, 무 4cm 길이 1토막(160g), 마른 고추 1개, 조림장(장국용 다시마 1장, 물 2컵, 고춧가루 1과 1/2큰술, 고추장 1작은술, 저민 마늘·저민 생강 각각 5장, 청주·조미술 각각 2큰술, 간장 3큰술, 소금 약간)

1 임연수어는 잔비늘을 말끔히 긁어내고 머리와 내장을 떼어낸 뒤, 2cm 너비의 통으로 썬다. 무는 2cm 정도 두께에 큰 것은 은행잎썰기, 작은 것은 반달썰기한다. 마른 고추는 반으로 갈라 씨를 털어낸다. **2** 조림장 재료 중 청주와 조미술을 제외하고 간장은 분량의 반만 넣어서 한데 섞어 무와 함께 버무린다. 이것을 냄비에 담고 중간 불에 올려 무가 거의 익을 때까지 조린다. **3** 무가 익는 사이에 임연수어를 손질한다. 임연수어를 채반에 펼쳐두고 팔팔 끓는 물을 끼얹어 바로 찬물에 헹구면서, 내장이 붙어 있던 지저분한 곳들을 손으로 꼼꼼히 떼어내고 건져 물기를 뺀다. **4** 무가 거의 익었으면 다시마는 건져내고 임연수어와 청주, 조미술, 남은 간장을 넣는다. 물기가 부족하면 물을 더하고 속 뚜껑을 덮은 상태로 중간 불에서 15분 정도 더 조려 낸다.

＊＊ 알루미늄 포일을 냄비 크기로 동그랗게 접어 구멍을 몇 군데 뚫어주면 속뚜껑 완성. 재료에 밀착시켜 덮어 조리면 조림장이 재료에 골고루 스민다.

현미밥

시금치 조개된장국

임연수어 무조림

배추김치

Tip 비타민C가 많은 겨울 채소

자연은 우리의 몸에 대해 잘 알고 필요한 것을 제공한다. 겨울 채소에는 유난히 비타민C가 풍부하다. 대표적인 것이 바로 연근, 우엉, 콜리플라워다. 연근은 지혈 작용도 뛰어나 위궤양이나 치질에 좋은 식품으로 알려져 있다. 게다가 연근과 우엉에는 빈혈 예방에 필수인 비타민B12도 풍부하다. 비타민B12는 주로 육류에 함유되어 있는데, 채소 중에는 예외로 우엉과 연근에 많이 들어있다. 우엉과 마찬가지로 연근도 껍질째 먹는 것이 좋다. 연근 구멍 속의 검은 막은 나무젓가락을 넣어 살살 긁으면 쉽게 제거된다. 콜리플라워의 비타민C는 열에 쉽게 파괴되지 않는 장점이 있다. 또 콜리플라워는 혈액 속의 콜레스테롤을 분해하는 효소의 작용을 촉진해 성인병 예방에도 탁월한 효과가 있다. 브로콜리와 마찬가지로 콜리플라워도 굵고 단단한 심에 비타민이 제일 많으므로 버리지 말고 함께 조리해 먹자.

겨울Ⅲ 아침상

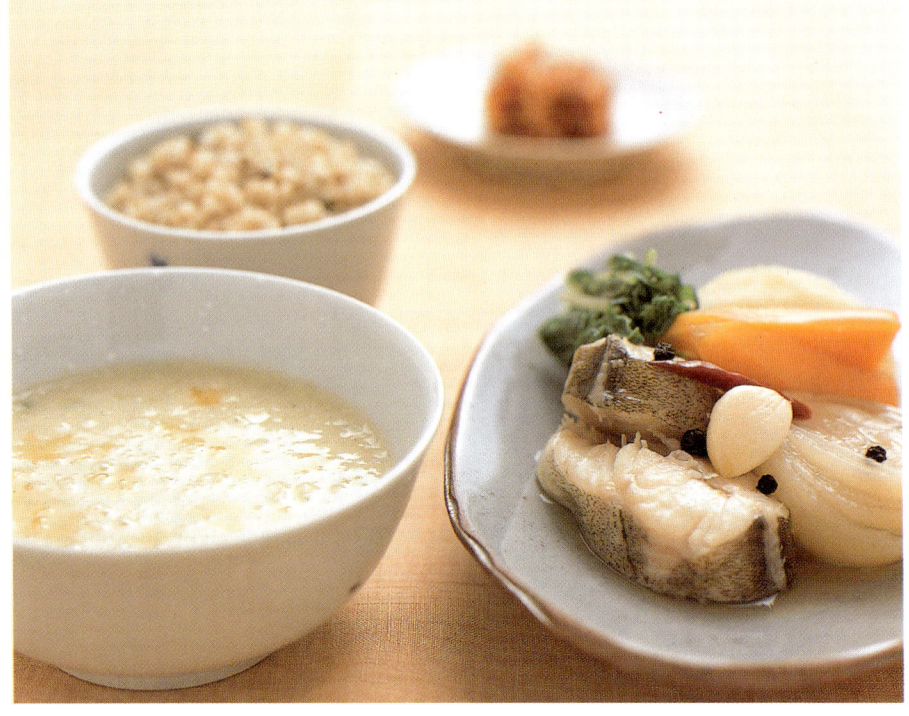

- 메밀 현미밥
- 콜리플라워수프
- 대구 맑은조림
- 배추김치

콜리플라워수프

콜리플라워 1/2개, 대파 1/2대, 달걀노른자 1개, 두유 2큰술, 다시마 가루 1작은술, 물 2컵, 현미찹쌀 가루 2큰술, 들기름 1/2큰술, 소금·청주·후춧가루 약간씩

1 콜리플라워는 봉오리를 작게 나누어 썰고 굵은 줄기는 나박썰기한다. 대파는 1cm 간격으로 썬다. **2** 냄비에 ①과 다시마 가루, 물을 넣고 끓기까지는 센 불, 끓으면 중간 불로 바꾸어 콜리플라워가 부드러워질 때까지 익힌다. **3** 두유에 달걀노른자를 풀어놓는다. **4** ②를 전부 믹서에 넣고 잠깐 돌려 너무 곱지 않게 갈아 냄비에 다시 넣고 가루와 동량의 물로 푼 현미찹쌀을 섞는다. 주걱으로 저어가면서 중간 불에서 한소끔 끓어오르면 소금, 후춧가루로 간을 하고 불을 끈 뒤 ③을 넣어 잘 섞는다. 마지막에 들기름을 뿌린다.

** 콜리플라워는 너무 곱게 간 것보다 약간 씹는 맛이 남아 있는 게 훨씬 맛있다.

대구 맑은조림

대구(큰 것) 1/2마리, 양파 1개, 당근 1/2개, 교나 80g, 국물 재료(장국용 다시마(5×5cm) 1장, 통후추 8알, 마늘 2쪽, 저민 생강 3장, 마른 고추 1개, 물 1과1/2컵), 청주·조미술 각각 2큰술, 국간장 1작은술, 소금

1 대구는 머리와 내장을 떼고 비늘 및 불순물을 제거한 뒤 깨끗이 씻는다. 2cm 크기로 토막낸 다음, 소금을 조금 뿌려 물기와 잡내를 없앤다. **2** 양파는 썰었을 때 흩어지지 않도록 뿌리 부분을 여유 있게 남겨 반으로 썬다. 당근은 길게 3등분 또는 2등분한다. 교나는 잘 씻는다. 마늘은 칼의 단면으로 짓이겨둔다. **3** 대구에 뜨거운 물을 끼얹어 비린내를 없앤다. **4** 냄비에 국물 재료를 넣고 은근히 끓여 국물을 우린다. **5** 끓어오르면 다시마를 건져낸다. 대구와 양파, 당근을 넣고 청주와 조미술을 뿌린다. 지나치게 조리면 대구 살이 부서지므로 당근이 익을 정도로만 조린다. 국간장과 소금으로 간을 한다.

겨울 III
점심상

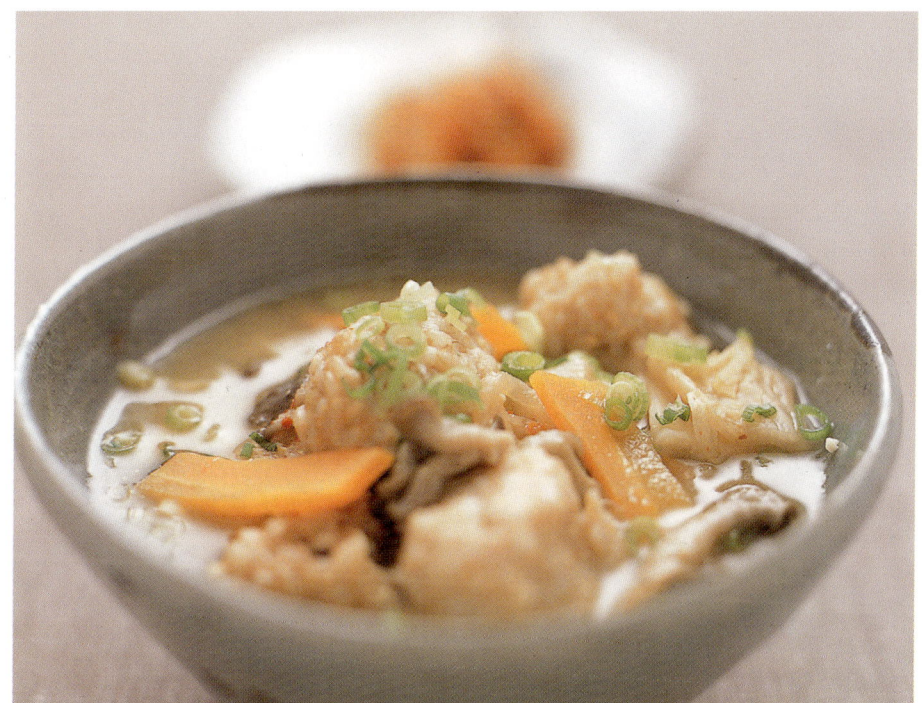

남은밥 수제비

배추김치 100g, 날콩가루 2큰술, 양파 1/2개, 당근 1/4개, 애송이버섯 50g, 실파 5뿌리, 물 2와1/2컵, 다진 마늘·다진 생강 각각 1작은술, 국간장 1큰술, 소금·참기름 약간씩, 수제비 반죽(남은 현미밥 1공기, 밀가루 5큰술, 물 4큰술, 소금 약간)

1 양파는 1cm 너비로 채썰고 당근도 같은 너비에 두께는 0.2cm 정도로 길고 납작하게 썬다. 애송이버섯은 뿌리의 지저분한 것을 떼어내고 먹기 좋게 뜯어놓는다. 배추김치는 1cm 폭으로 송송 썰어 물기를 짜고 날콩가루로 조물조물 무쳐둔다. 실파는 송송 썬다. **2** 냄비에 참기름을 두르고 양파와 당근, 애송이버섯, 다진 마늘, 다진 생강을 넣고 볶다가 물을 붓고 끓인다. **3** 수제비 반죽을 한다. 현미밥에 물을 넣고 고루 섞은 뒤, 밀가루와 소금을 넣고 반죽을 만든다. **4** ②가 끓어오르면 배추김치를 넣고 한소끔 더 끓으면 수제비 반죽을 한 숟가락씩 떠 넣는다. 반죽이 다 익으면 국간장과 소금으로 간을 한 뒤, 그릇에 담고 실파를 뿌린다.

** 칼칼한 맛을 선호한다면 날콩가루는 빼도 좋다.

남은밥 수제비
배추김치

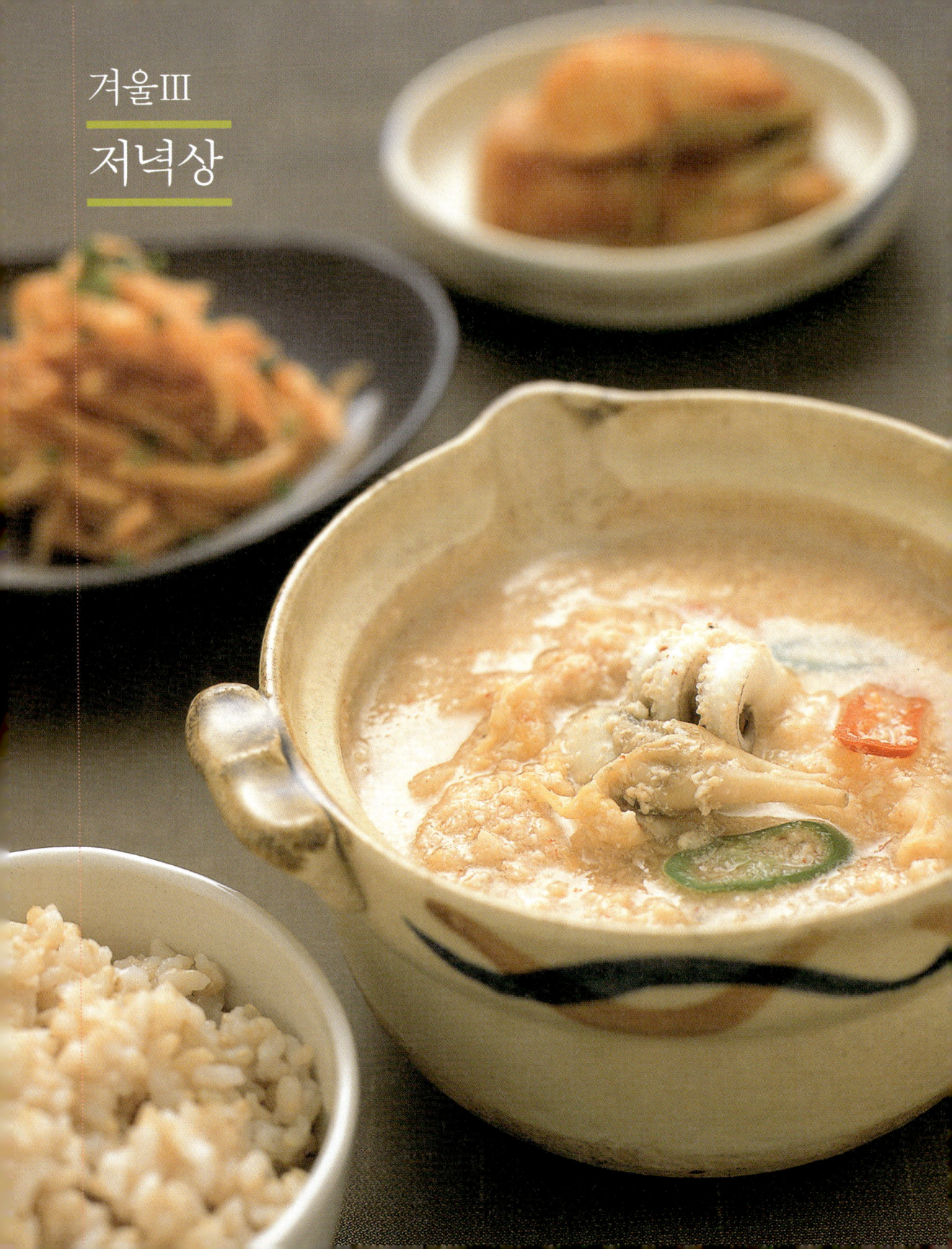

겨울 III
저녁상

해물 비지찌개

대두 2/3컵, 오징어(다른 요리에 사용하고 남은 다리도 좋다) 1/4마리, 잔새우 1/2컵, 조갯살 1/3컵, 배추김치 100g, 다진 마늘·다진 생강 각각 1작은술, 풋고추·홍고추 각각 1개, 물 1과 1/2컵, 새우젓(혹은 소금) 약간, 양념장(간장 2큰술, 고춧가루·다진 마늘 약간씩, 통깨·참기름 적당량)

1 콩은 씻어 하룻밤 동안 물에 불린 뒤 물속에서 손으로 비비면서 껍질을 말끔히 벗긴다. 오징어는 다듬어 반으로 가른 뒤 1cm 너비로 썰고 잔새우와 조갯살은 소금물에 씻어놓는다. 배추김치는 양념을 털어내고 물기를 짠 뒤 송송 썬다. 풋고추와 홍고추도 송송 썬다. 2 믹서에 콩을 건져 담고 콩이 잠길 정도의 물을 부어 곱게 간다. 3 냄비에 기름을 조금 두르고 배추김치와 다진 마늘, 다진 생강을 넣어 볶다가 물과 풋고추, 홍고추를 넣고 한소끔 끓으면 콩물을 붓는다. 나무 주걱으로 서서히 저으면서 약한 불에서 되직하게 끓인다. 4 펄펄 끓지 않게 주의하면서 콩비지가 부드럽게 익을 정도로 끓으면 오징어와 잔새우, 조갯살을 넣고 한소끔 더 끓인다. 새우젓(혹은 소금)으로 간을 하고 분량의 재료로 만든 양념장을 곁들여 먹는다.

더덕생채

더덕 150g, 교나 3~4줄기, 생채 양념(고춧가루 1작은술, 고추장 1/2큰술, 다진 마늘·황설탕·참기름·감식초 각각 1작은술, 소금·통깨 약간씩)

1 더덕은 껍질을 벗기고 방망이로 두들겨 편 다음 찬물에 담가 쓴맛을 우려낸 뒤 물기를 빼고 가늘게 찢는다. 약간의 소금을 뿌려 주무른 뒤 물을 조금 부어 소금기를 씻어내리고 물기를 짜면 쓴맛도 없어지고 살이 단단해진다. 2 교나는 5cm 길이로 썬다. 3 분량의 재료로 만든 생채 양념에 더덕을 먼저 넣고 조물조물 무친 뒤, 교나를 넣어 살살 버무린다.

- 현미밥
- 해물 비지찌개
- 더덕생채
- 총각무김치

Tip

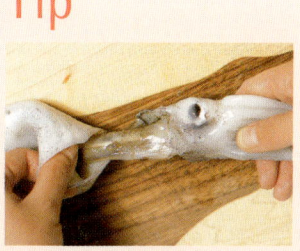

오징어 다듬는 요령

왼손 엄지손가락을 오징어의 몸통과 내장이 붙어있는 틈새로 집어넣고 몸통의 한쪽을 들어올린다. 오른손으로 다리를 잡고 잡아당기면 내장이 통째로 쑥 빠져나온다. 몸통을 반으로 갈라 편 뒤 안쪽을 보면 얇은 뼈가 붙어 있는데, 이것도 역시 떼어낸다. 오징어 껍질은 손으로만 벗기려고 하면 잘 벗겨지지 않는다. 깨끗한 수세미나 페이퍼 타월을 이용해 껍질을 문질러가며 떼내면 잘 벗겨진다.

part 2 건강 반찬 만들기

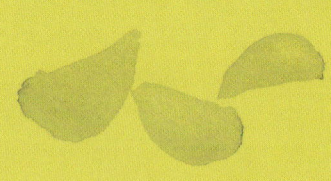

:: 채소 반찬

:: 두부 반찬

:: 생선 반찬

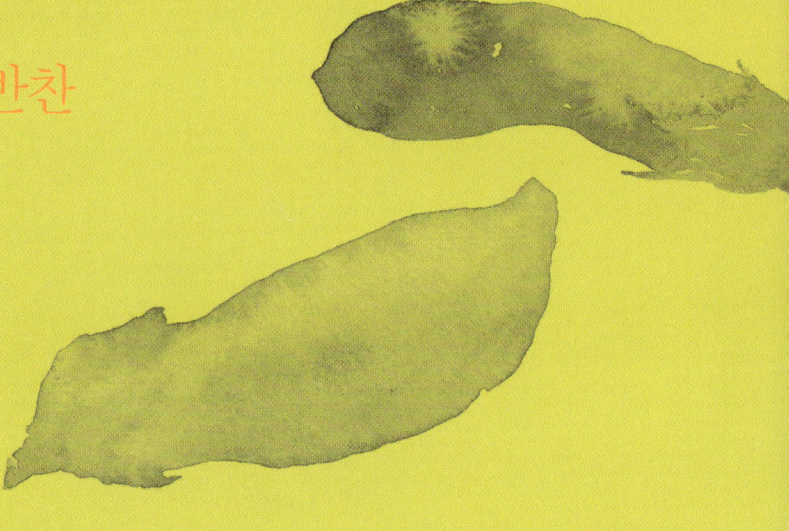

요리는 거창한 것이 아니다. 소박하되 싱싱한 제철 재료와 간장, 된장, 고추장 같은 기본 조미료만 제대로 쓰면 요리의 반은 완성한 셈이다. 조리 순서가 조금 틀렸어도, 불 조절이 조금 서툴러도, 재료나 양념이 한둘쯤 빠졌어도 크게 걱정할 것이 없다. 굉장한 재료를 섞어 거창한 요리를 만들려고 하지 말아라. 이 점을 기억하면 결코 요리는 어려운 것이 아니며 자기 나름의 건강한 밥상을 차리는 일도 그리 먼 곳에 있지 않다는 사실을 깨닫게 될 것이다.

이 장에서는 최근 전 세계에서 선풍적인 인기를 모으고 있는 두부와 일본의 사찰 음식을 응용한 담백한 채소 요리, 또 생선 요리를 중심으로 한식, 일식, 양식을 적절히 혼합한 건강 반찬을 소개한다. 1장 '사계절 건강 식단'에서는 미처 소개하지 못한 요리들 가운데 내가 자신 있게 권하는 메뉴들로 구성했으며, 다양한 조리법을 응용하는 데 초점을 두었다. 이 장에서 소개하고 있는 요리법을 힌트로 삼아 색다른 자신만의 요리를 만들어 낼 수 있다.

자기만의 건강식 메뉴 가짓수를 늘려 가는 것은 식생활 개선을 지속적으로 실천하는 데 큰 힘이 된다. 따분하고 무미건조한 건강식에서 탈피하여 리듬감 있으며 즐거운 건강식을 실천해 보자.

Vegetable

채소 요리는 한 가지 채소로만 만든 요리,
자투리 채소를 모아 만든 요리,
그리고 해초로 만든 요리로 나눌 수 있다.

채소단촛물절임
튀긴 채소샐러드
라이스페이퍼 채소말이
라이스페이퍼 샐러드
단호박 팥조림
콩가루 마찜
연근부침개
강낭콩 채소조림
양배추 초나물
감자 초나물
피망나물
해초 요리 두 가지 **다시마 감자조림 | 꼬시래기조림**

한국이나 일본은 오랜 불교문화의 영향으로 식생활의 많은 부분이 사찰 음식에 토대를 두고 있다. 요즘이야 식탁에 고기나 생선이 꼭 한 가지는 올라야 제대로 먹은 듯싶지만, 사실 현미밥에 된장국 그리고 김치만 있어도 동양의 식탁은 영양학적으로 충분히 균형이 잡혀 있다. 여기에 제철 채소 반찬이 한두 가지 더해지면 미네랄과 비타민이 더해져 완벽한 한 상 차림이 된다.

채소 반찬은 대개 한 가지 채소만으로 만들 수 있는 메뉴와 냉장고 구석에 처박혀 있는 자투리 채소들을 모조리 바닥낼 수 있는 메뉴 그리고 해초 요리로 구성되어 있다. 운 좋게 맛 좋은 채소를 골랐다면 그날은 한 가지 채소 반찬을 해 보자. 한 가지 채소 반찬은 채소 본래의 순수한 맛을 만끽할 수 있는 멋진 요리다. 요리를 이것저것 하다 보면 매번 재료들, 특히 채소들이 조금씩은 남게 마련이다. 이럴 때는 냉장고 속에 처박혀 시들어 가는 자투리 채소들을 총집합시켜 채소 반찬을 만들어 보자. 채소들을 모두 같은 크기로 채를 썰거나 다져서 볶고 조리면 근사한 한 품의 채소 반찬이 된다. 현대인들이 가장 안 먹는다는 해조류를 이용한 맛있는 요리 아이디어도 아울러 소개한다. 식단 구성에서 주식 다음으로 많은 비중을 차지하는 채소류와 해조류를 이용한 요리 가짓수를 늘리는 데 도움이 되었으면 한다.

채소단촛물조림

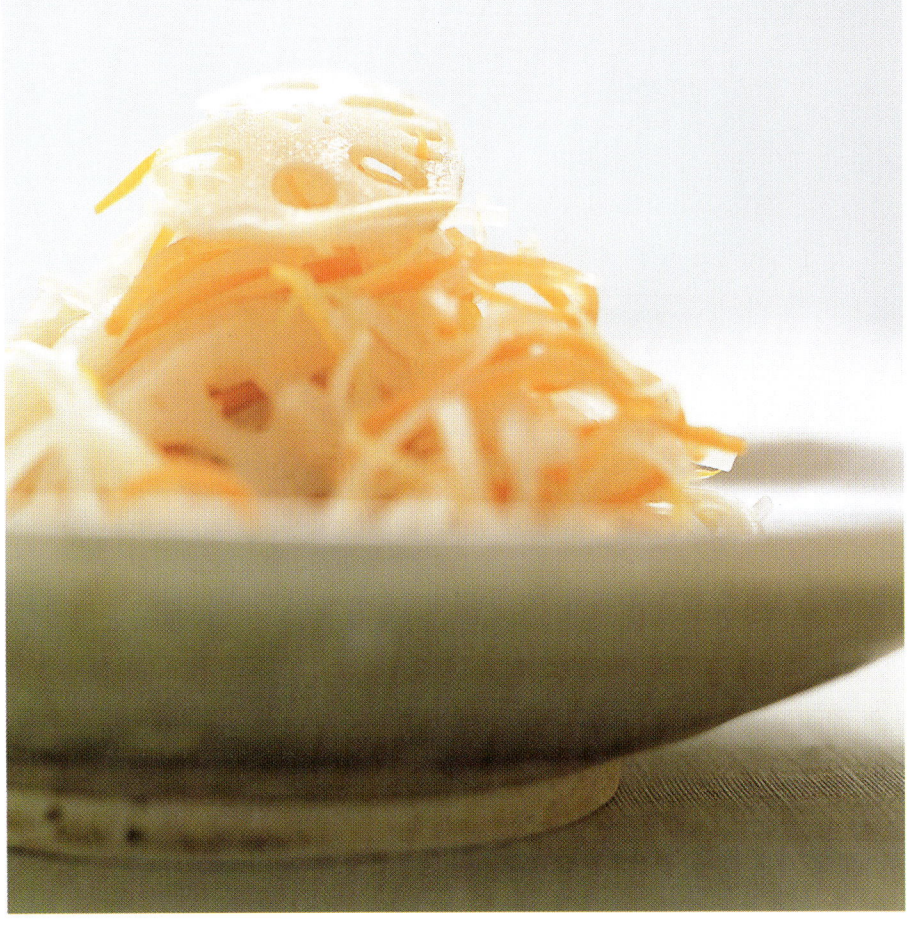

당근 1/4개, 무 2cm 길이 1토막(80g), 연근 3cm 길이 1토막(80g), 대파(흰 대 부분) 1/2대, 유자 껍질(또는 레몬 껍질) 1개분, 다시마 국물 2컵, 황설탕 2큰술, 소금 1작은술, 현미 식초 3큰술

1 당근과 무는 껍질을 깎고 대파와 함께 채썬다. 연근은 얇게 저며 썬다. 유자 껍질은 안쪽의 하얀 부분이 들어가지 않게 칼로 노란 껍질만 얇게 저며 채썬다.

2 냄비에 다시마 국물과 황설탕, 소금을 넣고 끓어오르면 당근, 연근, 무 순서대로 넣어 씹는 맛이 남아 있는 정도로만 살짝 데쳐 불에서 내린다. 여기에 대파와 유자 껍질, 현미 식초를 넣고 섞어 그대로 식을 때까지 잠시 두었다가 국물째 그릇에 담아 먹는다.

튀긴 채소샐러드

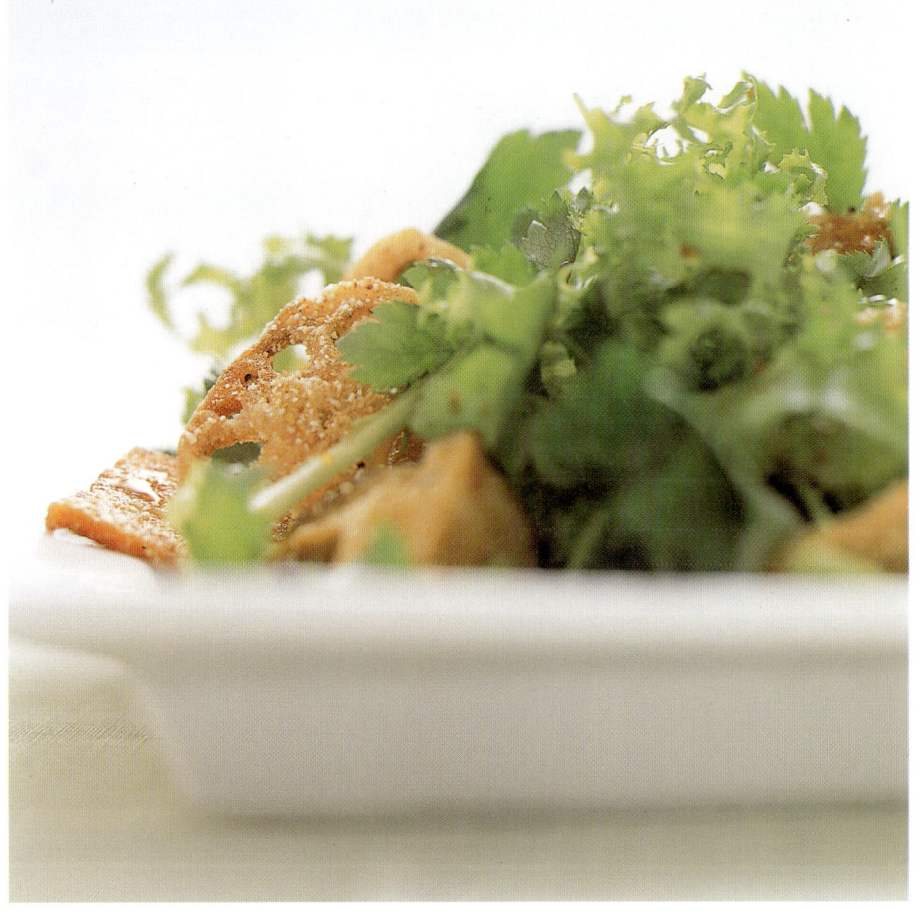

연근 3cm 길이 1토막, 당근 1/3개, 표고 4개, 치커리·돌미나리 각각 50g, 메밀가루 약 3큰술, 들기름 1큰술, 드레싱(감식초 1큰술, 간장 2큰술, 들기름 1/2큰술, 꿀 1작은술, 소금·산초 가루(또는 고춧가루) 약간씩)

1 연근은 껍질째 0.2cm 두께로 저며 썰고, 당근도 껍질째 4~5cm 크기로 나박썰기한다. 표고는 뿌리의 딱딱한 것을 떼고 2~3등분한다. 치커리와 돌미나리는 찬물에 잠시 담가서 싱싱하게 살려놓았다가 버무리기 직전에 물기를 빼고 먹기 좋은 크기로 뜯는다.
2 드레싱 재료를 분량대로 섞어 만들어둔다.
3 넓적한 접시에 메밀가루를 뿌려둔다. 물기를 살짝 털어낸 채소를 1개씩 집어 메밀가루를 골고루 묻힌다. 이것을 170℃의 기름에서 바삭하게 튀긴 다음 페이퍼 타월 위에 건져 기름기를 뺀다.
4 넉넉한 그릇에 치커리와 돌미나리를 담고 들기름(1큰술)을 넣어 버무린다. 거기에다 튀긴 채소들을 넣고 드레싱을 뿌려 살살 섞는다.

라이스페이퍼 채소말이

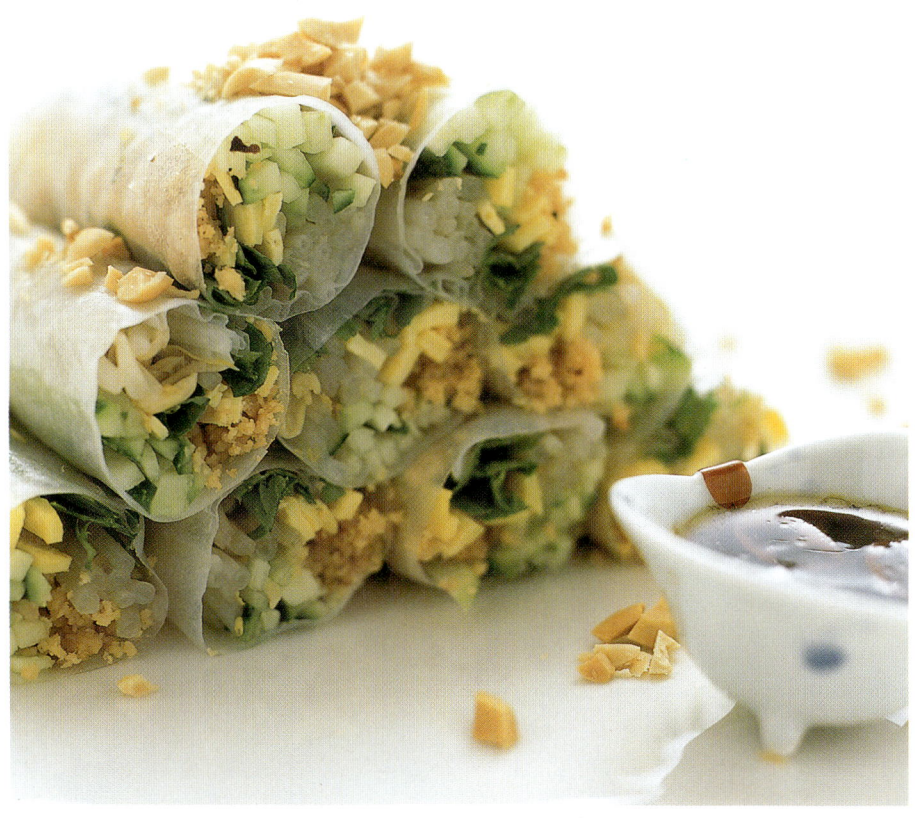

라이스페이퍼 6장, 콩고기 100g, 오이 1/2개, 숙주 100g, 쑥갓 6줄기, 땅콩 4큰술, 참기름·소금·후춧가루 약간씩, 양념장(간장·레몬즙 각각 2큰술, 국간장·참기름 각각 1작은술, 송송 썬 홍고추·풋고추 각각 1작은술)

1 말려서 포장된 콩고기는 물에 불리고, 촉촉한 상태로 포장된 것은 그대로 쓴다. 콩고기를 거칠게 다진다. 참기름을 조금 두른 팬에서 볶으면서 소금·후춧가루로 약하게 간을 한다.

2 오이는 채썰고, 숙주는 다듬어 끓는 소금물에서 2~3분 간 삶아 건져 물기를 뺀다. 쑥갓은 어린잎과 줄기를 뜯어놓는다.

3 도마 위에 물기를 꼭 짠 면보자기를 펴둔다. 라이스페이퍼를 그 위에 얹고 분무기로 물을 뿌려 잠시 두어 부드럽게 만들거나, 라이스페이퍼를 직접 물에 담가 부드럽게 만든다. 라이스페이퍼에 ①과 ②의 재료들을 가지런히 두고 돌돌 만다.

4 개인 접시에 분량의 재료로 만든 양념장을 두고 땅콩 다진 것을 곁들여 ③을 찍어 먹는다.

** 콩고기는 대두의 단백질 성분을 이용하여 고기처럼 만든 것, 밀고기는 밀 단백질을 이용하여 쫄깃쫄깃하게 고기처럼 만든 것을 말한다. 채식 식당이나 자연식품 전문점에서 구입할 수 있다.

라이스페이퍼 샐러드

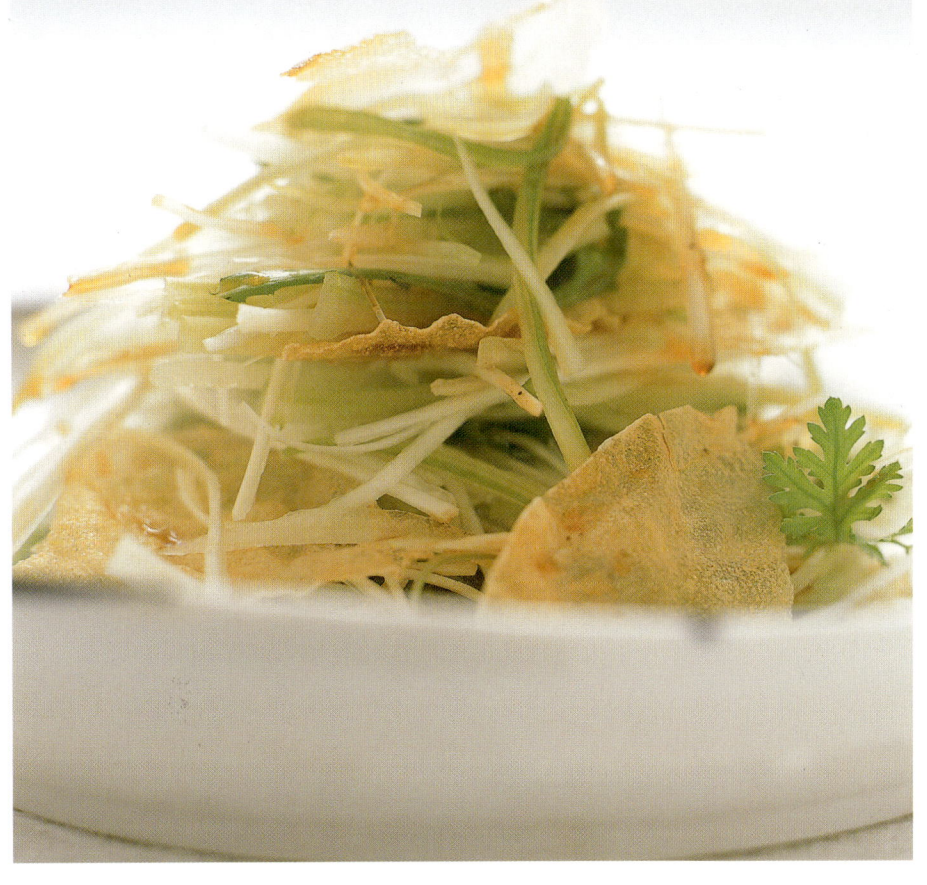

라이스페이퍼 4장, 대파 1/2대, 셀러리 1/4대, 드레싱(간장 1과1/2큰술, 참기름 1/2큰술, 레몬즙 1큰술, 소금·후춧가루 약간씩), 호두유(또는 아보카도유) 적당량

1 라이스페이퍼는 물에 살짝 담갔다가 건져서 10초 정도 그대로 둔 후, 호두유를 넉넉히 두른 팬에 펼쳐서 노릇노릇하고 바삭하게 굽는다. 페이퍼 타월 위에 올려 기름을 빼고 적당한 크기로 부순다.

2 대파와 셀러리는 줄기는 가늘게 채썰고 잎은 먹기 좋게 뜯어 놓는다. 채소를 찬물에 담갔다가 파릇파릇하게 살아나면 건져서 물기를 뺀다.

3 ①과 ②를 섞어 접시에 올리고 소스를 뿌린다.

** 라이스페이퍼 샐러드는 먹기 직전에 재료를 버무려야 구운 라이스페이퍼의 바삭바삭한 맛을 제대로 느낄 수 있다.

단호박 팥조림

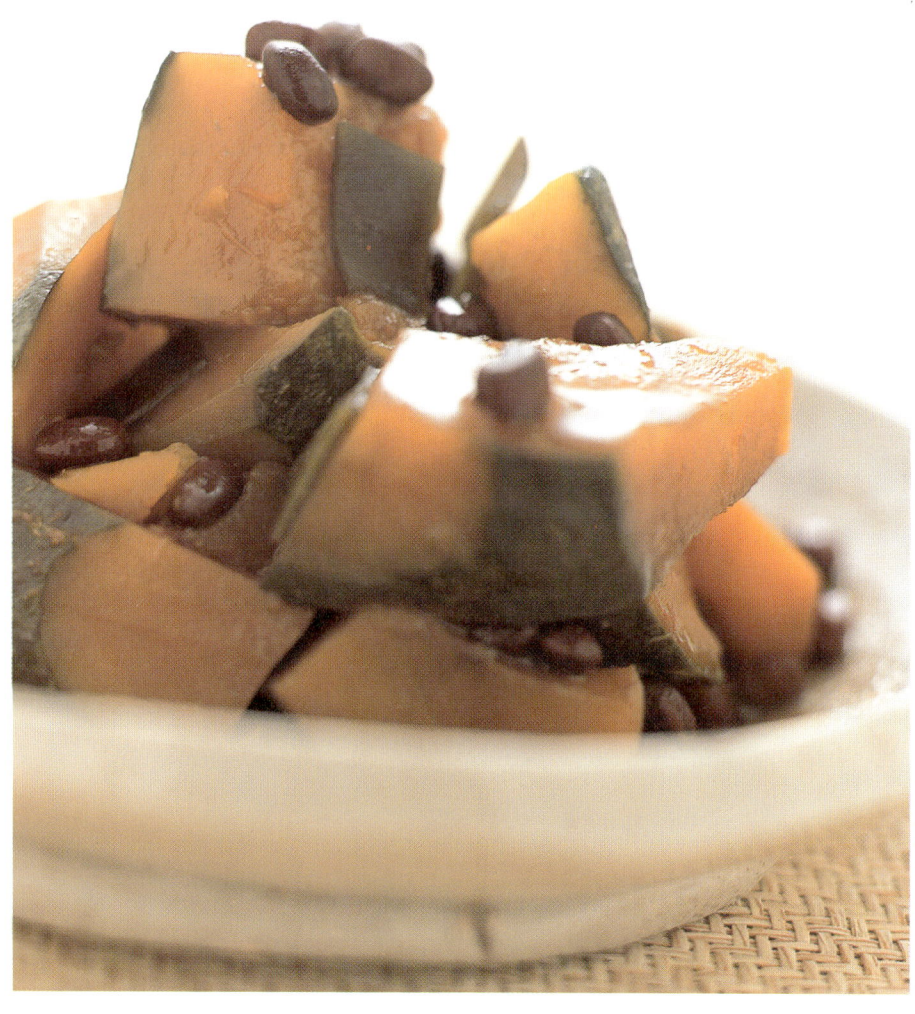

단호박 1/4개, 팥 3큰술, 장국용 다시마(5×5cm) 1장, 물 2컵, 황설탕 2큰술, 조미술·간장 각각 2큰술, 생강즙 1작은술, 소금 약간

1 냄비에 1cm 크기로 네모지게 자른 장국용 다시마와 팥을 넣고 물을 부어 팥을 삶는다. 무르되 형태가 뭉그러지지 않을 정도까지만 끓인다.

2 단호박을 한입 크기보다 조금 크게 숭덩숭덩 썰어 ①에 넣고 황설탕, 조미술, 간장, 생강즙, 소금을 넣어 단호박이 부드러워지면서 물기가 거의 없어질 때까지 조린다. 도중에 물기가 부족하면 물을 조금 더해가면서 조린다.

** 단호박의 부드럽고 달콤한 맛이 팥의 아릿하고 씁쓸한 맛과 잘 어울린다.

콩가루 마찜

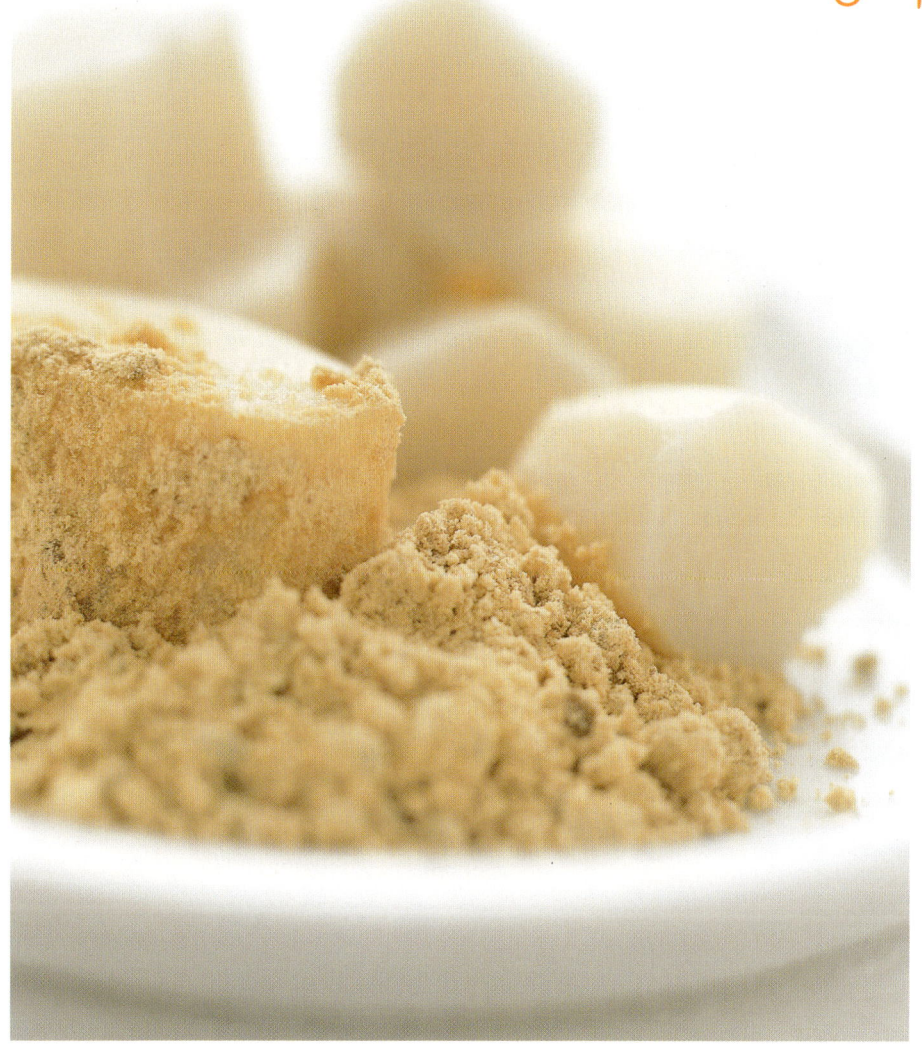

마 2개(약 400g), 콩가루 6큰술, 곱게 간 통깨 3큰술, 흑설탕(혹은 황설탕) 3큰술, 소금 약간

1 마는 솔로 잘 씻어 껍질째 3cm 두께의 통으로 썬다. 김이 충분히 오른 찜통에 얹어서 이쑤시개가 쏙 들어갈 정도로 부드럽게 찐다.

2 콩가루와 곱게 간 통깨, 흑설탕, 소금을 고루 섞어 찐 마에 버무려 먹는다.

＊＊ 살캉하고 담백한 마와 고소한 콩가루가 어우러진 맛이 은근하다. 마는 위장을 편안히 해주므로 웃어른 상에 올리는 반찬으로 손색이 없다.

연근부침개

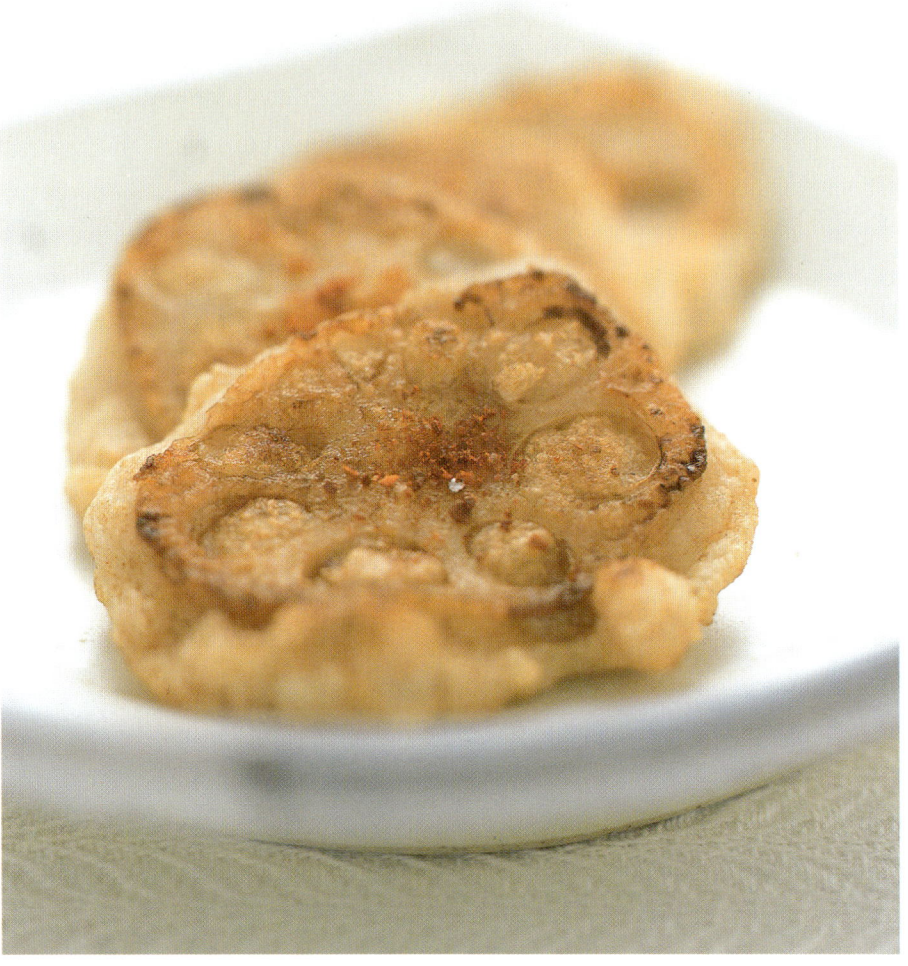

연근 10cm 한 도막(약 200g), 시금치 1뿌리, 녹말 2큰술, 소금·참기름 약간씩

1 연근은 잘 씻어 껍질째 0.3cm 두께의 통으로 4장 정도 썰어둔다. 나머지 연근의 반은 강판에 갈고 그 반은 다시 0.7cm 크기의 주사위꼴로 썬다. 시금치는 손질하여 잘게 썬다.

2 연근 간 것과 주사위꼴로 썬 것, 시금치, 녹말, 소금을 잘 섞는다.

3 팬에 참기름을 두르고 ②를 숟가락으로 연근 크기만큼 떠서 놓고 그 위에 ①의 썰어둔 연근을 올려 앞뒤를 노릇노릇하게 굽는다.

강낭콩 채소조림

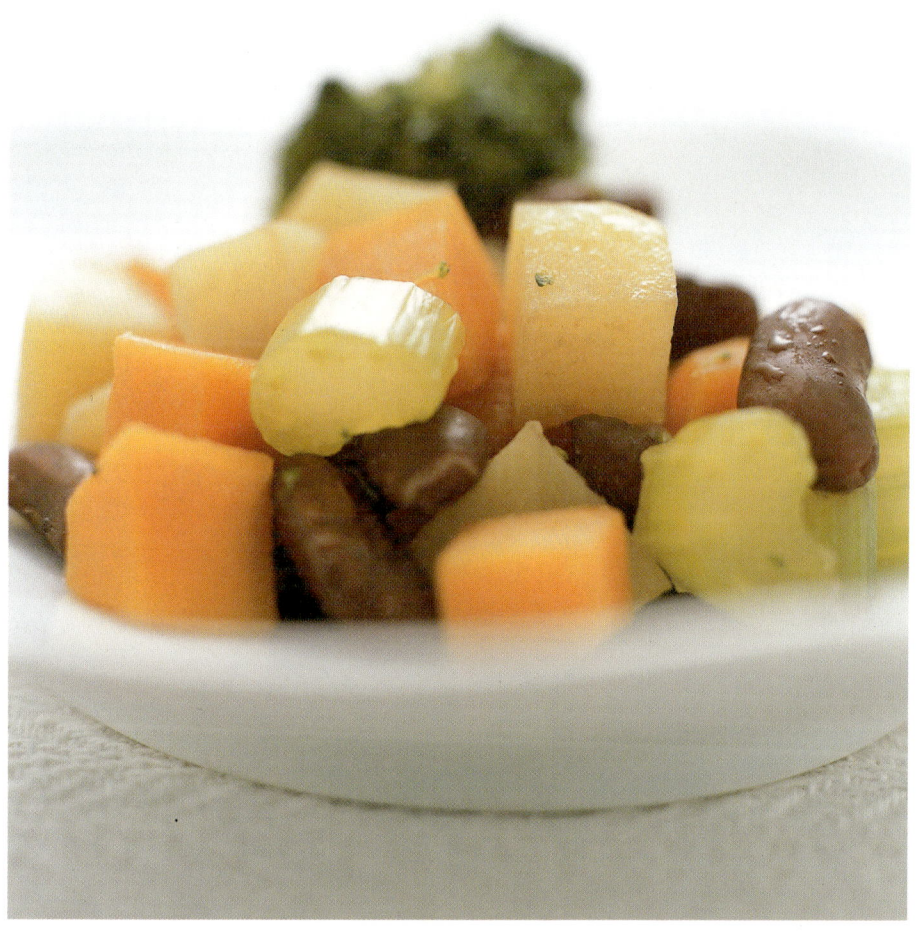

강낭콩(또는 밤콩) 1/2컵, 감자 1개, 당근 1/4개, 셀러리 1/2대, 브로콜리 조금, 다시마 국물 1컵, 간장 1큰술, 조미술 2큰술, 소금 1/2작은술, 올리브유 약간

1 감자, 당근, 셀러리는 1cm 크기의 주사위꼴로 썰고 브로콜리는 갈라 작게 썬다.

2 냄비에 다시마 국물을 끓여 강낭콩을 넣고 삶는다. 여기에 감자와 당근을 넣고 부드러워질 때까지 삶는다.

3 ②에 셀러리와 브로콜리를 넣고 간장과 조미술, 소금으로 간하여 5분 정도 더 조려서 불에서 내리고 올리브유를 뿌린다.

양배추 초나물

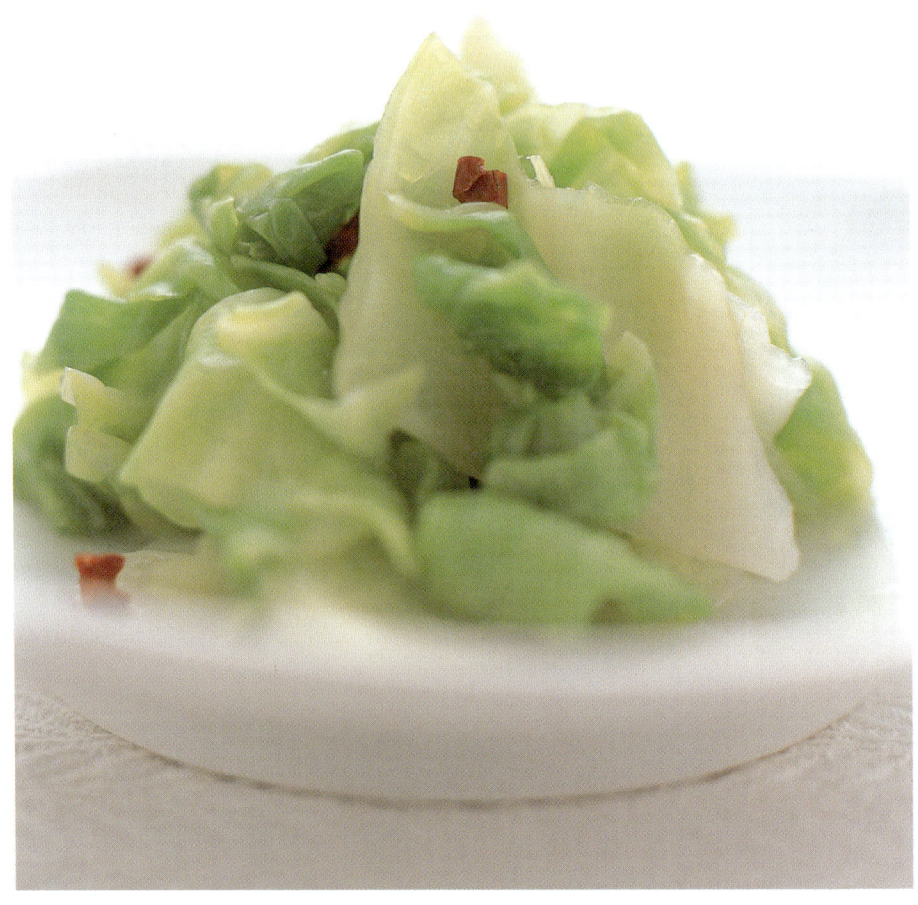

양배추 1/4~1/6통, 나물 양념(레몬 식초(또는 레몬즙) 3큰술, 황설탕 1/2큰술, 소금 1/2작은술), 마른 고추 1/2개, 소금 약간

1 양배추는 딱딱한 심을 칼로 저며 썰어 잎 부분과 두께를 균일하게 하고 손으로 한입 크기보다 조금 크게 뚝뚝 뜯어 큰 그릇에 담는다.
2 분량의 양념 재료를 섞은 후, 씨를 빼고 송송 썬 마른 고추를 넣는다.
3 연한 소금물을 넉넉히 만들어 펄펄 끓을 때 양배추에 끼얹는다. 양배추를 바로 찬물에 헹구어 물기를 빼고 한 김 식힌다.
4 양배추의 남은 물기를 짜고 나물 양념과 섞는다. 냉장고에 30분 이상 두어 차게 식혀서 먹는다. 냉장고에 둘 때는 도중에 위아래를 한번 뒤집어주는 게 좋다.

감자 초나물

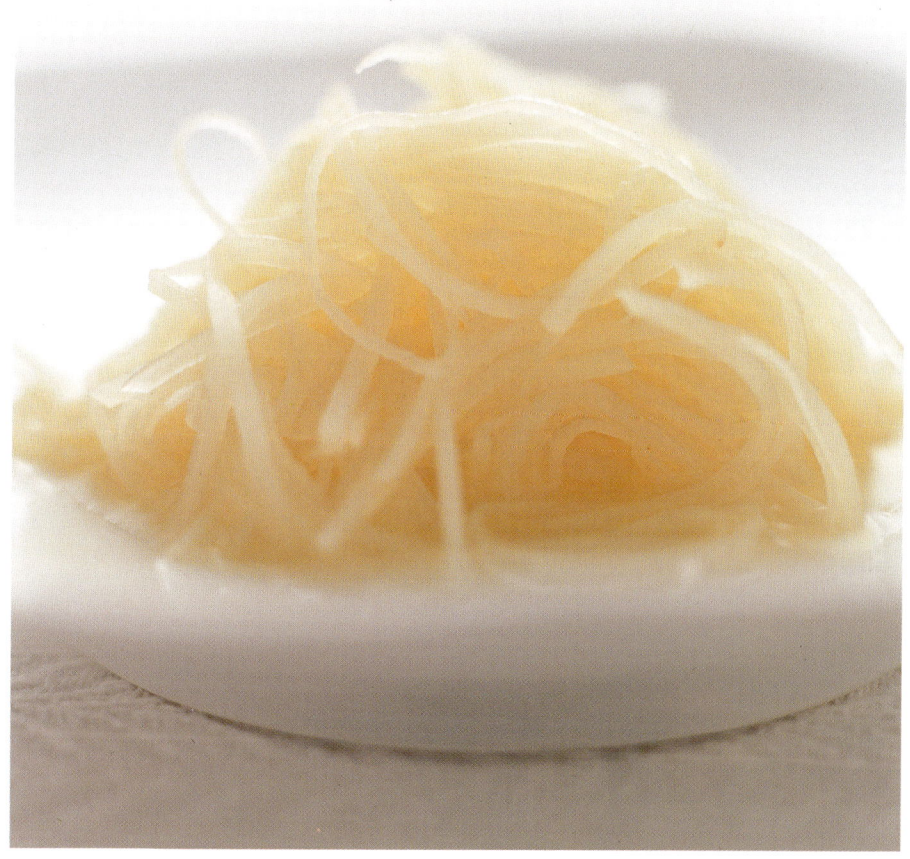

감자(자잘한 것으로) 2개, 나물 양념(현미 식초 3큰술, 물 1과1/2큰술, 갠 겨자·소금 각각 1/2작은술, 황설탕 1큰술)

1 감자는 신선한 것으로 골라 껍질을 벗기고 채썬다. 물에 두세 번 헹구어 표면의 전분을 제거한 뒤 물기를 뺀다. 황설탕과 소금을 잘 녹이면서 다른 양념 재료와 섞어둔다.

2 냄비에 물을 넉넉히 붓고 끓여 감자를 넣고 1~2분 정도 살짝 데친 뒤 찬물에 헹궈 체에 건진다.

3 감자가 식으면 페이퍼 타월로 물기를 말끔히 닦은 다음 나물 양념에 섞어 30분 이상 재웠다가 그릇에 담는다.

피망나물

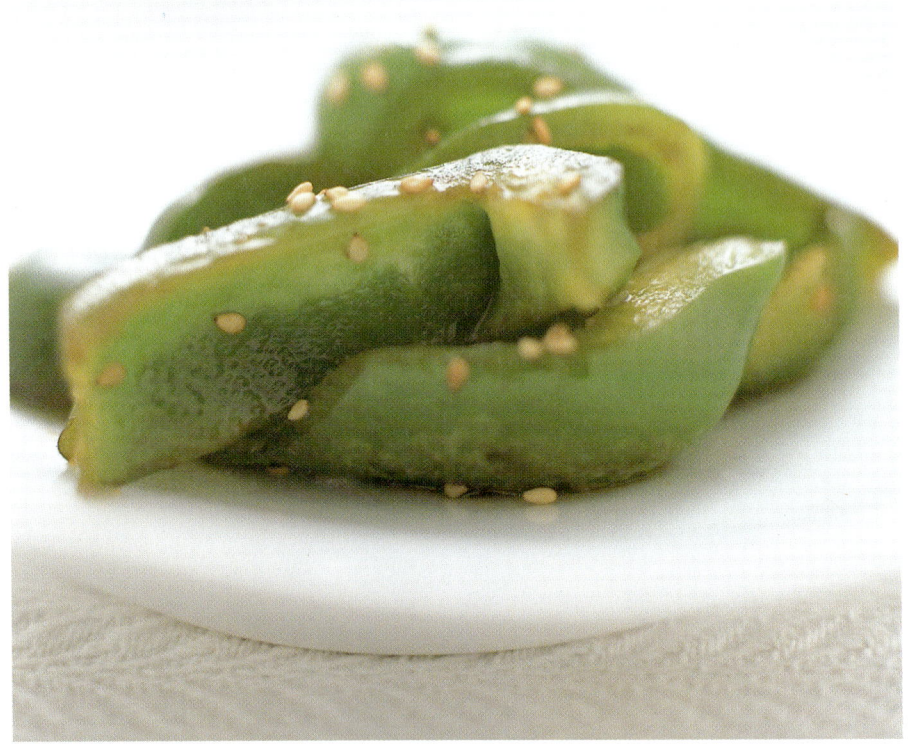

피망 4개, 나물 양념(간장·청주 각각 1과1/2큰술), 참기름 2큰술, 통깨 약간

1 피망은 꼭지와 씨를 떼어내고 1.5cm 너비로 길쭉하게 썬다.

2 달군 팬에 참기름을 두르고 피망을 센 불에서 볶다가 나물 양념을 끼얹는다. 양념기가 없어질 정도로 재빨리 볶은 다음 불을 끄고 통깨를 뿌린다.

＊＊ 양파도 약 2cm 폭으로 숭덩숭덩 썰어 같은 양념을 하여 볶으면 맛있다.

해초 요리 두 가지

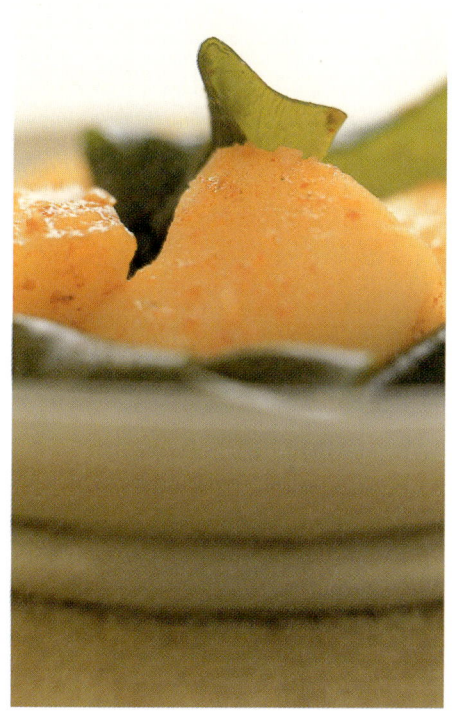 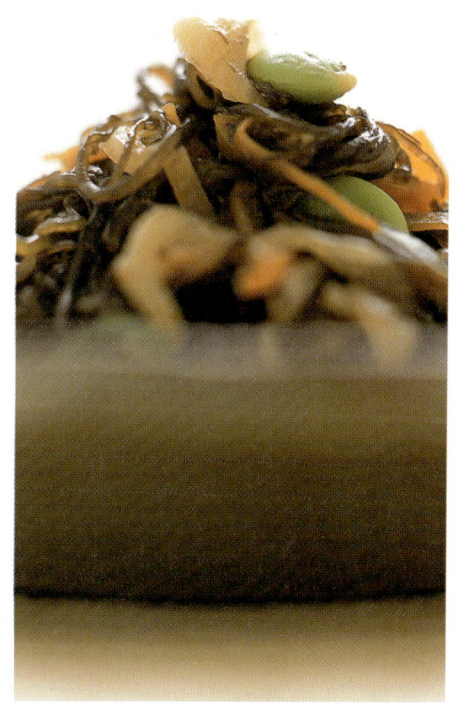

다시마 감자조림

감자 2개, 장국용 다시마(20×5cm) 1장, 조림장(간장·청주 각각 1큰술, 고춧장·다진 마늘 각각 1작은술, 물엿·고춧가루 1/2큰술, 소금 조금)

1 크고 긴 장국용 다시마를 대강 자른 뒤 물에 불린다. 충분히 불면 약 10×3cm 크기로 자른다.
2 다시마의 물기가 빠지면 양끝을 잡고 돌려 묶어 모양을 만든다. 다시마 불린 물은 버리지 말고 남겨둔다. 감자는 껍질을 벗겨 한입 크기로 썬다.
3 냄비에 감자와 다시마를 넣고 다시마 불린 물과 물을 섞어 재료가 잠길 정도로 붓는다. 조림장을 풀어 감자가 충분히 익고 국물이 바특하게 졸아들 때까지 조린다.

꼬시래기조림

꼬시래기 150g, 양파 1/2개, 당근 1/5개, 풋콩 4큰술, 풋고추 2개, 조림장(간장·조미술·청주·물 각각 2큰술, 다진 마늘·다진 생강 각각 1/2작은술)

1 꼬시래기는 계속 물을 갈아주면서 소금기를 충분히 뺀 후 물기를 짜고 먹기 좋은 길이로 썬다.
2 양파와 당근은 얇게 채썬다. 풋고추는 송송 썰고, 풋콩은 소금물에서 살캉하게 씹힐 정도로 삶는다. 분량의 재료로 조림장을 만든다.
3 냄비에 참기름을 두르고 양파와 당근을 볶다가 숨이 죽으면 꼬시래기와 풋콩, 조림장을 넣고 중간 불보다 약간 센 불에서 바특하게 조린다. 마지막에 풋고추를 넣고 한번 섞은 뒤 불에서 내린다.

다시마 감자조림

꼬시래기조림

bean curd

두부를 먹는 가장 간단하고 맛있는 방법은,
두부를 살짝 데쳐서 잘 볶은 김치에 싸 먹는 것이다.

냉연두부 세 가지　젓갈 냉연두부 | 햇김치 냉연두부 | 팽이버섯조림 냉연두부
두부샐러드 두 가지　대파 소스 두부샐러드 | 흑임자 소스 구운 두부샐러드
두부무침 네 가지　참치 두부양념과 참비름 유부무침 | 명란젓 두부양념과 삶은 감자무침
　　　　　　　　견과 두부양념과 쑥갓 은행무침 | 아보카도 두부양념과 연근 당근무침
연두부 요리 두 가지　겨자소스 연두부 | 연두부찜
굴소스 두부볶음
콩비지샐러드
두부스테이크
오키나와식 두부볶음

요즘 세계 곳곳에서 두부에 대한 관심이 커지고 있다. 두부에 함유된 미량 성분인 '아이소플라본'이 체내에서 여성 호르몬과 똑같은 역할을 한다는 사실이 알려져 두부가 '부작용 없는 기적의 노화 방지 식품'으로 각광을 받게 된 것이다. 이제는 서양 사람들도 케이크나 스파게티 등에 두부를 넣어 먹고 있다. 두부는 두뇌에 영양을 주는 양질의 식물성 단백질이 풍부해 성장기 어린이의 두뇌 발달과 노인의 치매 예방에도 좋다고 한다. '밭의 고기'라 불리는 콩은 몸에 좋은 식물성 단백질이 풍부해 우리 조상들의 필수 음식으로 자리잡았다. 그런데 두부는 콩에서 나왔으되 콩보다 단백질과 칼슘이 더 풍부하다. 마치 우유를 응고시켜 만든 치즈가 우유보다 영양이 더 풍부한 것과 마찬가지다. 이 때문에 두부를 '콩의 치즈'라고도 한다.

'두부를 가장 맛있게 먹는 법'을 묻는다면, 개인적으로는 두부를 데쳐 볶은 김치로 싸먹는 것이 가장 맛도 있고 질리지도 않는다고 생각한다. 그러나 아무리 안 질린다고 해도, 두부를 한 가지 조리법으로만 요리한다면 뭔가 새로운 것을 먹고 싶다는 욕구가 생길 것이다. 두부는 실제로 상상할 수 없을 정도로 여러 가지 식재료와 잘 어울릴 뿐만 아니라 다양하게 조리할 수 있다는 게 장점이다. 요즘은 단단한 두부, 부드러운 두부, 연두부, 순두부를 어디서나 살 수 있고, 콩비지도 쉽게 구할 수 있다. 단단한 두부는 수분이 적고 단단하여 부침이나 볶음, 만두소 같은 요리에 다양하게 쓰이며, 촉촉하고 부드러운 두부는 찌개나 조림 요리에 자주 쓰인다. 연두부는 생으로 샐러드에 넣거나 찜이 적격이다. 콩비지 역시 매력적이다. 비지찌개는 물론, 메밀가루를 섞어 비지떡을 만들거나 샐러드에 넣어도 아주 맛있다.

냉연두부 세 가지

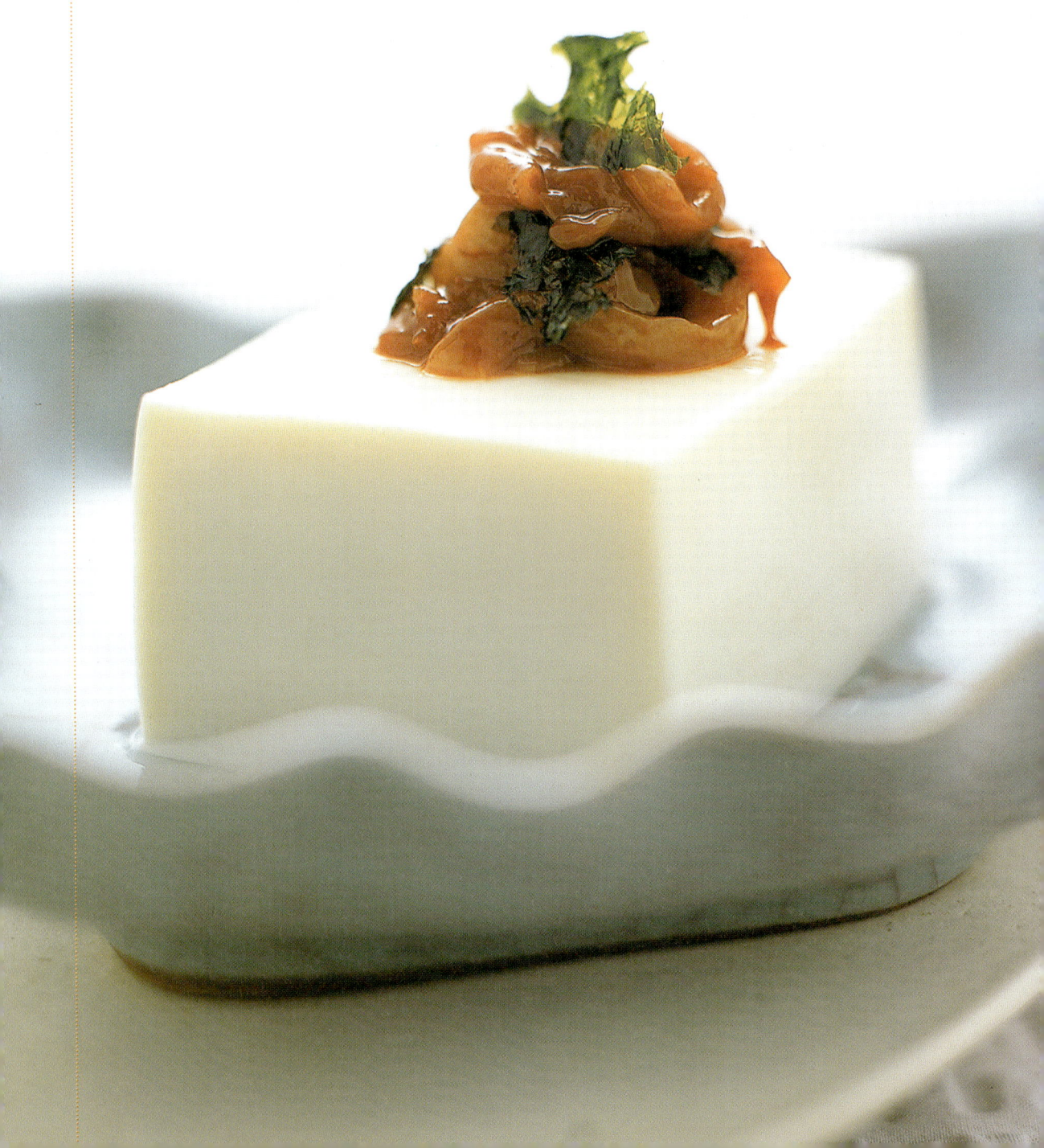

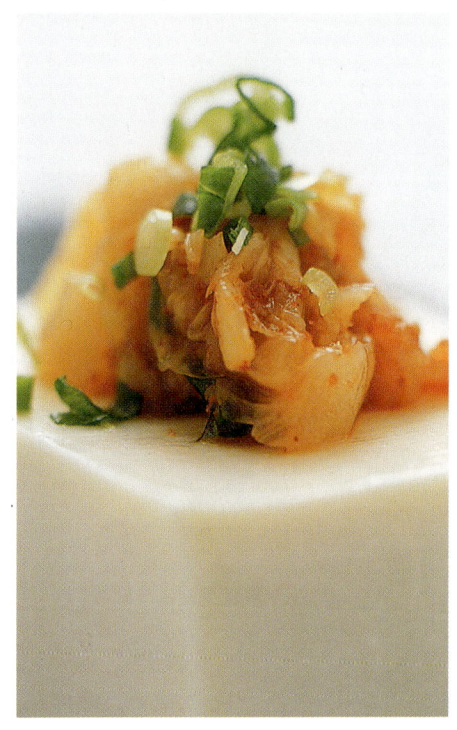 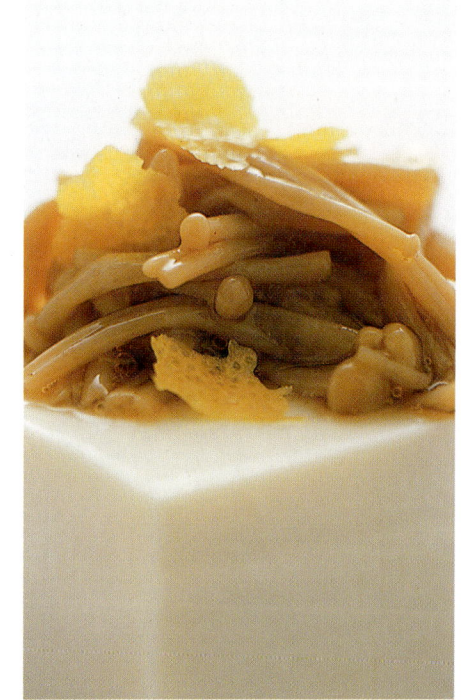

냉연두부는 두부를 가장 손쉽게 먹을 수 있는 요리로서 다양한 재료들과 잘 어울리는 점이 큰 매력이다. 연두부 1모를 4등분하여 차가운 얼음물에 넣어두었다가 먹기 직전에 물기를 뺀 뒤 여러 가지 젓갈 무침을 올릴 수도 있고, 계절 채소를 곁들여 양념 간장을 끼얹거나 천일염을 뿌려 먹을 수도 있다.

두부를 고를 때는 원료인 대두가 유전자 조작이 되지 않은 국산 콩 100퍼센트인 것은 물론 천연 간수로 굳힌 것을 고르도록 한다. 여기에 유기농 재배한 대두가 원료라면 더할 나위 없이 좋다. 또한 생두부를 먹는 것인만큼 될 수 있으면 만든 지 얼마 되지 않은 것으로 고르는 게 좋다. 입에 넣었을 때 감촉이 부드럽고 고소한 콩의 향미가 느껴지는 것이 좋은 제품이다.

여기에서 쓰이는 두부는 연두부 1모(300g)를 기준으로 삼았다.

젓갈 냉연두부
조개젓이나 오징어젓에 고춧가루, 다진 마늘, 다진 생강, 다진 풋고추, 참깨, 참기름을 적당히 넣고 무친 뒤 먹기 직전에 구운 김을 부수어 섞고 연두부에 올린다.

＊＊ 여름에 특히 맛있게 먹을 수 있다.

햇김치 냉연두부
햇김치를 갖은 양념에 무쳐 연두부 위에 올리고 실파를 송송 썰어 뿌린다.

팽이버섯조림 냉연두부
팽이버섯 1봉지, 레몬 껍질 약간, 조림 양념(간장·조미술·청주 각각 1큰술, 황설탕 1/2큰술, 다진 생강 약간)
팽이버섯을 1cm 길이로 썰어 분량의 재료로 만든 조림 양념에 조려서 두부 위에 올리고, 레몬 껍질을 저며 솔솔 뿌린다.

＊＊ 이때 양념장을 바짝 졸이지 않아도 된다.

젓갈 냉연두부

햇김치 냉연두부

팽이버섯조림 냉연두부

두부샐러드 두 가지

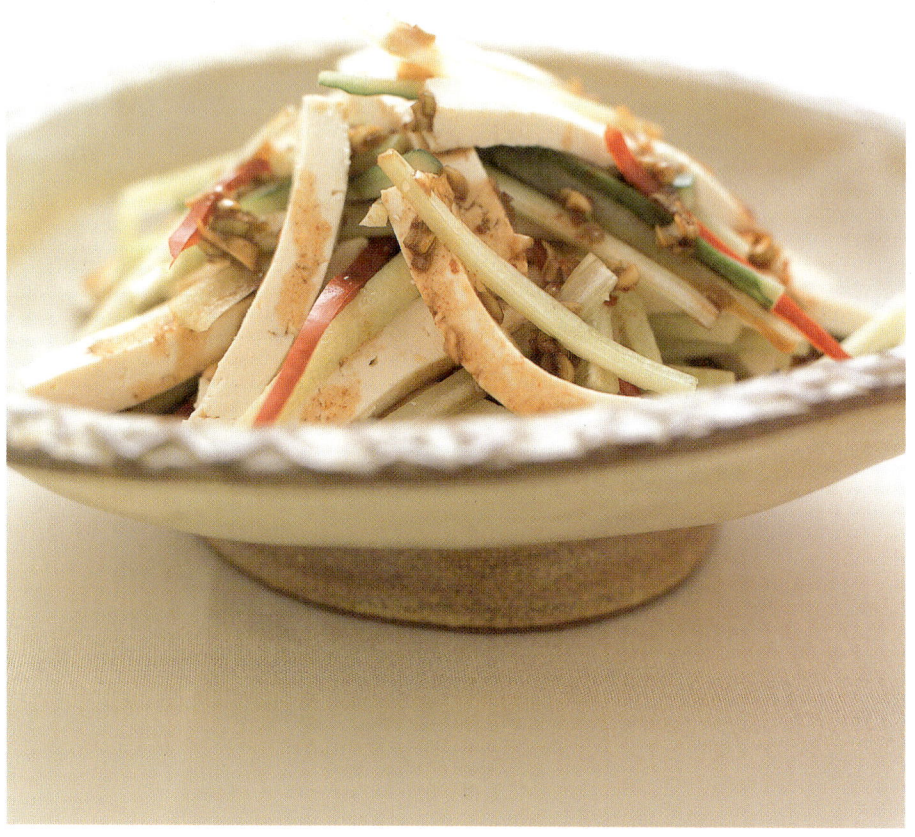

대파 소스 두부샐러드

두부(부드러운 두부) 1모(275g), 오이 1/3개, 셀러리 1/4개, 홍고추 1개, 대파 소스(잘게 다진 대파 3큰술, 간장·현미 식초 각각 2큰술, 고춧가루·황설탕 각각 1/2 작은술, 참기름·소금·후춧가루 약간씩)

1 씻은 두부를 페이퍼 타월에 싼 다음 체에 밭쳐 무거운 것으로 눌러 냉장고에서 하룻밤 두어 물기를 뺀다.
2 물기 뺀 두부를 1cm 두께의 막대기꼴로 썬다. 셀러리는 굵은 섬유질을 벗기고 오이와 함께 5cm 길이로 채썬다. 홍고추는 길게 반으로 갈라 씨를 빼고 가늘게 채썬다.
3 두부와 채소를 접시에 담고 그 위에 분량의 재료로 만든 대파 소스를 끼얹는다.

** 무거운 것으로 눌러 하룻밤 동안 물기를 쭉 뺀 두부는 단단하고 맛이 진하여 치즈 같은 촉감이 난다. 대파 소스는 다른 생채소 샐러드나 청포묵, 도토리묵 무침에도 잘 어울린다.

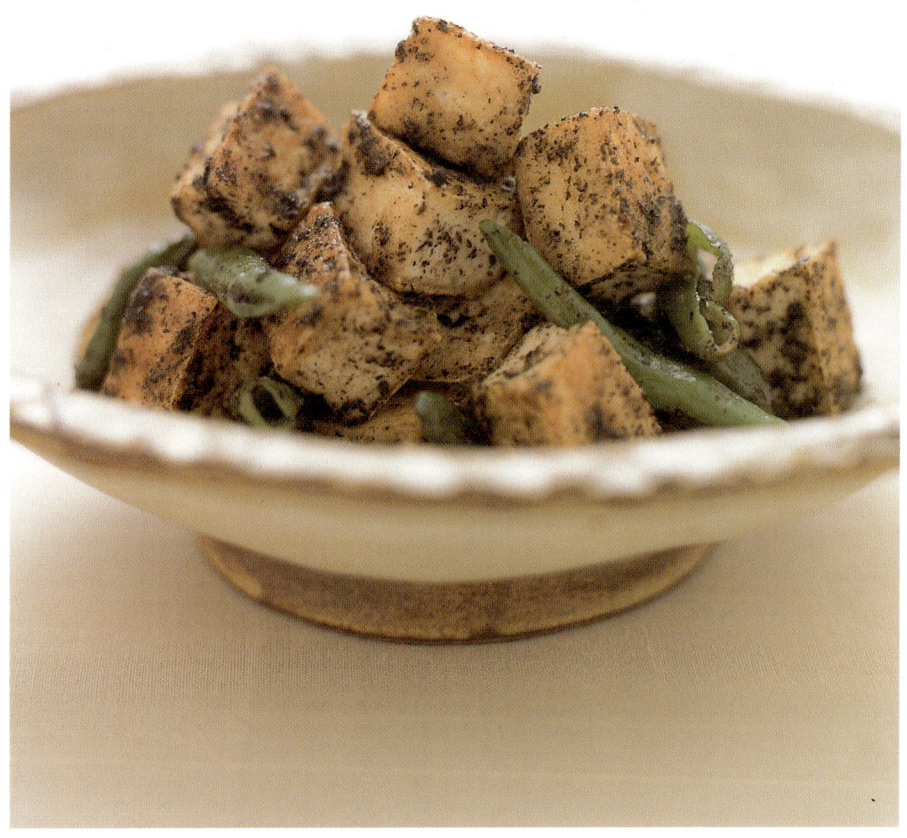

흑임자 소스 구운 두부샐러드

두부(단단한 두부) 1모(275g), 꽈리고추 8개, 흑임자 소스(흑임자 가루 3큰술, 간장 2와1/2큰술, 조미술 1큰술, 황설탕 1/2큰술), 참기름 적당량

1 씻은 두부를 페이퍼 타월에 싸고 무거운 것으로 눌러서 30분 정도 두어 물기를 뺀다. 꽈리고추는 꼭지를 떼고 반으로 어슷썰어 씨를 빼고 끓는 소금물에서 데친 후 찬물에 헹구어 물기를 짠다. 분량의 재료를 섞어 흑임자 소스를 만들어둔다.

2 두부를 2cm 크기의 주사위꼴로 썬 다음 팬에 참기름을 넉넉히 두르고 골고루 굴려가면서 튀기듯이 굽는다. 두부가 뜨거울 때 흑임자 소스에 버무린다. 두부에 소스가 충분히 배면 꽈리고추를 넣고 다시 한번 섞는다.

✱✱ 두부의 양이 적으면 팬의 1cm 높이까지만 기름을 부어 굽듯이 튀기는 게 좋다. 가지나 우엉을 볶아서 흑임자 소스에 버무려 먹어도 맛있다.

두부무침 네 가지

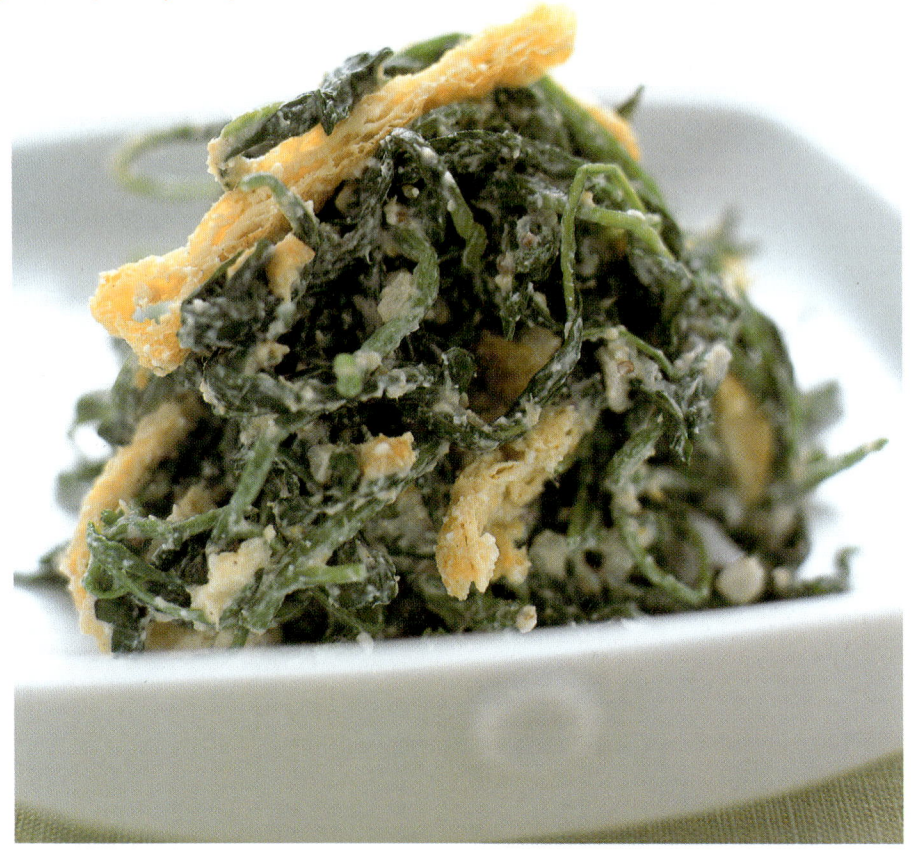

두부양념을 만들 때 믹서에 재료를 전부 넣고 갈면 곱고 부드럽다. 양파나 호두, 땅콩도 다른 재료들과 같이 그대로 넣어 믹서에서 돌리면 되고 아보카도도 대강 썰어 같이 갈면 된다. 여기에서 사용하는 두부는 모두 단단한 두부다.

참치 두부양념과
참비름 유부무침

참비름 150g, 유부 3장, 참치 두부양념(두부 1/2모, 참치 통조림 50g, 다진 양파·다진 파슬리 각각 1큰술, 양겨자·레몬즙 각각 1작은술, 소금·후춧가루 약간씩)

1 참비름은 연한 잎과 줄기만 골라 끓는 소금물에 데친 후 찬물에 헹궈 물기를 짠다. 유부는 기름기를 물로 씻어낸 뒤, 물기를 짜고 아무것도 두르지 않은 팬에서 앞뒤로 골고루 구워 한 김 식으면 채 썬다.
2 두부는 살짝 데치거나 페이퍼 타월에 싸서 전자레인지에 데운다. 채반에 밭쳐 물기를 뺀 다음 포크로 짓이긴다. 참치 통조림은 기름기를 빼고 뜨거운 물을 살짝 끼얹어 체에 밭친다. 두부에 참치를 넣어 같이 짓이기면서 섞고 다른 양념 재료도 한데 섞는다.
3 참치 두부양념으로 참비름과 유부를 무친다.
＊＊ 참비름 대신에 시금치를 무쳐도 맛있다.

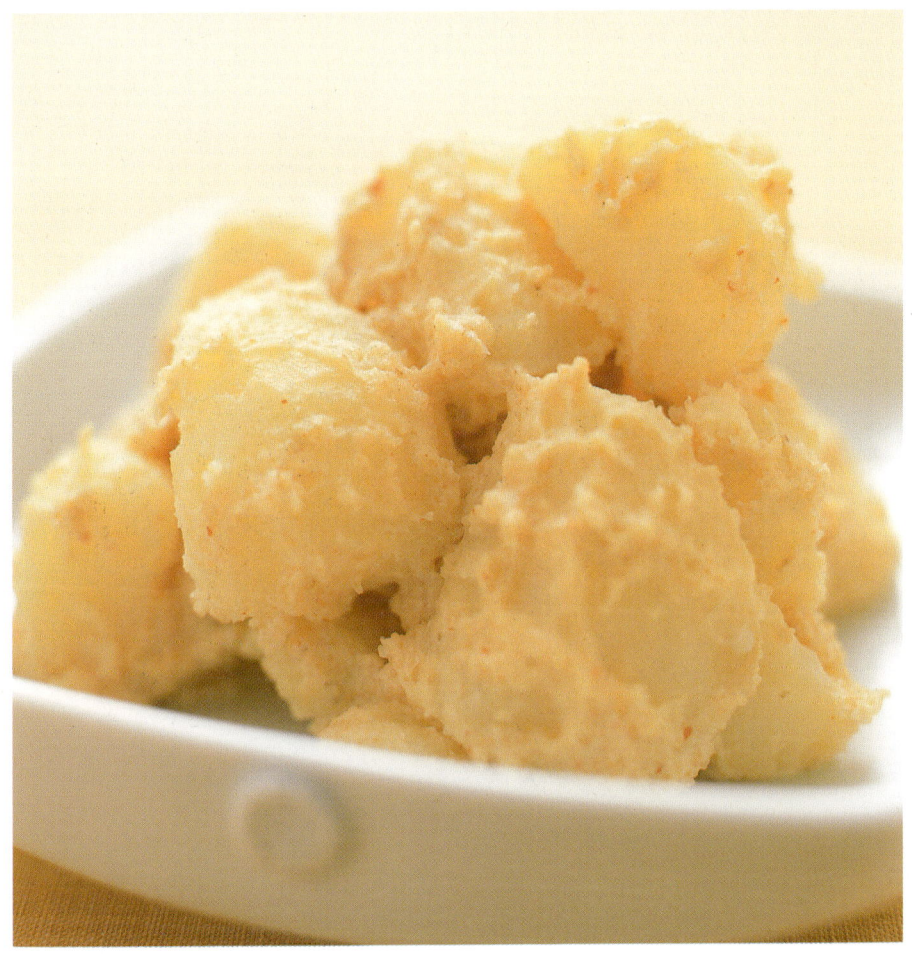

명란젓 두부양념과 삶은 감자무침

감자 2~3개, 물 2컵, 다시마 가루 약간, 간장·조미술 각각 1큰술, 명란젓 두부양념(두부 1/2모, 명란젓 1~2개, 고춧가루·다진 마늘 각각 1/2작은술, 참기름 1/2큰술, 깨소금 2작은술)

1 두부는 '참치 두부양념' 과 같은 방법으로 물기를 뺀 다음 포크로 짓이긴다.
2 감자는 껍질을 벗겨 한입 크기로 썰어서 물에 헹군 후 냄비에 담고 물, 다시마, 간장, 조미술을 넣어 중간 불에서 삶는다.
3 명란젓은 속의 알을 칼로 긁어내어 다른 양념들과 함께 두부에 섞어 명란젓 두부양념을 만든다.
4 ②의 감자가 익으면서 물기가 거의 없어지면 냄비를 흔들면서 감자를 굴려 물기를 날려보낸다. 이렇게 보슬보슬하게 된 감자에 ③의 양념을 넣고 무친다.

** 감자 대신 고구마를 숭덩숭덩 썰어 찐 후 명란젓 두부양념에 무치면 아이들이 좋아하는 반찬이 된다.

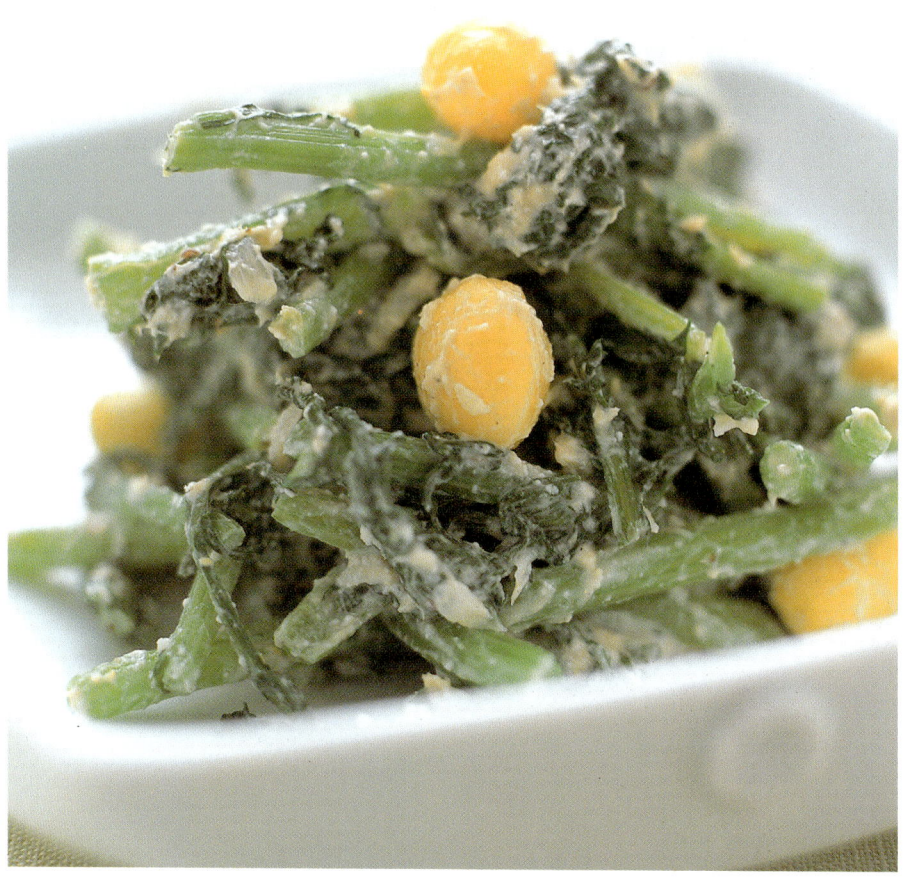

견과 두부양념과 쑥갓 은행무침

쑥갓 150g, 은행 10알, 견과 두부양념(두부 1/2모, 곱게 다진 호두·땅콩 각각 1큰술, 황설탕·간장 각각 1작은술, 소금 약간)

1 쑥갓은 끓는 소금물에 굵은 줄기 부분부터 넣어 데친 다음 찬물에 헹구어 물기를 짜고 3cm 길이로 썬다. 굵은 줄기는 2~3갈래로 갈라놓는다.

2 은행은 외피를 까고 끓는 소금물에 데치면서 국자 등으로 비벼 속껍질을 벗기고 건져서 살짝 짓이긴다.

3 두부는 물기를 빼지 않고 그대로 짓이겨 다른 견과 양념 재료들과 섞은 후, 쑥갓과 은행을 같이 무친다.

＊＊ 껍질째 먹는 콩을 소금물에 데쳐 견과 두부양념에 무쳐도 맛있다.

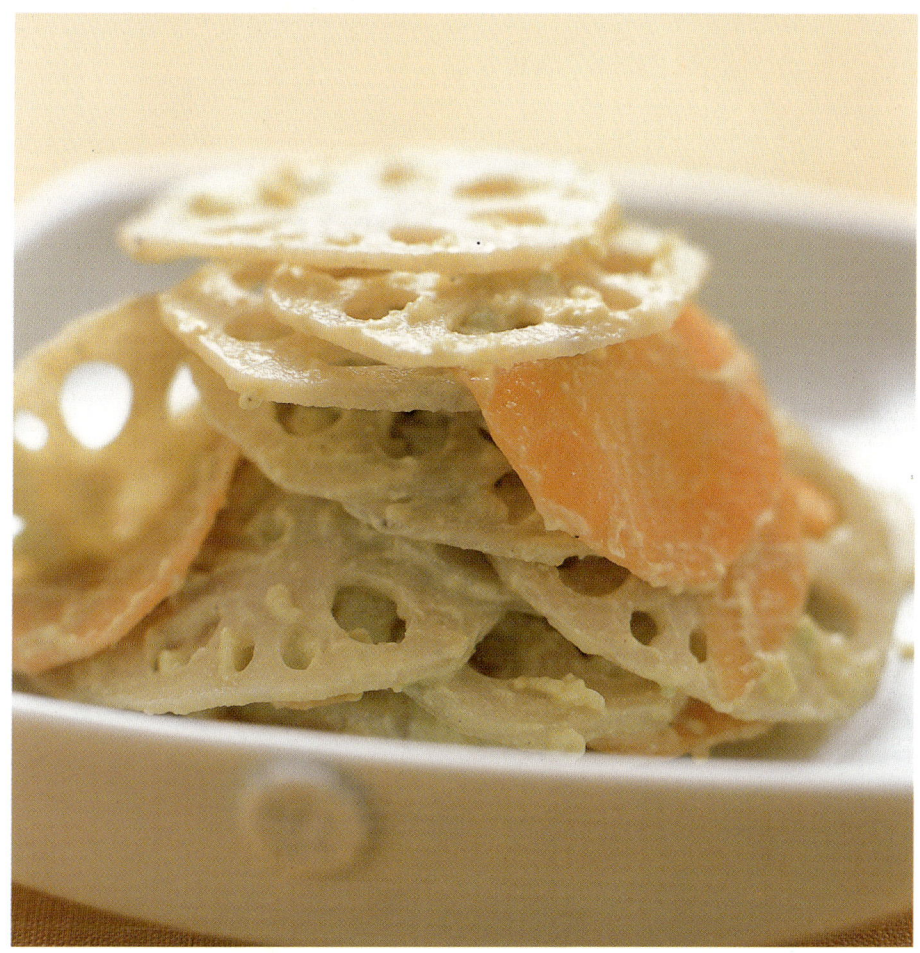

아보카도 두부양념과 연근 당근무침

연근 100g, 당근 1/2개, 소금·식초 약간씩, 아보카도 두부양념(두부 1/2모, 아보카도 작은 것 1/2개, 올리브유 1큰술, 레몬즙 1큰술, 다진 양파 2큰술, 소금·후춧가루 약간씩)

1 두부는 '참치 두부양념'과 같은 요령으로 물기를 뺀 다음 짓이긴다. 아보카도는 껍질을 깎고 씨를 빼낸 뒤 레몬즙을 뿌려 짓이긴다.

2 연근은 껍질을 깎고 0.2cm 두께로 납작하게 썬다. 끓는 물에 소금과 식초를 조금 넣고 연근을 데쳐 연근이 투명해지면 건져 찬물에 식힌 뒤 물기를 뺀다. 당근은 연근과 같은 두께로 동글납작하게 썰어 연근 데친 물에 살짝 데쳐 물기를 뺀다.

3 ①과 다진 양파를 섞고 올리브유를 뿌린 후 소금, 후춧가루로 간하여 연근과 당근을 무친다.

** 아보카도는 색이 푸른 것보다 진한 것이 잘 익은 것이므로 진한 것으로 고르되, 너무 무르지 않은 것이어야 한다. 손질 요령은, 소금물 안에서 솔로 싹싹 비벼 씻어 농약 잔류물을 제거하고, 칼날이 씨에 닿을 때까지 세로로 한 바퀴 돌려 가른 뒤, 양손으로 반쪽씩 잡고 비틀면 쪼개진다. 칼 끝으로 씨를 파내면 씨가 쏙 빠진다. 그 다음에 껍질을 벗기는데, 껍질을 벗기자마자 색이 변하므로 즉시 레몬즙을 뿌린다.

연두부 요리 두 가지

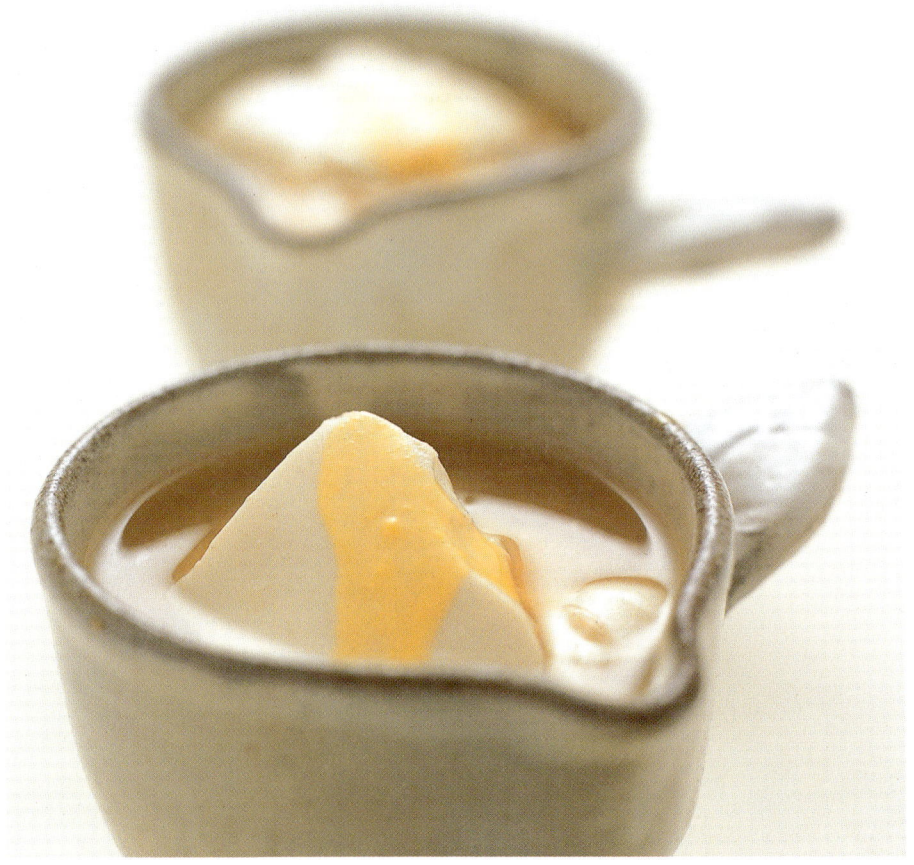

겨자소스 연두부

연두부 1모(300g), 겨자소스(겨자 1작은술, 쌀엿·국간장 각각 1/2작은술), 조림장(물 2컵, 장국용 다시마(5×5cm) 1장, 간장·조미술 각각 1/2큰술, 소금 약간), 황설탕 1/2큰술, 간장 1큰술, 녹말 2작은술, 물 1큰술

1 연두부는 채반에 밭쳐 그대로 물을 뺀다.
2 냄비에 조림장 재료 중 물과 장국용 다시마를 넣고 국물이 1/2컵이 될 때까지 은근한 불에서 국물을 우려낸다. 나머지 조림장 재료를 넣고 엷게 간을 한 다음, 두부를 통째로 넣어 약한 불에서 10분 정도 천천히 끓여 맛이 배게 한다.
3 두부를 숟가락으로 떠서 그릇에 담는다. ②에서 장국용 다시마는 건져내고 남은 조림장에 황설탕과 간장을 더해 간을 강하게 하고, 분량의 물(1큰술)에 녹말을 풀어 조금씩 넣어 걸쭉하게 한다. 분량의 재료를 섞어 겨자소스를 만든다.
4 두부에 걸쭉한 조림장을 붓고 겨자소스를 뿌려 먹는다.

** 아주 뜨거우므로 먹을 때는 조심! 두부의 고소한 참맛을 순수하게 느낄 수 있는, 뜨끈한 겨울철 요리다.

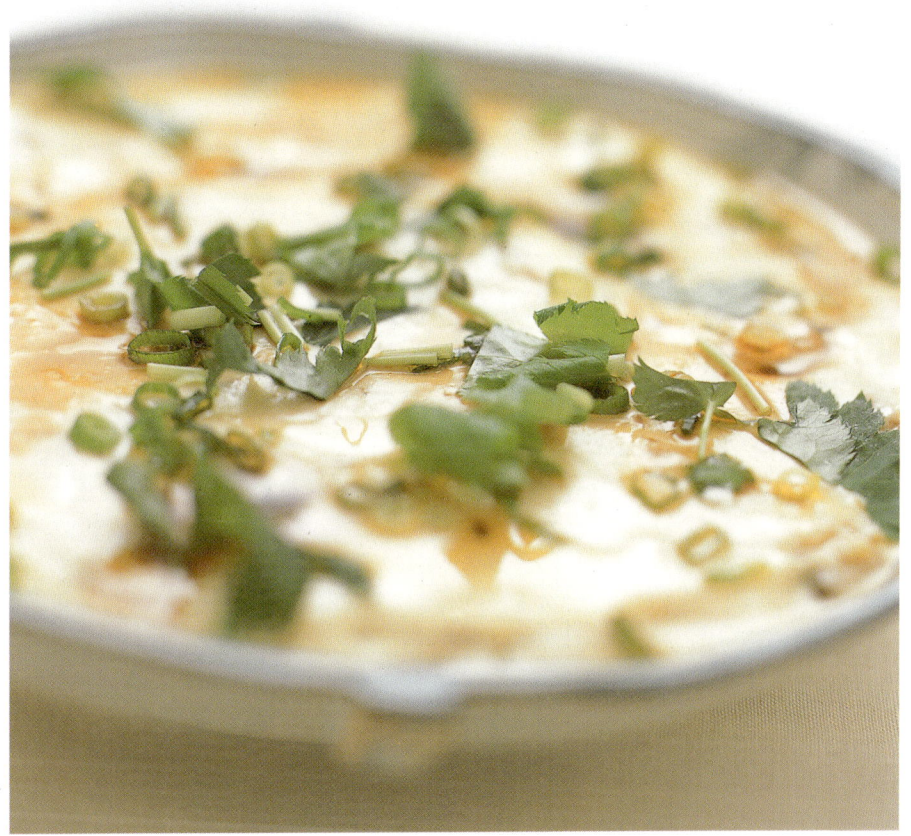

연두부찜

연두부 1모, 김치 80g, 양송이버섯 2개, 실파·참나물 적당량, 참치 통조림 80g, 달걀 1개, 소금 1/4작은술, 후춧가루·들기름·간장 약간씩, 녹말 1큰술

1 두부는 페이퍼 타월에 싸서 전자레인지에서 3분 정도 데운 후 채반에 밭쳐 식을 때까지 두면서 물기를 뺀다. 참치 통조림은 체에 밭쳐 뜨거운 물을 부어 기름기를 빼낸 뒤 물기를 가볍게 짠다.

2 양송이버섯은 거칠게 다지고 실파는 송송 썬다. 참나물은 대강 뜯어 줄기와 잎으로 나누어놓는다. 김치는 살짝 헹구어 물기를 짠 뒤, 잘게 썬다.

3 약간 우묵한 접시(상에 내는 접시를 그대로 사용)에 두부를 놓고 포크로 잘게 짓이긴다. 이어 참치와 양송이버섯, 김치, 참나물 줄기를 넣어 고루 잘 섞은 다음, 달걀을 풀어 넣고 소금·후춧가루로 간한다. 이것에 녹말을 넣고 잘 섞는다.

4 ③을 찜통에서 찌거나 랩을 씌워 전자레인지에서 4~5분 간 익힌다. 여기에 실파와 참나물 잎을 솔솔 뿌리고 들기름과 간장을 끼얹어 먹는다.

** 접시 하나로 요리가 끝나므로 정말 간단하다. 저녁 찬거리가 마땅찮을 때나 출출할 때, 얼른 냉장고를 뒤져 남은 채소를 잘게 썰어 넣고 만들 수 있다.

굴소스 두부볶음

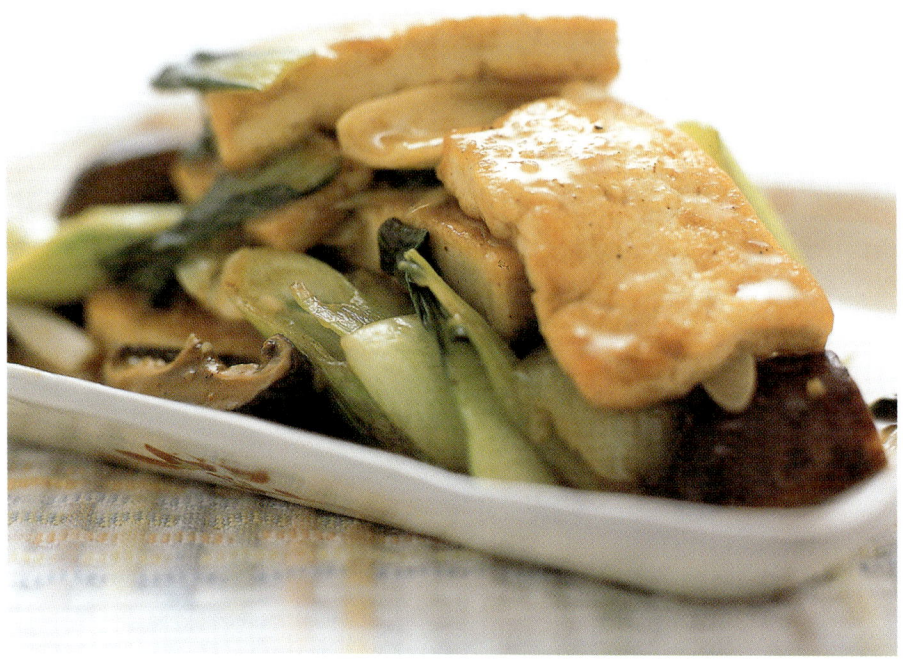

단단한 두부 1모, 마른 표고 4개, 대파 1/2대, 청경채 2~3포기, 참기름 적당량, 볶음 양념(굴소스 1과1/2큰술, 청주·조미술 각각 1큰술, 마른 표고 불린 물 1/2컵, 간장·생강즙 각각 1작은술, 소금·후춧가루 약간씩, 녹말 2작은술)

1 두부는 페이퍼 타월에 싸서 체에 밭쳐 그대로 20분 이상 두어 물기를 빼든지, 페이퍼 타월에 싸서 전자레인지에 2~3분 돌려 물기를 뺀다.

2 마른 표고는 물에 불려 3~4등분하고 불린 물은 양념 만들 때 사용한다. 대파는 1cm 두께로 어슷썰기한다. 청경채는 줄기 부분은 한입 크기로 저며 썰고 잎은 싹둑싹둑 썬다. 두부는 반으로 나눈 뒤, 1cm 두께로 납작하게 썬다. 분량의 재료를 섞어 볶음 양념을 만들어둔다.

3 참기름을 두른 팬에 두부를 겹치지 않게 놓고 중간 불에서 부친다. 양면이 노릇노릇해지면 일단 꺼내둔다.

4 같은 팬에 참기름을 더 두르고 표고, 대파와 청경채의 줄기 부분, 두부와 청경채 잎 순으로 볶은 뒤 볶음 양념을 골고루 끼얹는다. 불을 약하게 줄여 채소와 두부에 양념이 배도록 살살 섞다가 걸쭉해지면 불에서 내린다.

** 표고와 채소들을 볶을 때는 센 불에서 재빨리 볶다가 두부와 양념을 넣은 다음 약한 불로 바꾸어 볶는 것이 요령. 이렇게 조리해야 채소가 생생히 살아 있어 맛이 좋다. 또 녹말을 물에 따로 풀어 넣지 않고 양념장에 같이 섞어두면 한결 간편하다. 양념장을 끼얹기 전에는 꼭 다시 한번 젓는다.

콩비지샐러드

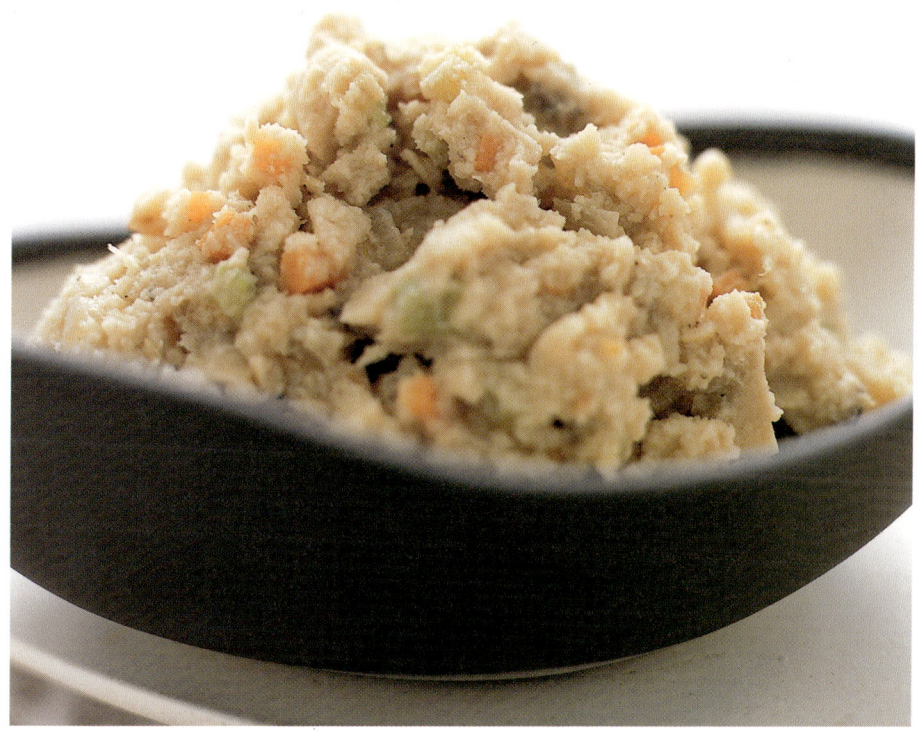

콩비지(두유를 만들고 남은 것(100쪽 참조) 250g, 양념장(두유(또는 다시마 국물) 2컵, 간장·조미술 각각 2큰술), 참기름·소금·후춧가루 약간씩, 송송 썬 실파 7뿌리, 잘게 썬 양파·당근·셀러리·표고 각각 2큰술-4인분 기준

냄비에 참기름을 두르고 채소들을 전부 넣어 볶다가, 채소의 숨이 죽으면 콩비지와 양념장을 넣고 약한 불에서 나무 주걱으로 저어가며 조린다. 손으로 쥐어 뭉쳐지고 촉촉함이 남아 있는 정도면 완성. 소금과 후춧가루로 간을 더한다.

** 콩비지샐러드 역시 냉장고에 남은 자투리 채소를 활용할 수 있는 요리다. 다른 요리들은 모두 2인분 기준이지만 콩비지 샐러드는 4인분 분량을 만드는 것이 좋다. 적은 양의 콩비지를 볶다보면 냄비에 눌어붙기 쉽기 때문이다.

두부스테이크

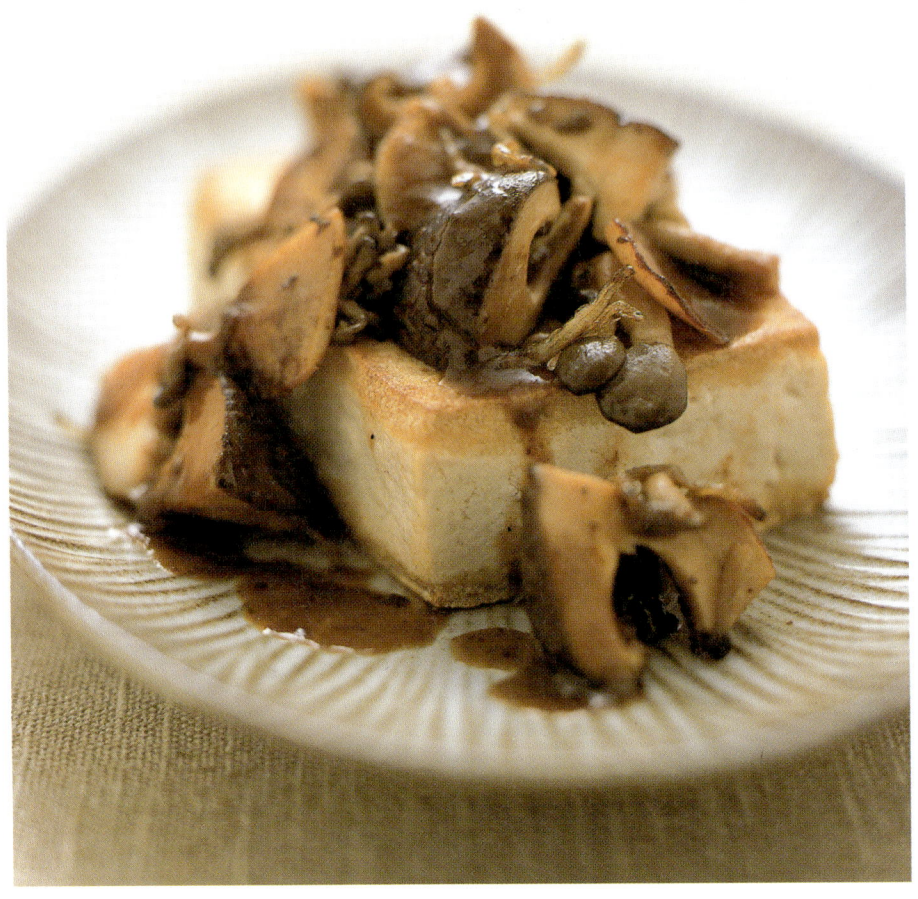

두부(단단한 두부) 2모, 애송이버섯 100g, 표고 4개, 잔멸치 2큰술, 실파 약간, 올리브유(또는 참기름) 5큰술, 저민 마늘 2톨분, 간장·조미술 각각 2큰술, 우스터소스 2큰술, 소금·후춧가루 약간씩

1 두부는 페이퍼 타월에 싸서 무거운 것을 올려 15분 정도 물기를 뺀다. 두부가 너무 두꺼울 때는 반으로 가른다. 애송이버섯과 표고는 기둥 끝의 딱딱한 것을 떼어낸다. 애송이버섯은 흩어놓고 표고버섯은 4등분한다.

2 팬을 달구어 올리브유 2작은술을 두른 후 두부를 올려 약간 센 불에서 팬을 움직여가며 노릇노릇하게 굽는다. 팬의 뚜껑을 덮어 속까지 익힌 다음 마지막에 간장 2큰술과 조미술 2큰술, 후춧가루를 뿌린다.

3 같은 팬에 올리브유 3큰술을 두르고 저민 마늘을 넣어 볶다가 색이 돌면 센 불에서 재빨리 버섯을 넣어 볶는다. 이어 잔멸치를 넣고 우스터소스와 소금, 후춧가루를 뿌린다. 간을 세게 해야 두부와 어우러져 맛있다. 이것을 두부 위에 붓고 송송 썬 실파를 뿌린다.

오키나와식 두부볶음

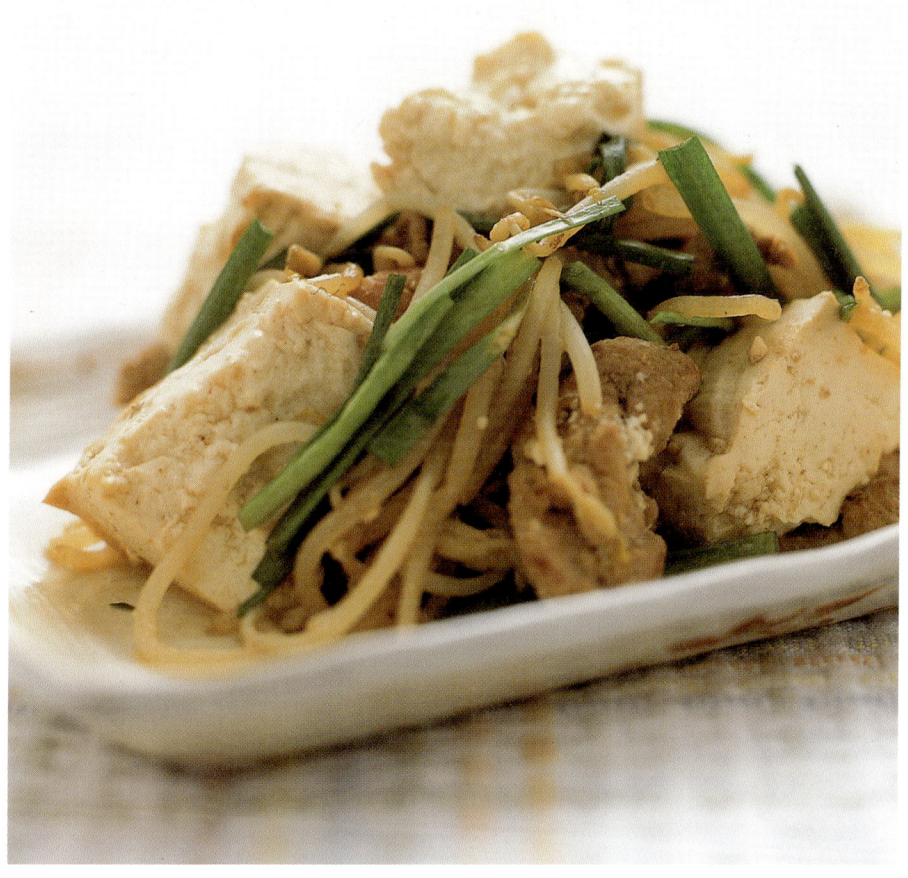

두부(단단한 두부) 1모, 돼지고기(등심) 150g, 숙주 150g, 부추 30g, 다진 마늘·다진 생강 각각 1작은술, 간장·청주 각각 1큰술, 우스터소스 1큰술, 소금 1/2작은술, 참기름·후춧가루 약간씩

1 두부는 채반에 밭쳐서 무거운 것으로 눌러 30분 정도 물기를 뺀다. 돼지고기는 얇게 저며 다진 마늘, 다진 생강, 청주를 넣고 조몰조몰 무쳐놓는다. 숙주는 뿌리를 떼어 다듬고 부추는 5cm 길이로 썬다.

2 팬에 참기름을 두르고 센 불에서 돼지고기를 볶다가 고기 색이 변하면 숙주를 넣고 재빨리 볶는다. 두부를 한입 크기로 뚝뚝 떼어 넣고 좀더 볶는다.

3 ②에 부추를 넣고 간장과 우스터소스, 소금, 후추를 넣어 간한 뒤 불에서 내린다.

** 돼지고기는 목살처럼 비계가 적은 부위를 구입하여 되도록 얇게 저며야 간이 잘 배어 맛있다.

fish

동물성 단백질은 어패류로 보충하자.
세 끼 중 한 번, 하루 식단의 10퍼센트 정도를
어패류로 먹으면 충분하다.

흑임자 소스 참치샐러드
전갱이샐러드
채소를 곁들인 갈치구이
오징어 무조림
고등어햄버거
삼치카레구이

최근 일본의 슈퍼마켓에서는 새로운 풍경을 볼 수 있다. 슈퍼마켓 입구에 달려 있는 스피커를 통해 "생선을 먹읍시다~ 생선, 생선, 생선, 생선을 먹으면 머리가 좋아져요"라고 외치는 생선 가게 아저씨의 신바람 나는 노래가 흘러나오고, 생선 코너 앞에는 아이들과 엄마들이 북적이는 상황까지 빚어진다. 이런 현상 역시, 생선이 건강 음식으로 다시 주목받으면서 아이들과 주부들에게 크게 어필한 결과로 보인다.

생선은 요리하기가 까다롭다는 선입견은 그야말로 편견일 뿐이다. 생선과 한번 친해지면 손질 요령도 늘고 다양한 조리법도 응용할 수 있어 거부감이 없어진다. 가급적 물이 좋은 신선한 생선을 구입하여 바로 조리한다면 가장 좋겠지만, 생선이 남거나 냉동 보존해야 할 경우에는, 반드시 한 사람이 한 끼에 먹을 수 있는 분량만큼씩 나누어 보존한다. 이렇게 하면 불필요하게 많이 해동시켜 요리하지 않아도 되고 과식하지도 않게 된다. 매끼 식단에서 생선이 5~10퍼센트를 차지하도록 하려면 번거롭다. 양이 매우 적어지기 때문이다. 그러므로 하루 한 끼만 생선이나 어패류를 먹는다고 생각하고 식단을 짜면 무난하다.

이 장에서는 건강에 유익한 성분을 많이 함유한 등푸른생선과 비교적 오염이 덜 된 회유어를 중심으로, 생선을 싫어하는 아이들도 좋아할 수 있는 별미 요리를 소개한다.

흑임자 소스 참치샐러드

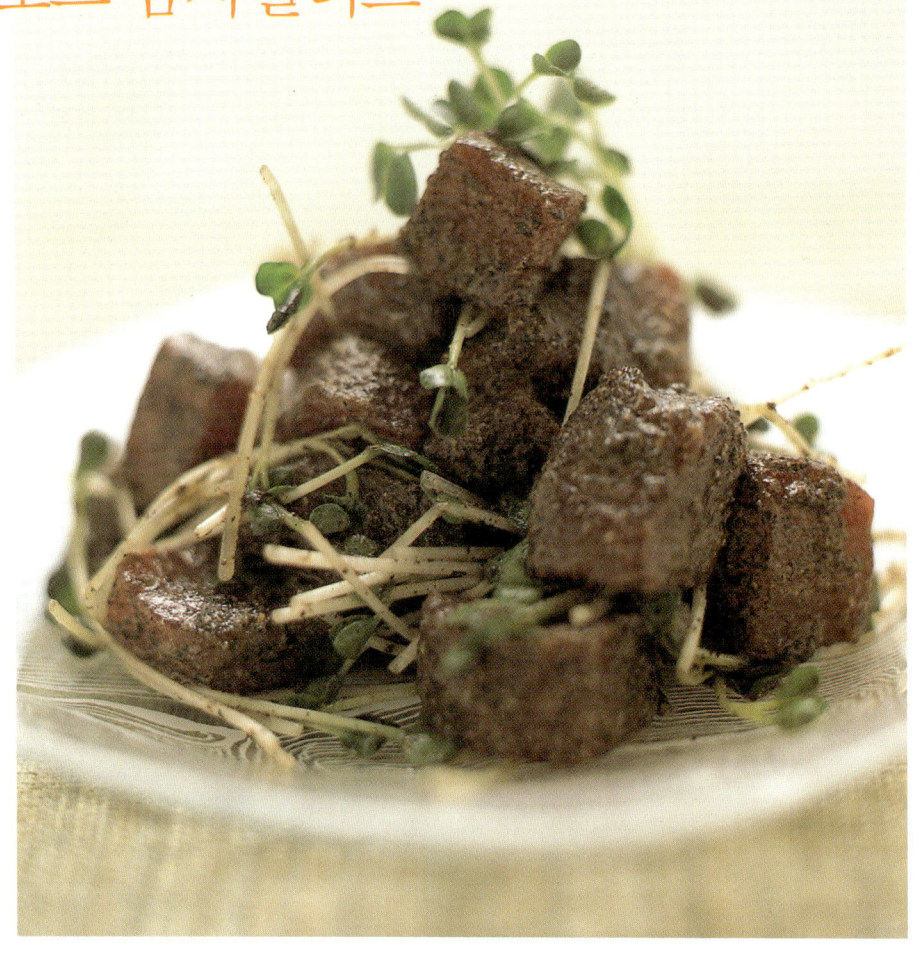

참치 150g, 무순 50g, 흑임자 소스(흑임자 가루 2큰술, 간장 1과1/2큰술, 조미술 1작은술, 꿀 1/2작은술, 고추냉이(와사비) 1작은술, 참기름 1/2큰술)

1 참치는 1.5cm 크기의 주사위꼴로 썬다. 냉동 참치를 이용할 때는 연한 소금물에서 절반 정도 해동시킨 후 페이퍼 타월로 싸서 냉장실에 두었다가 쓴다. 무순은 찬물에 담가 파릇하게 살린 뒤 물기를 뺀다.

2 분량의 재료를 잘 섞어 무침 양념을 만든 뒤 참치와 무순을 넣고 살살 버무린다.

전갱이샐러드

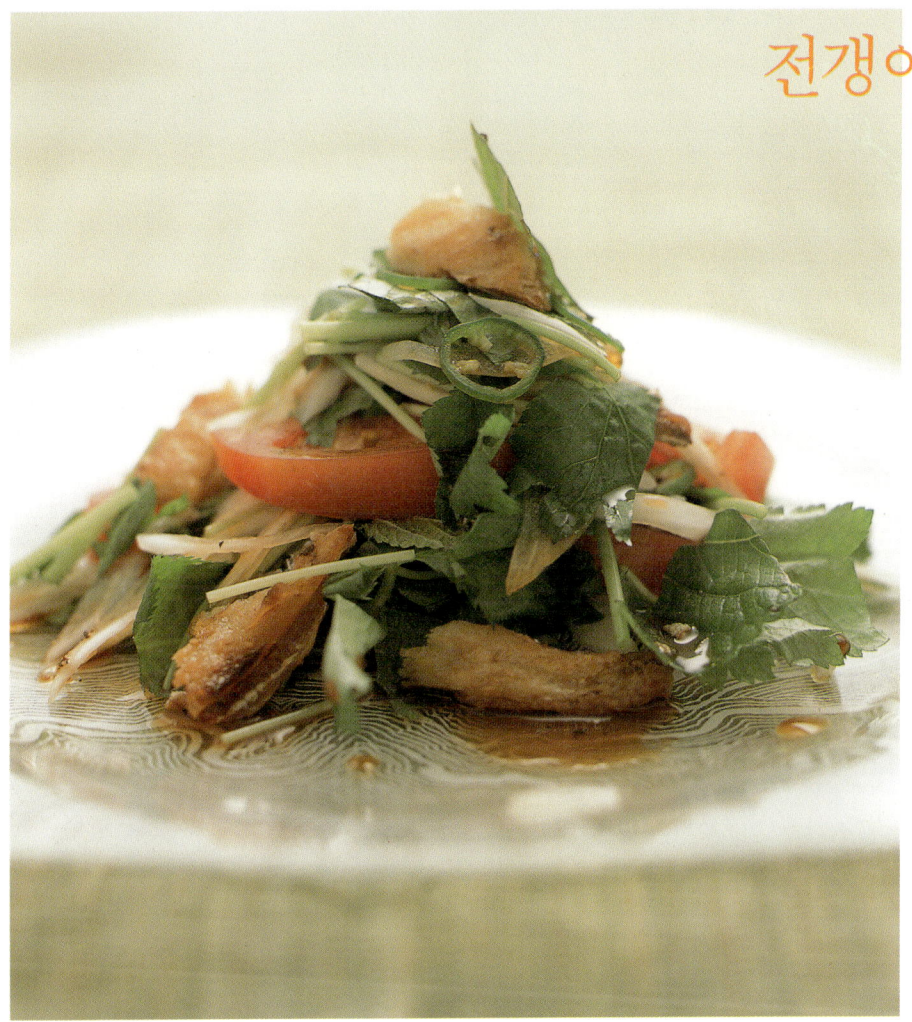

전갱이 1마리, 토마토 2개, 양파 1/2개, 풋고추 2개, 깻잎 2장, 참나물(쌈 채소용) 3~4대, 참기름 적당량, 드레싱(국간장·간장 각각 1작은술, 생강즙 1/2큰술, 레몬즙 2큰술, 다진 마늘 1/2작은술, 소금·후춧가루 약간씩)

1 전갱이는 머리와 꼬리를 떼고 꼬리에서 뻗어 나온 딱딱한 비늘을 긁어낸 후 길게 반을 갈라 한 장으로 편다. 천일염을 듬뿍 뿌려 1시간 이상 냉장고에 둔다.

2 토마토는 0.5cm 두께의 반달꼴로 썰고 양파는 얇게 채썰어 찬물에서 비벼가며 씻어 물기를 뺀다. 깻잎은 손으로 먹기 좋게 뜯고 풋고추는 송송 썬다. 참나물은 3cm 길이로 썬다.

3 전갱이에서 배어 나온 물기를 잘 닦은 뒤, 참기름을 넉넉히 두른 팬에서 앞뒤를 노릇노릇하게 구워 살만 발라 먹기 좋게 뜯는다. 분량의 재료로 드레싱을 만든다.

4 전갱이와 채소들을 섞고 드레싱을 뿌려 먹는다.

** 전갱이 이외에도 자반고등어나 삼치를 같은 방법으로 구워 사용해도 맛있다. 생선을 한 장으로 펴는 손질은 살 때 부탁하면 간단하게 해결할 수 있다.

채소를 곁들인 갈치구이

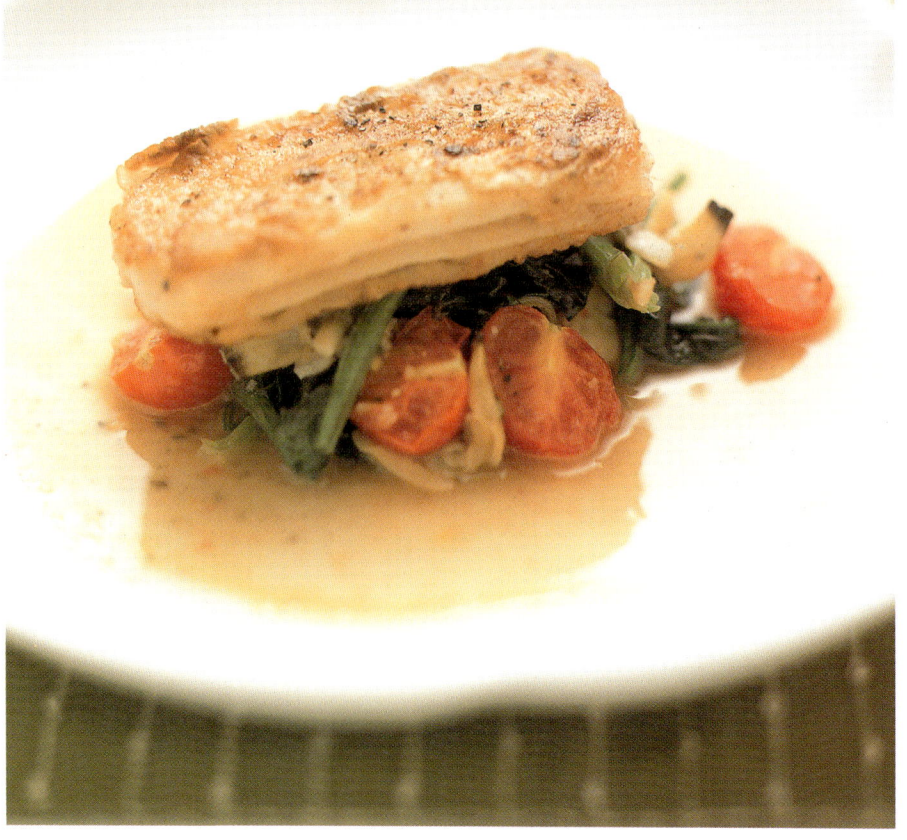

갈치(길이 8~10cm) 2토막, 시금치 6뿌리, 방울토마토 6개, 조갯살 4큰술, 갈치 밑간 양념(소금·후춧가루 약간씩, 올리브유 1큰술, 다진 마늘 1작은술), 올리브유·밀가루 약간씩, 백포도주 4큰술, 소금·후춧가루 약간씩

1 갈치는 등뼈와 살 사이로 칼날을 눕혀 넣어 등뼈를 빼낸다(131쪽 참조). 살에 칼집을 넣고 밑간 양념을 한 뒤 20분 정도 재워둔다.

2 시금치는 뿌리를 깨끗이 다듬어 흐르는 물속에서 흔들어 씻는다. 큰 것은 몇 갈래로 나누고, 시금치를 추려서 3~4cm 길이로 썬다. 방울토마토는 꼭지를 떼고 반으로 썰어 씨를 빼낸다. 조갯살은 소금물에 씻어 물기를 뺀다.

3 팬에 올리브유를 두르고 ①의 갈치에 밀가루를 얇게 묻혀서 노릇노릇하게 굽는다.

4 갈치가 익으면 꺼내고 팬을 페이퍼 타월로 닦아낸다. 여기에 다시 올리브유를 둘러 시금치와 방울토마토를 재빨리 볶고 조갯살도 넣는다. 이어 백포도주를 뿌리고 소금·후춧가루로 간을 한다.

5 접시에 시금치와 방울토마토, 조갯살을 소복이 올리고 팬에 남은 국물을 부은 다음 그 위에 구운 갈치를 얹는다.

오징어 무조림

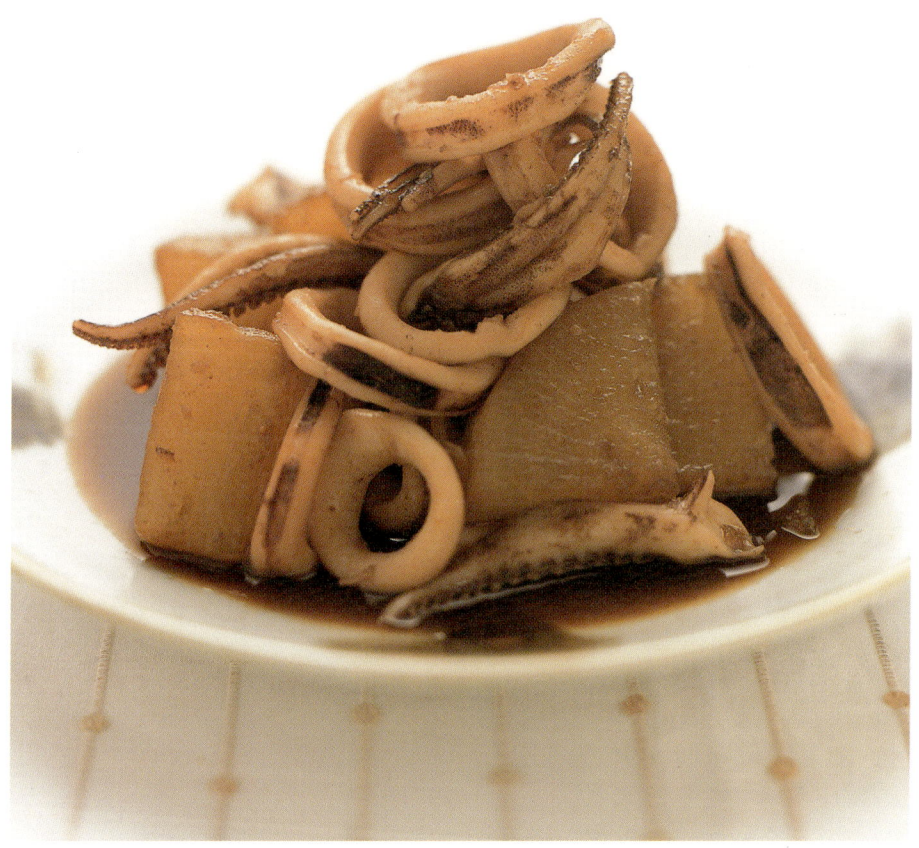

오징어 1마리, 무(길이 4cm) 1토막, 다시마 가루 1작은술, 조림장(간장·조미술·청주 각각 2큰술, 쌀엿·다진 마늘 각각 1작은술, 생강즙 1/2작은술), 고춧가루 약간

1 무를 2cm 두께로 썬 뒤 눕혀서 4~6등분한다. 그것을 냄비에 넣고 물을 자작자작하게 부은 다음 다시마 가루를 풀고 끓인다.

2 오징어의 내장을 뺀다(167쪽 참조). 몸통 안쪽에 손가락을 넣어 아직 남아 있는 내장 찌꺼기와 뼈를 잡아 빼고 흐르는 물에 깨끗이 씻는다. 손질한 오징어를 1cm 두께의 링 모양으로 썬다. 다리에 붙어 있는 눈과 연골을 떼어내고 2~3가닥씩 나누어 썬다.

3 ①의 무가 어느 정도 익어 반투명 상태로 변하면 분량의 재료로 조림장을 만들어 넣고 무가 거의 익을 때까지 조린다. 여기에 오징어를 넣고 중간 불에서 조림장이 골고루 스며들도록 냄비를 흔들어준다. 너무 오래 익히면 오징어가 딱딱해지므로 재빨리 조려 낸다. 취향에 맞추어 고춧가루를 뿌려 먹는다.

생선 반찬 · 205

고등어햄버거

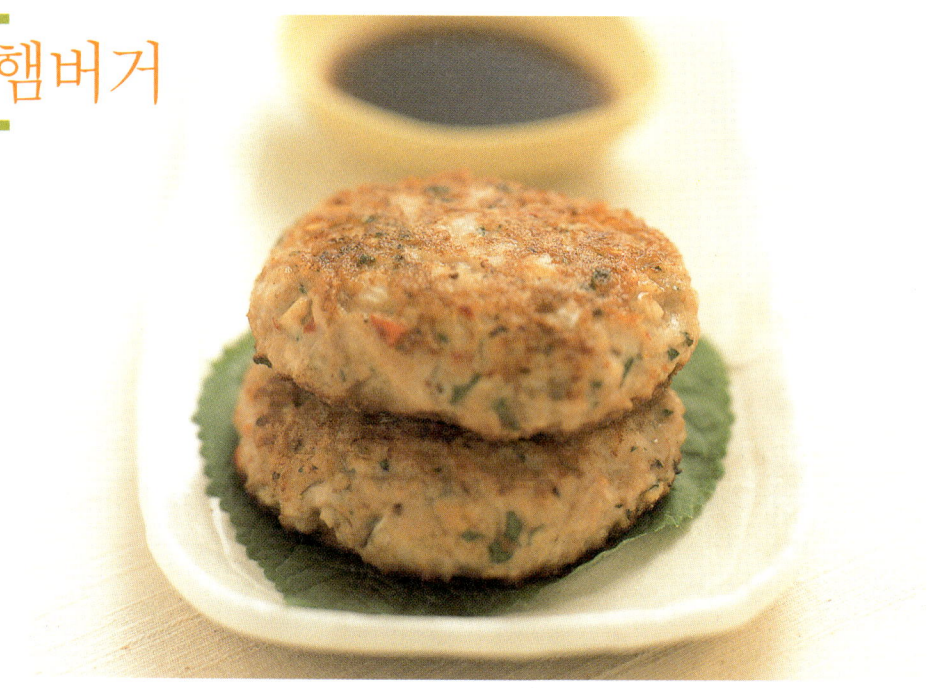

고등어 2마리, 양파 1/4개, 표고 2개, 깻잎 4장, 식물성 기름 약간, 고등어 양념(다진 마늘·생강·홍고추 각각 1작은술, 청주·간장 각각 2작은술, 밀가루 1~2큰술, 소금 1/3작은술), 곁들임 양념(간장 2큰술, 레몬즙 혹은 레몬 식초 1큰술, 통깨·참기름 약간씩)

1 양파와 표고, 깻잎 2장을 잘게 썬다.

2 고등어는 머리와 내장을 떼고 배를 길게 갈라 한 장으로 펴서 핏기를 말끔히 씻어낸 후 물기를 꼼꼼히 닦는다. 그런 다음 살 쪽이 위로 오도록 두고 굵은 가시를 발라낸 뒤, 숟가락이나 칼로 고등어 살만 긁어내고 껍질은 버린다.

3 긁어낸 고등어 살에 가시가 들어 있지 않은지 살펴본 후 칼로 다져 그릇에 담고 양파, 표고, 깻잎, 분량의 고등어 양념을 넣어 반죽한다.

4 반죽을 평평하게 편 다음 8등분하여 한 개씩 동글납작하게 빚는다. 팬에 기름을 두르고 겉이 타지 않도록 약한 불에서 천천히 굽는다. 깻잎을 깐 뒤 접시에 담고 양념장을 곁들여 낸다.

※※ 믹서를 이용할 때는 먼저 양파, 표고, 깻잎을 거칠게 다진 후 고등어 살을 넣어 함께 간다. 너무 곱게 갈면 재료가 씹히는 맛이 없으므로 주의한다.

고등어 껍질 벗기는 요령

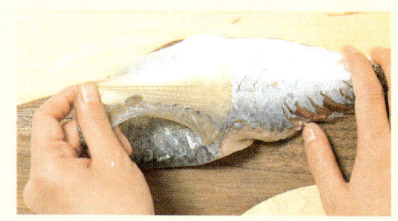

포 뜬 고등어(3장 포뜨기는 149쪽 참조)를 도마 위에 놓고 꼬리 끝부분에 칼집을 조금 내면 고등어의 얇은 껍질을 벗겨내기가 쉽다. 칼집 낸 곳부터 시작해, 왼손은 고등어를 잡고 오른손에는 키친타월을 쥔 다음(손이 미끄럽지 않게 하기 위해) 껍질을 벗긴다. 고등어 껍질은 한번에 주욱 잘 벗겨진다.

삼치카레구이

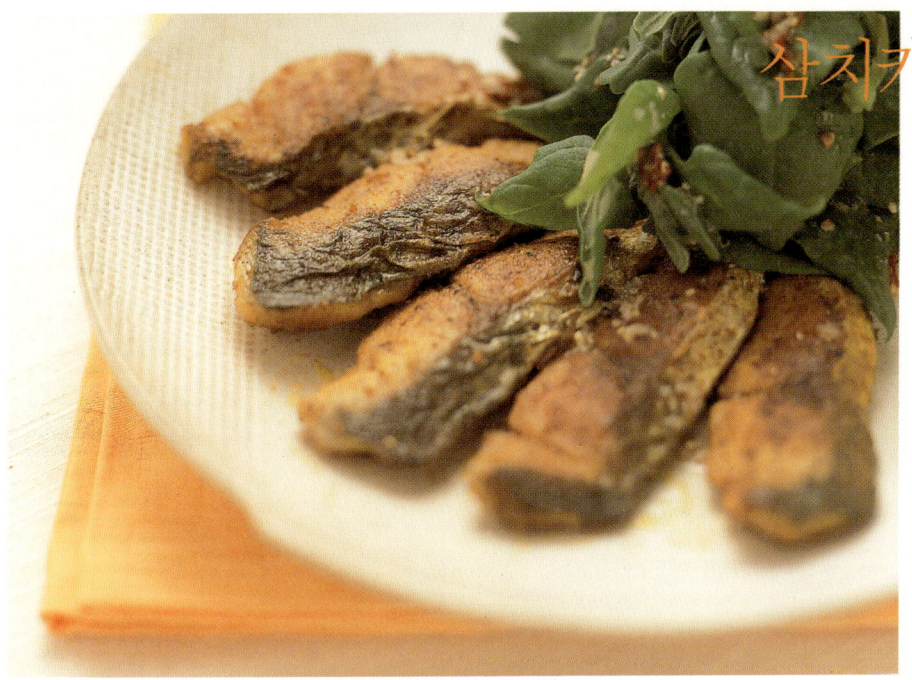

삼치 1마리, 이탈리안 시금치 약간, 올리브유 약간, 삼치 밑간 양념(카레 가루 1큰술, 소금·후춧가루 약간씩), 소스(올리브유·물 각각 2큰술, 백포도주 4큰술, 다진 마늘 2작은술, 송송 썬 마른 고추 1작은술, 양겨자 1/2큰술, 소금·후춧가루 약간씩, 레몬 주스 2큰술)

1 삼치는 머리와 내장을 떼어낸 다음 내장이 붙어 있던 부위의 지저분한 것들을 말끔히 긁어내고 씻는다. 이것을 1.5cm 너비로 통째 토막내거나 3장 포뜨기해서 1.5cm 너비로 비스듬히 저며 썬다. 삼치 밑간 양념에 20분 이상 재워둔다.

2 이탈리안 시금치는 씻어 찬물에 담가 생생하게 살린 후 물기를 빼고 싹둑싹둑 썰어놓는다.

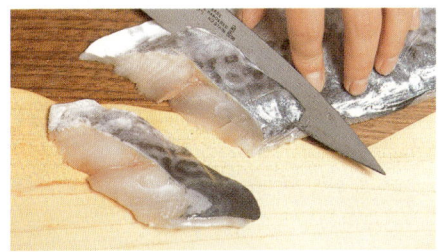

3 팬에 올리브유를 두르고 삼치를 겹치지 않게 올려 양면을 노릇노릇하게 구워 꺼내놓는다.

4 소스를 만든다. 같은 팬에 올리브유(2큰술)를 다시 두르고 데워지면 레몬 주스를 제외한 나머지 소스 재료를 부어 한소끔 끓인다. 우르르 끓어오르면 불에서 내린 후, 레몬 주스를 넣는다.

5 접시에 삼치를 돌려 담고 가운데에 이탈리안 시금치를 소복이 올린 다음 소스를 골고루 뿌린다.

** 카레 가루는 보통 카레 요리용으로 나온 인스턴트 카레 가루와 향신료로 소량 판매되는 카레 가루가 있다. 향신료용으로 나온 카레 가루는 백화점의 수입 코너에서 판매하며, 맛이 인스턴트 카레에 비해 깔끔하고 강하다. 이탈리안 시금치가 없다면 파슬리나 치커리, 양상추 같은 다른 생채로 대신해도 좋다.

part 3

특별한 날의 한 끼 식사

:: 건강 도시락

월요일   5분도미 콩밥＊대구포 깨구이＊양배추무침＊딸기
화요일   5분도미 김치김밥＊우엉버거＊멸치 호두조림＊시금치무침
수요일   연어 돌미나리초밥＊단호박조림＊브로콜리무침＊콩조림＊포도
목요일   북어보푸라기주먹밥＊콩가루 감자볼＊달걀말이＊오이김치＊멜론
금요일   삼색 보슬보슬덮밥＊김치 고구마조림＊조갯살장조림＊사과

:: 특별한 밥, 맛있는 면

일품 밥 요리 세 가지   생선구이초밥 | 두부볶음밥 | 차가운 된장국밥
녹두카레
우동된장찌개
메밀 비빔국수
오키나와식 소면볶음
굴 부추오믈렛
차조만두

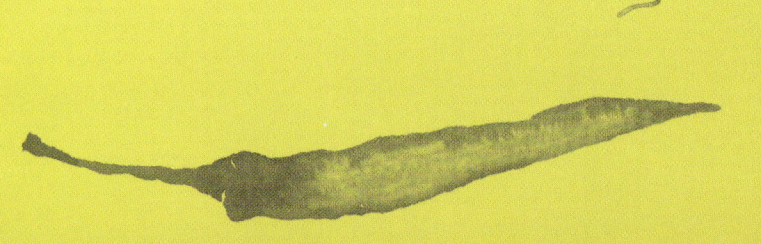

'일주일 건강 도시락'이 제시하는 도시락 레시피는 가끔 도시락을 싸야 하는 경우 이외에도 휴일이나 방학 때의 한 끼 식사, 아이들과 같이 먹는 점심 메뉴로 활용하면 좋다.
아이들의 경우, 까칠한 현미밥으로 갑자기 바꾸면 거부감을 갖거나 입맛이 떨어질 수 있으므로 부드럽게 씹히는 5분도미부터 시작하여 현미찹쌀을 충분히 불려 차진 현미찰밥을 만들어 적응을 시키자. 레시피의 기준은 반찬 중심이 아니라 밥 중심이다. 어디까지나 밥을 맛있게 먹기 위한 부식 구성에 중점을 두고 밥에 변화를 주었을 때 '밥을 제일 좋아하는 아이'를 만들 수 있다.

'특별한 밥, 맛있는 면'은 반찬을 차리기가 싫을 때, 설거지를 줄이고 싶을 때, 평소에 먹던 것과는 다른 별식을 먹고 싶을 때를 위해 마련했다. 여기에 소개되는 밥 요리들은 우리가 이제까지 알고 있던 국밥, 비빔밥, 영양밥, 덮밥과는 다른 메뉴들이므로 만드는 재미, 먹는 재미가 있을 것이다. 밥은 현미밥을 기본으로 하고 있으나 보리를 섞기도 했고, 초밥처럼 단촛물이 들어가야 하는 것은 5분도미를 사용하는 등 전체적인 요리의 성격에 맞추어 변화를 주었다.
아울러 가끔 즐기기에 좋은 면 요리 몇 가지도 소개한다. 단, 이때 면은 가급적 우리 밀이나 정제도가 적은 밀을 사용한 소면, 칼국수, 우동 그리고 메밀 함유율이 높은 메밀국수를 골라 사용하자.

월요일

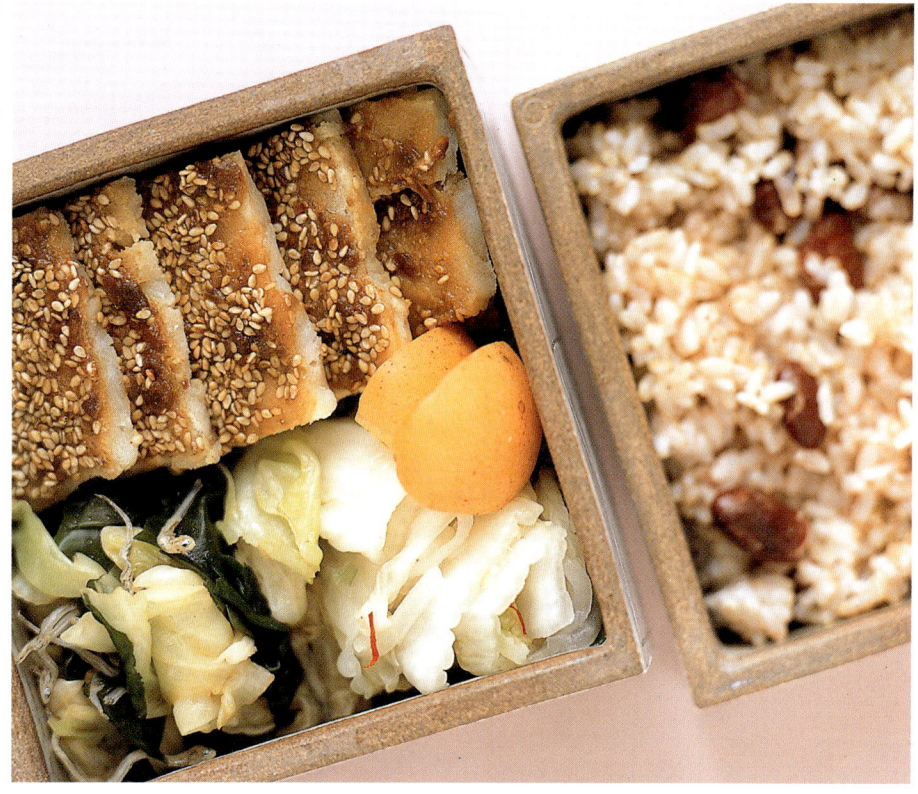

5분도미 콩밥

대구포 깨구이

양배추무침

딸기

대구포 깨구이

대구포 4~6장(약 100g), 양념장(된장 1/2큰술, 조미술 1큰술), 통깨 · 흑임자 약간씩

1 대구포는 네모꼴로 포 떠진 냉동 제품을 구입해 전날 냉장실에서 해동해둔다.
2 된장 1/2큰술을 조미술 1큰술로 풀어 대구포의 한쪽에 바르고 통깨와 흑임자를 뿌려 그릴 팬이나 토스터에서 굽는다. 깨가 탈 것 같으면 알루미늄 포일을 씌우고 굽는다.

양배추무침

양배추 2~3장, 불린 미역 50g, 잔멸치 약간, 깨소금 · 황설탕 각각 2작은술, 식초 1큰술, 간장 · 참기름 약간씩

1 양배추 잎 2~3장을 끓는 물에 데쳐서 찬물에 건진 뒤 한입 크기로 썰어 물기를 단단히 짜낸다. 불린 미역 50g을 양배추 데친 물에서 살짝 데쳐 찬물에 헹궈 건진 다음 잘게 썰어 역시 물기를 단단히 짠다.
2 ①의 양배추와 미역, 잔멸치 약간에 분량의 깨소금(95쪽 참조), 황설탕, 식초, 간장, 참기름 약간씩을 넣어 무치고, 도시락에 넣기 전에 다시 한번 물기를 짜준다.

화요일

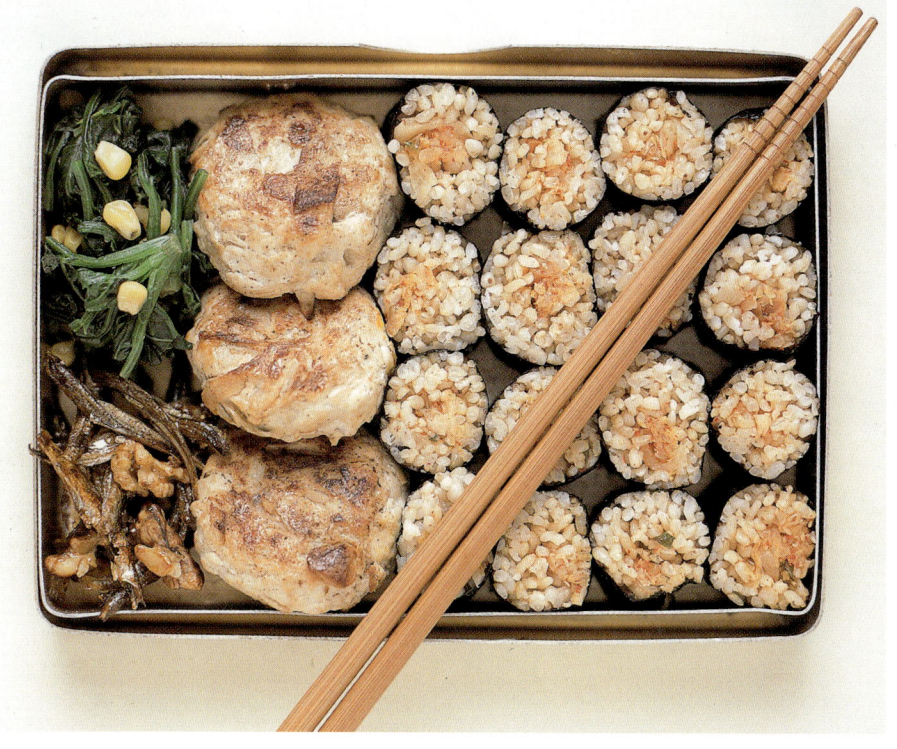

5분도미 김치김밥

배추김치 100g, 김밥용 김 1장, 5분도미 밥 2/3~1공기

1 배추김치를 잘게 썰어 물기를 짜고 참기름과 통깨를 약간씩 넣어 무친다.
2 김에 밥을 펴고 배추김치를 골고루 얹은 후 돌돌 만다.

우엉버거

우엉 1/5뿌리, 닭고기 살 다진 것 150g, 양념장(간장·조미술 각각 1/2큰술씩, 다진 마늘·소금·후춧가루 약간씩), 참기름 약간

1 우엉을 솔로 씻은 후 필러로 연필 깎듯이 얇고 짧게 쳐서 물에 담갔다가 물기를 짠다.
2 다진 닭고기 살에 양념장을 넣어 반죽한다.
3 ②에 우엉을 넣어 잘 섞은 후 동글납작하게 빚어 달군 팬에 참기름을 두르고 굽는다.

멸치 호두조림

중간 크기 멸치 20마리, 호두 3알, 조림장(조미술·물 각각 1큰술, 간장·쌀엿 각각 1작은술)

1 멸치는 머리와 내장을 제거하고, 호두는 강낭콩 알만하게 부순다. 조림장 재료를 섞어 조림장을 만든다.
2 냄비에 참기름을 조금 두르고 약한 불에서 멸치와 호두를 볶다가 조림장을 붓고 중간 불에서 조린 후 통깨와 참기름을 뿌린다.

시금치무침

시금치 30g, 옥수수 알갱이 1큰술, 간장·참기름 약간씩

시금치를 데쳐 찬물에 헹군 뒤 물기를 짜고 3cm 길이로 썬다. 옥수수 알갱이 1큰술과 함께 간장과 참기름을 넣고 무친다.

5분도미 김치김밥

우엉버거

멸치 호두조림

시금치무침

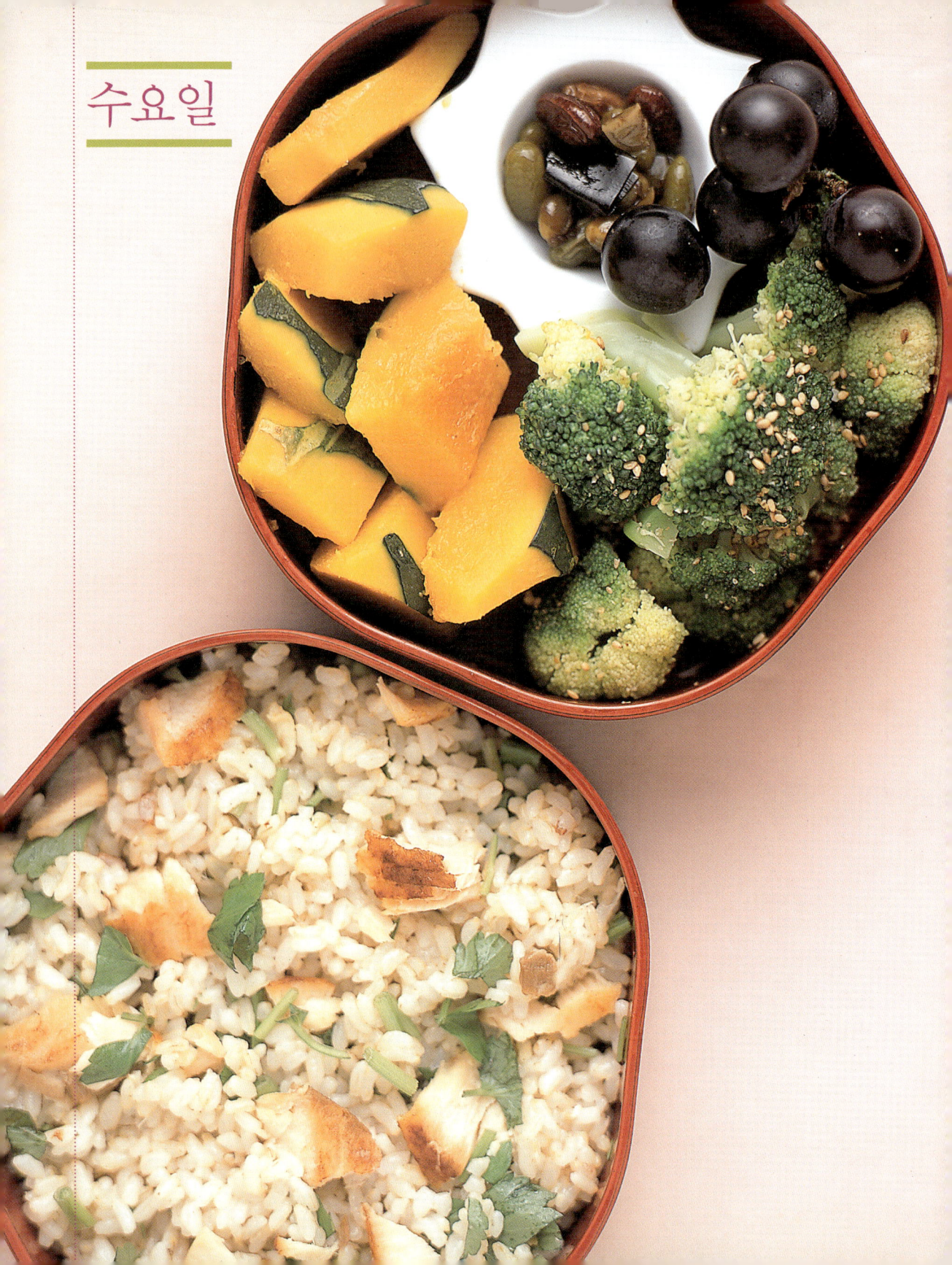

수요일

연어 돌미나리초밥

연어 100g, 돌미나리 4줄기, 5분도미 밥 1공기, 단촛물(현미 식초 1과 1/2큰술, 황설탕 1/2큰술, 소금 1/5작은술), 소금 2큰술

1 연어는 토막내서 파는 것을 구입해 물 1컵에 소금 2큰술을 넣어 만든 소금물에 재워 30분 이상 둔다. 연어를 건져 페이퍼 타월에 싸서 하룻밤 냉장실에 둔다.

2 연어를 노릇노릇 구워서 살을 발라 찢는다. 돌미나리는 잘게 썬다.

3 뜨끈한 밥(막 짓지 않은 밥이라면 전자레인지에 데운다) 1공기에 단촛물을 넣어 주걱으로 살살 섞으면서 연어 살과 돌미나리를 넣는다.

※ 연어 이외에도 전날 먹고 남은 구운 생선살이라면 어느 것이라도 좋다. 이처럼 생선을 미리 구워서 살을 발라낸 뒤 냉동 보관하면 도시락을 쌀 때뿐만 아니라 평소 반찬이 없다 싶을 때 밥 위에 올려 먹을 수도 있고, 간식으로 주먹밥을 만들 때도 요긴하게 쓸 수 있다.

단호박조림

단호박 1/8개, 조림장(물 2/3컵, 간장·조미술 각각 1큰술, 황설탕 1/2큰술, 소금 약간), 통깨 약간

1 껍질을 대강 깎은 단호박을 한입 크기로 숭덩숭덩 썰어 냄비에 조림장과 함께 넣는다.

2 양념기가 졸아들고 단호박이 익을 때까지 약한 불에서 조린 후 통깨를 뿌린다.

브로콜리무침

브로콜리 50g, 무침장(곱게 간 깨 1과 1/2큰술, 황설탕·간장 각각 1작은술, 현미 식초 1/2작은술), 소금

1 브로콜리는 한입 크기로 봉오리를 나누어 썰어 끓는 물에 소금을 조금 넣고 살짝 데친다. 찬물에 넣어 식힌 뒤 건져 물기를 짠다.

2 무침장으로 브로콜리를 무친다.

콩조림

콩(흑태와 강낭콩을 섞어) 2컵, 황설탕 2큰술, 간장 4큰술, 물엿 2큰술

1 콩은 충분히 잠길 정도의 물을 부어 하룻밤 불려 둔다.

2 불린 콩을 냄비에 넣고 콩이 잠길 정도로 물을 부어 뚜껑을 덮은 채 삶는다. 중간에 황설탕을 넣어 콩이 부드러워지게 만든다. 약 10분 간 더 삶는다.

3 여기에 다시 간장을 붓고 콩이 푹 무르고 국물이 바짝 졸아들 때까지 조린 뒤 쌀엿을 넣어 윤기가 돌게 한 후 불을 끈다.

연어 돌미나리초밥

단호박조림

브로콜리무침

콩조림

포도

목요일

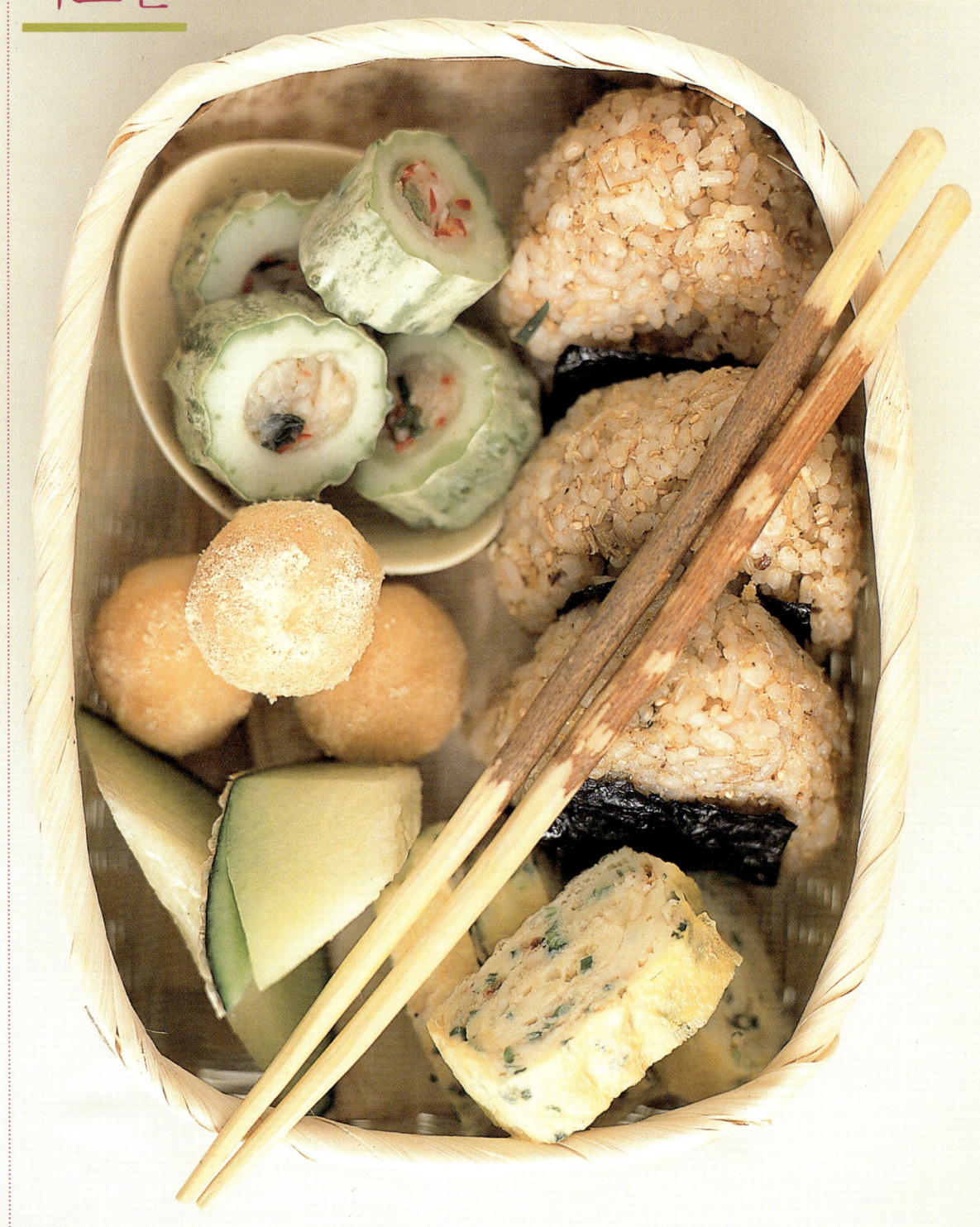

북어보푸라기 주먹밥

북어보푸라기(만드는 법 142쪽 참조) 2큰술, 5분도미 밥 1과1/2공기, 김 1장, 간장·깨소금·참기름 약간

북어보푸라기 2큰술을 간장, 깨소금, 참기름을 알맞게 넣어 양념하여 밥에 넣고 살살 버무린다. 손에 참기름을 바른 뒤 소금을 조금 묻히고 주먹밥 2개를 삼각형으로 빚는다. 김은 앞뒤로 살짝 구워 주먹밥 한쪽을 쌀 수 있도록 자른 뒤 밥을 싼다.

콩가루 감자볼

감자 1개, 올리브유 1/2큰술, 콩가루 2큰술, 소금·후춧가루 약간씩

1 감자는 껍질을 깎고 그릇에 담아 랩을 씌워 전자레인지에 5~7분 정도 돌려서 익힌다. 젓가락으로 찔러 보아 푹 들어가면 적당하다.

2 감자가 뜨거울 때 포크로 으깨어 올리브유를 넣어 섞고 공 모양으로 빚어놓는다.

3 콩가루 2큰술에 소금을 약간 섞어 콩가루 소금을 만든 뒤 ②를 골고루 굴려가며 묻힌다.

** 밤이나 고구마, 감자 같은 채소는 전자레인지로 익히면 시간을 절약할 수 있다. 단, 전자레인지는 채소류나 밥을 데우는 데만 사용하자. 기름기가 많은 음식을 전자레인지로 데우면 지방이 변성할 우려가 있다.

달걀말이

달걀 2개, 마른 새우 1큰술, 송송 썬 실파 3큰술, 간장 1작은술, 소금 약간

1 마른 새우는 크기가 잔 것으로 골라 물을 뿌려 부드럽게 만든다. 실파는 송송 썬다.

2 달걀 2개를 잘 풀어 마른 새우와 실파, 간장, 소금을 넣어 잘 섞는다.

3 사각 팬에 기름을 얇게 두르고 ②의 달걀을 세 번에 걸쳐 천천히 부어가며 익힌다.

4 완성된 달걀말이를 3~4cm 두께로 썬다.

** 김을 잘게 찢어 달걀말이에 넣어도 맛있다.

- 북어보푸라기 주먹밥
- 콩가루 감자볼
- 달걀말이
- 오이김치
- 멜론

Tip

달걀말이 예쁘게 만드는 요령

우선 불 조절을 잘해야 한다. 너무 약하면 잘 익지 않아 모양을 잡기가 힘들고, 반대로 너무 세면 금세 익어버려 잘 말아지지가 않는다. 불의 세기는 가장 약한 불에서 한 단계만 더 높이는 정도가 적당하다. 또 네모진 팬이 있으면 더욱 편리하다.
팬이 달궈지면 달걀물의 1/3의 양만 우선 팬에 붓는다. 이때 찢어 둔 김이 있다면 역시 1/3을 고루 뿌린다. 약한 불에서 달걀의 밑이 익으면 돌돌 말아 팬의 앞쪽에 두고 나머지 달걀의 반을 팬의 빈

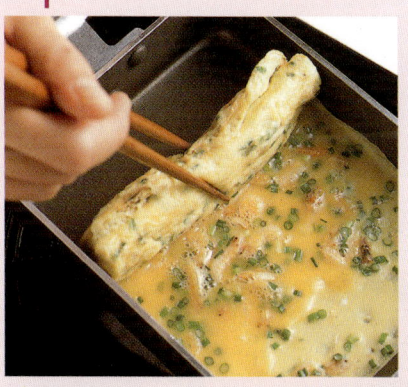

곳에 부은 후 먼저 익힌 달걀말이를 뒤집개로 살짝 들어 새로운 달걀 물이 밑으로 흘러들게 한다. 여기에 마찬가지로 나머지 김의 반을 뿌린 다음 새로 부은 달걀의 밑이 익으면 처음에 말아두었던 것을 굴려가며 돌돌 만다. 나머지 달걀물과 김도 마찬가지 방식으로 돌돌 말아 익힌다.

금요일

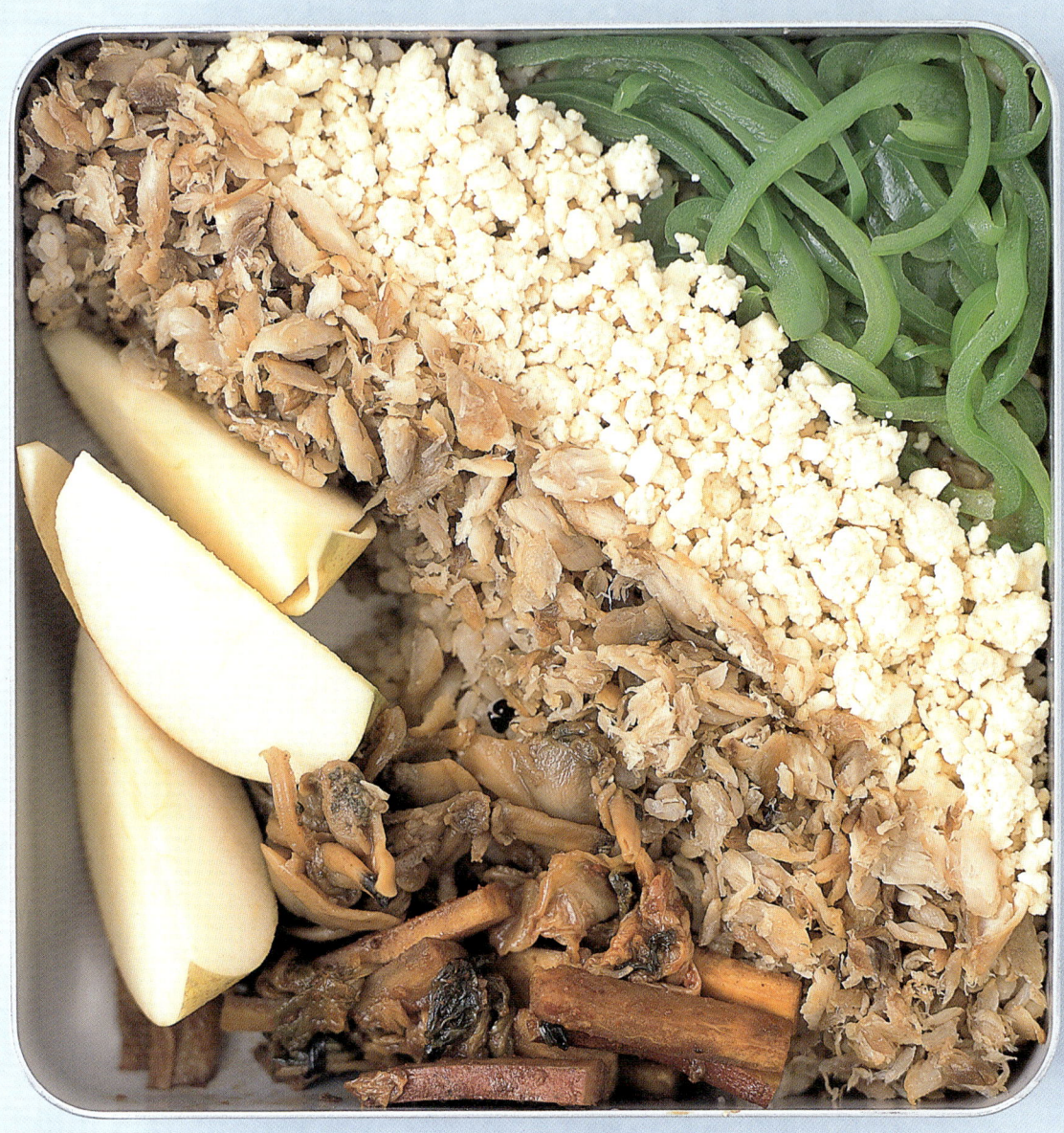

삼색 보슬보슬덮밥

두부달걀, 고등어보푸라기, 피망나물 세 가지를 밥 위에 보슬보슬 뿌려 담는다.

*두부달걀 만들기

두부 1/4모, 달걀 1/2개, 소금·후춧가루 약간씩

두부는 물기를 뺀 뒤 손으로 부수어 팬에 넣는다. 나무주걱으로 두부를 짓이기면서 수분이 빠지고 보슬보슬한 상태가 되도록 볶는다. 여기에 달걀을 잘 풀어 두부와 골고루 섞으면서 좀더 볶고, 소금·후춧가루로 간한다.

**고등어보푸라기 만들기

고등어 1/2마리, 양념장(간장 2큰술, 조미술 1큰술, 다진 마늘·다진 생강 각각 1작은술), 생강즙 약간, 참기름 1작은술

1 고등어를 양념장에 1시간 이상 재운 후 석쇠나 그릴 팬에 바싹 굽는다.
2 고등어가 한김 식으면 뼈와 껍질을 남기고 살만 발라내 잘게 찢는다.
3 고등어 살을 팬에 넣고 약한 불에서 보슬보슬하게 볶다가 소금으로 간하고 생강즙을 조금 넣는다. 마지막으로 참기름을 뿌리고 불에서 내린다.

***피망나물 만들기

피망 1개, 간장·소금·참기름 약간씩

1 피망은 꼭지를 떼고 반으로 갈라 씨를 뺀 다음 끓는 소금물에 살짝 데쳐 찬물에 헹구어 물기를 뺀다.
2 피망의 얇은 막을 벗긴 후 3cm 길이로 굵게 채 썰어 간장·소금·참기름을 약간씩 넣고 무친다.

김치 고구마조림

고구마 1/2개, 배추김치 100g, 참기름 적당량, 물 1/4컵, 간장·조미술 각각 1/2큰술, 소금 약간

1 고구마를 솔로 비벼 씻어 껍질째 길이 4cm, 두께 0.8cm의 막대기꼴로 썬다. 배추김치는 100g 정도를 준비해 양념을 떨어내지 않고 3cm 두께로 송송 썬다.
2 냄비에 참기름을 두르고 김치를 달달 볶다가 고구마를 넣고 같이 볶는다. 고구마에 윤기가 나면 분량의 물과 간장, 조미술, 소금을 넣고 고구마가 익을 때까지 조린다.

조갯살장조림

조갯살 200g, 조림장(간장 3큰술, 청주·조미술·황설탕 각각 1큰술, 다진 생강 1/2작은술)

1 냄비에 조림장을 넣고 끓인다.
2 맛조개, 바지락 같은 조갯살 200g을 ①에 넣어 익으면 체로 건진다. 조림장을 만들어 양이 반으로 줄어들 때까지 조린 다음 조갯살을 다시 넣고 좀더 조려 불에서 내린다. 이렇게 조려야 조갯살이 질겨지지 않는다.

삼색 보슬보슬덮밥

김치 고구마조림

조갯살장조림

사과

일품 밥 요리 세 가지

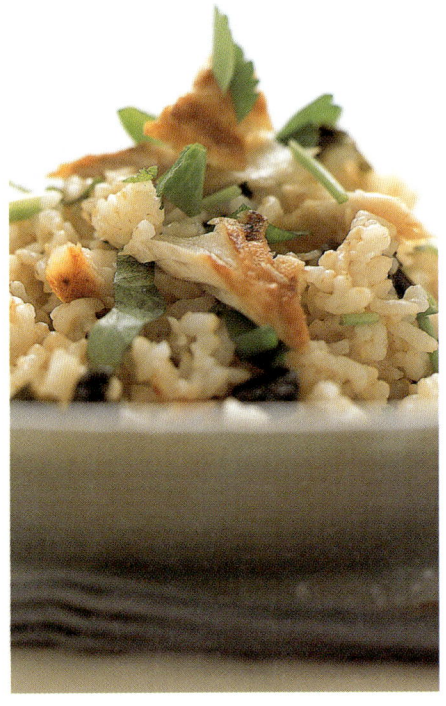
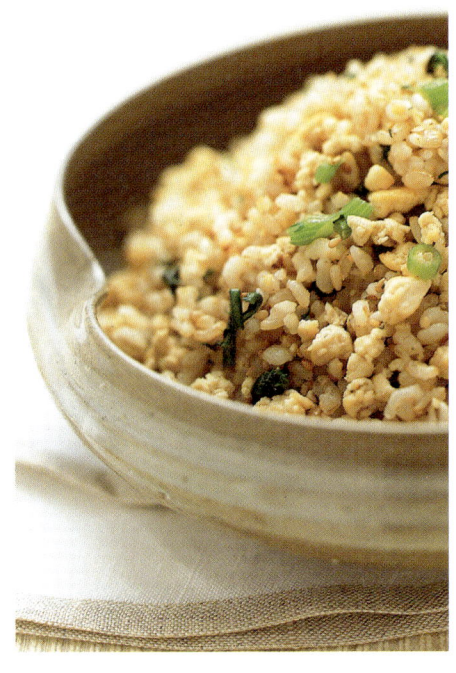

생선구이초밥

두부볶음밥

생선구이초밥

5분도미 2컵, 단촛물(현미 식초 3큰술, 황설탕 1큰술, 소금 1/4작은술), 삼치(혹은 병어) 1마리, 깻잎 간장장아찌 4장, 참나물 3~4줄기, 통깨 약간

1 쌀은 씻어 물 2컵을 붓고 30분 이상 불려 밥을 짓는다. 삼치는 머리와 내장을 제거하고 칼집을 넣어 천일염을 듬뿍 뿌린 뒤 하룻밤 냉장고에서 절인 것을 석쇠나 그릴 팬에 굽는다.
2 단촛물 재료를 잘 섞어둔다. 깻잎 간장장아찌는 물로 씻어 물기를 짜고 잘게 썬다. 참나물도 잘게 썬다. 노릇노릇 구운 삼치는 살을 발라놓는다.
3 막 지은 밥에 단촛물을 고루 끼얹어 나무 주걱으로 살살 섞어 초밥을 만들고 발라놓은 생선살, 썰어놓은 깻잎과 참나물, 통깨를 넣고 섞어 그릇에 담는다.

두부볶음밥

따뜻한 현미밥 2공기, 두부 2/3모, 쑥갓 70g, 들기름 1/2큰술, 소금 1/2~1작은술, 통깨 1큰술

1 두부는 물기를 잘 빼둔다. 쑥갓은 소금물에 데쳐서 찬물에 헹군 후, 물기를 짜고 잘게 썬다.
2 팬을 달구어 두부를 넣고 중간 불에서 나무 주걱으로 부수어 저으면서 보슬보슬해질 때까지 볶는다. 여기에 쑥갓을 넣고 대강 섞은 후 소금으로 간을 맞추고 불에서 내린다.
3 ②에 밥과 들기름, 통깨를 넣고 주걱으로 살살 잘 섞은 뒤 그릇에 담는다.

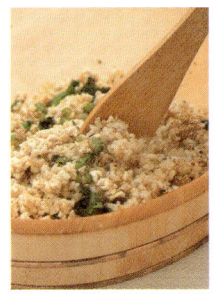

차가운 된장국밥

현미보리밥 2~3공기, 된장 양념(중간 크기 멸치 15마리, 통깨 3큰술, 된장 3과1/2큰술), 냉수 4컵, 오이 1개, 대파 1/2대, 깻잎 5장, 얼음 덩어리 1개

1 멸치는 머리와 내장을 떼어내고 아무것도 두르지 않은 팬에서 약한 불로 볶는다. 멸치를 꺼내고 같은 팬에 통깨를 넣어 고소하게 볶는다. 핸드블렌더에 멸치와 통깨를 넣고 곱게 가루를 낸다.
2 된장을 작은 냄비 뚜껑이나 국자 안쪽에 펴 발라 가스 불에 조금 거리를 두고 대어 굽는다. 이것을 ①과 섞어 믹서에 넣고 돌려 된장 양념을 만든다.
3 된장 양념을 반만 먼저 찬물에 풀어서 맛을 보아 조금씩 더해가며 간을 맞춘다. 얼음 덩어리를 띄워 차게 한다.
4 오이는 도마 위에서 천일염으로 비빈 후 물로 씻어서 얇게 동글동글 썬다. 대파도 송송 썰어 물에서 헹군 뒤 물기를 뺀다. 깻잎은 돌돌 말아 가늘게 채썬다.
5 그릇에 밥을 담고 ③의 된장국을 부은 후 ④의 채소를 올려서 먹는다.

** 된장 양념은 만들기 쉬우므로 넉넉히 만들어 랩에 싸서 냉동 보관해두면 유용하게 쓰인다. 냉국뿐 아니라 된장국이나 찌개를 만들 때 따로 국물을 낼 필요 없이 냉동 상태의 것을 그대로 물에 풀어 편하게 사용할 수 있다.

녹두카레

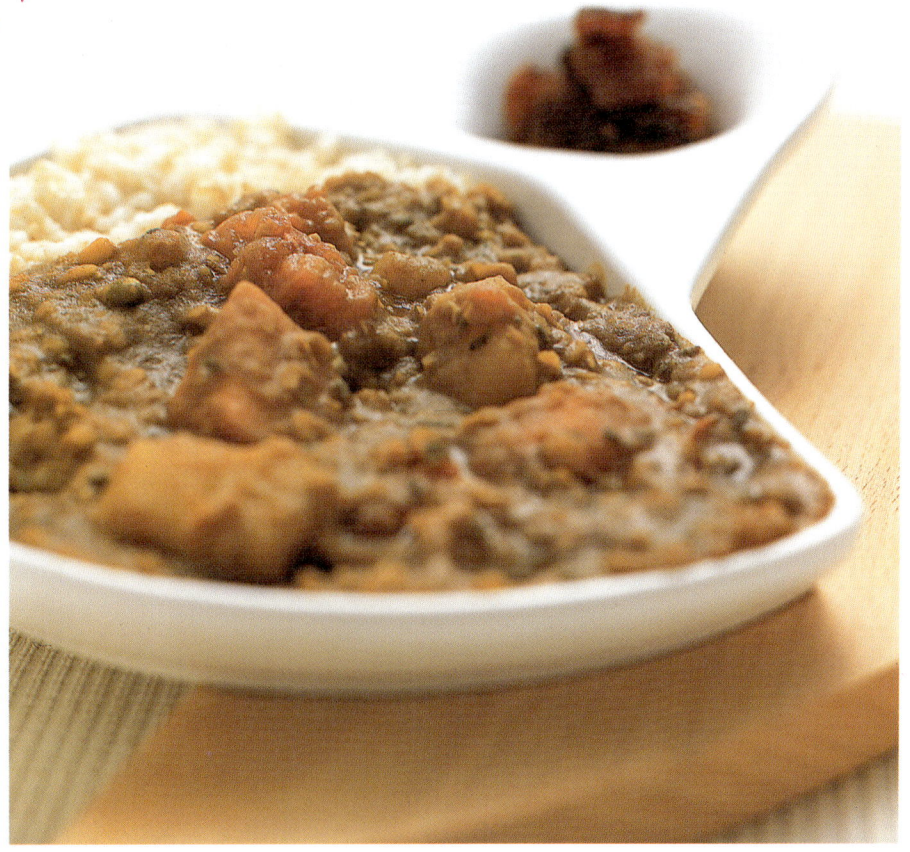

녹두 1컵, 양파·당근 각각 1/2개, 토마토·감자 각각 1개, 다진 마늘·다진 생강·고춧가루 각각 1작은술, 월계수 잎 2장, 소금·후춧가루 약간씩, 인스턴트 카레 가루 4큰술, 쿠민·타임 등의 향신채 적당량, 올리브유 약간, 현미밥 2공기, 물 4컵

1 녹두는 씻어서 1시간 정도 물에 불렸다가 물기를 빼놓는다. 양파는 1cm 크기의 주사위꼴로 썰고 토마토와 감자, 당근은 한입 크기보다 조금 작게 숭덩숭덩 썬다.
2 냄비에 올리브유를 두르고 양파와 다진 마늘, 다진 생강을 넣고 볶다가 향이 나면 감자와 당근을 볶아 기름이 돌면 녹두를 넣는다. 좀더 볶다가 물을 붓고 월계수 잎과 향신채를 넣고 끓인다.
3 감자와 당근이 어느 정도 익으면 카레 가루를 풀어 넣고 도중에 물이 부족하여 빽빽하면 물을 조금씩 더해주면서 끓인다. 녹두가 부드럽게 익고 맛이 어우러지면 마지막에 토마토를 넣고 고춧가루, 소금, 후춧가루로 간을 조절한다.
4 접시에 밥을 담고 카레를 끼얹는다.

** 쿠민은 이집트 등 지중해 연안 지방이 원산지인 향신채의 일종으로 수프나 카레, 빵, 피클을 만들 때 많이 넣는다. 쿠민이나 타임 가루를 써도 좋고, 없으면 넣지 않아도 괜찮다.

우동된장찌개

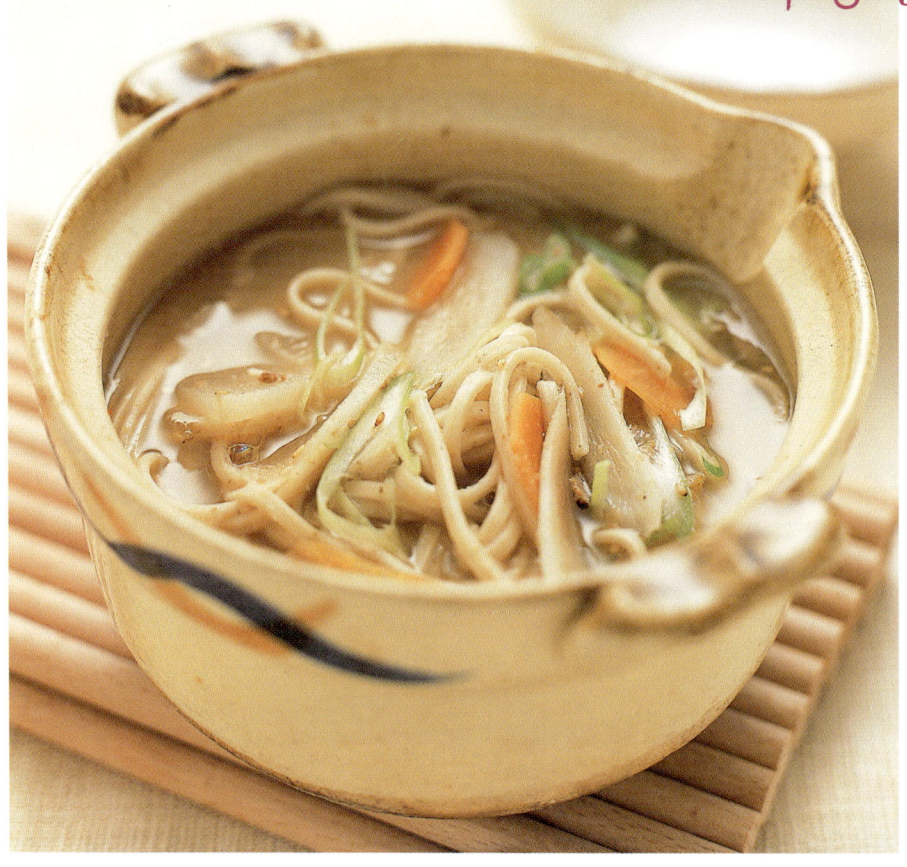

우동(통밀을 넣은 제품으로, 마른 것) 200g, 우엉 1/3뿌리, 당근 1/3개, 무 50g, 대파 1/2대, 된장 양념(중간 크기 멸치 15마리, 통깨 3큰술, 된장 3과 1/2큰술), 물 4컵, 조미술·청주 각각 2큰술, 다진 생강 1작은술

1 우엉은 솔로 문질러 씻어 필러로 연필 깎듯이 깎아서 찬물에 담갔다가 물기를 뺀다. 당근과 무도 같은 요령으로 얇게 깎는다. 대파는 어슷썰기한다.

2 냄비에 물을 붓고 된장 양념을 잘 푼다. 조미술, 청주, 다진 생강을 함께 넣은 후 우엉, 당근, 무를 넣고 끓인다.

3 찌개가 끓는 동안 우동을 끓는 물에서 삶는데, 푹 퍼지지 않고 약간 딱딱함이 느껴질 정도로만 삶아 체에 밭친다. 이때 삶은 국수는 물에 헹구지 않는다.

4 우동을 ②의 찌개에 넣고 5~6분 정도 더 끓여 면발에 맛이 배게 한 다음 대파를 넣고 한소끔 더 끓인 뒤 불에서 내린다. 취향에 맞추어 고춧가루나 산초 가루를 뿌려 먹는다.

** 생우동이나 생칼국수 면을 샀다면 끓인 뒤 체에 밭쳐 물에서 흔들어 씻어 면발이 가닥가닥 흩어지게 한 뒤 된장찌개에 넣고 끓인다.

메밀비빔국수

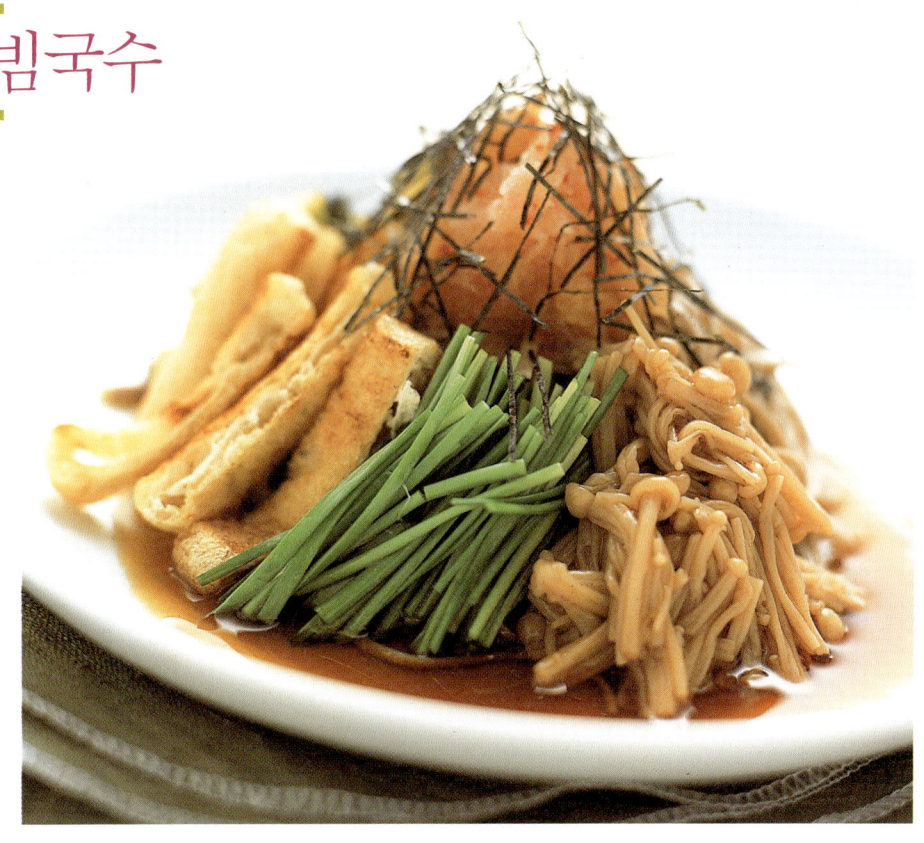

메밀국수 150g, 가지 1개, 소금·참기름 약간씩, 유부 2장, 무 3cm 길이 1토막, 홍고추 1/2개, 영양부추 50g, 김 1장, 양념장(국수 삶은 물 1컵, 다시마 가루 1/2작은술, 간장 2와1/2큰술, 조미술·참기름 각각 1/2큰술, 현미 식초 1큰술, 생강즙 1작은술), 팽이버섯조림(187쪽 참고) 팽이버섯 1봉지분

1 가지는 얇게 어슷썰기하여 소금, 참기름으로 조몰조몰 무쳐 잠시 두었다가 물기가 배어 나오면 물기를 짠다. 유부는 뜨거운 물을 부어 기름기를 뺀 후 찬물에 헹궈 물기를 짜고, 아무것도 두르지 않은 팬에서 바삭하게 구워 1.5cm 너비로 썬다.
2 무는 껍질을 까고 강판에 곱게 갈아 내린다. 연이어 씨를 뺀 홍고추를 갈아서 무를 붉은 색으로 물들인다. 영양부추는 5cm 길이로 썰고, 김도 살짝 구워 같은 길이로 가늘게 썬다.
3 냄비에 물을 넉넉하게 붓고 메밀국수를 삶는다. 메밀국수 삶은 물 1컵을 남겨두었다가 따뜻할 때 나머지 양념장 재료를 섞은 뒤 차게 식힌다. 메밀국수가 삶아지면 체에 밭쳐 흐르는 찬물에서 여러 번 헹구어 물기를 뺀다.
4 접시에 메밀국수를 담고 ③의 양념장을 뿌린다. ①의 재료와 갈아서 물기를 가볍게 짠 무를 올리고 영양부추와 김을 뿌린다.

＊＊ 매콤한 맛을 더하려면 고춧가루를 조금 뿌리거나 고추장을 조금 곁들여도 좋다.
＊＊ 겨울에는 동치미무를 썰어 섞어 먹어도 맛있다. 이럴 땐 따로 무를 갈지 않아도 되고, 양념장은 동치미 국물을 이용해 맛을 낸다.

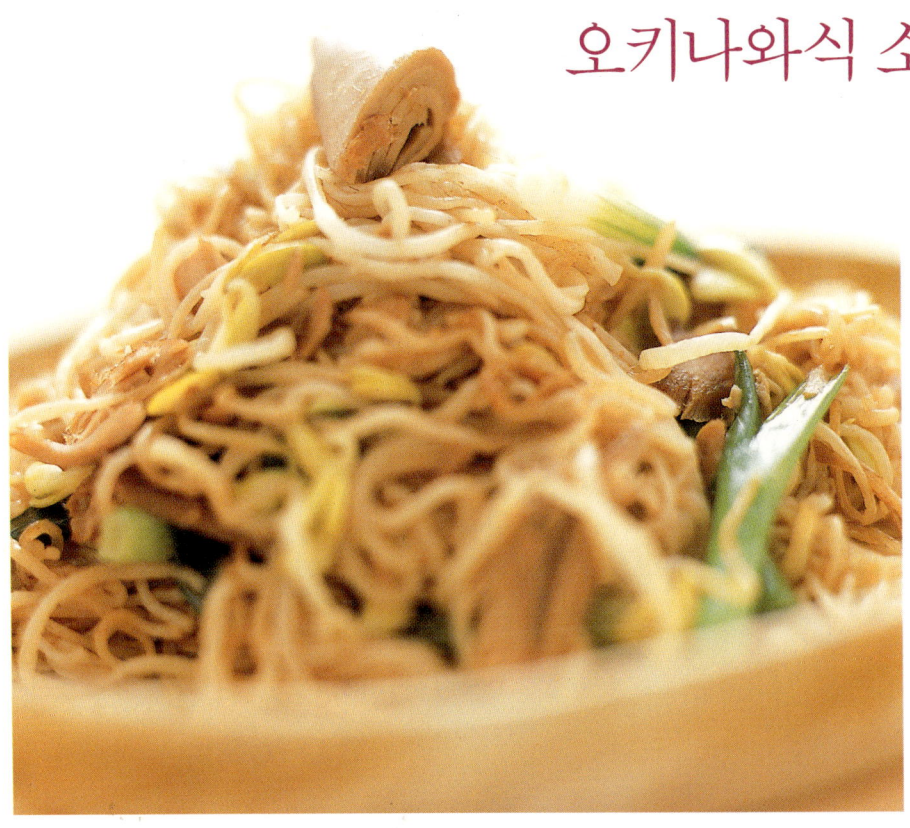

오키나와식 소면볶음

소면(우리 밀로 만든 제품) 150g, 실파 7~8뿌리, 콩나물 100g, 참치 통조림 1/2개, 참기름 2와1/2큰술, 다진 마늘·다진 생강 각각 1작은술, 소금·후춧가루 약간씩, 간장 2작은술, 통깨 약간

1 소면은 끓는 물에서 대충 삶아 약간 뻣뻣할 때 불을 끄고 체에 밭쳐 흐르는 물에서 헹군 후 물기를 뺀다. 참기름 1/2큰술을 뿌려 버무려둔다.

2 콩나물은 뿌리를 다듬어 삶아놓는다. 참치는 체에 밭친 뒤 콩나물 삶은 물을 끼얹어 기름기를 뺀다. 실파는 5cm 길이로 썬다.

3 팬에 참기름 1큰술을 두르고 다진 마늘, 다진 생강, 콩나물을 넣고 볶다가 참치, 실파를 넣어 잠시 볶는다. 이것을 팬의 한쪽으로 밀어놓고 다시 참기름 1큰술을 빈 공간에 두른 다음 소면을 볶는다. 국수에 갈색이 돌면 준비한 것들을 전부 같이 섞고 소금·후춧가루로 간한다. 마지막에 간장으로 향을 더하고 불을 끈 후 접시에 담아 통깨를 뿌린다.

** 소면 대신 쫄깃거리지 않는 메밀국수를 삶아 볶아도 맛있다. 국수를 볶을 때는 젓가락으로 면을 흐트러뜨리듯이 젓다가 주걱으로 눌러 약간 눋은 듯이 구우면 면이 바삭해지면서 감촉과 맛이 좋아진다.

** 소면볶음은 자투리 채소를 해결하는 데 더없이 좋은 요리다. 위에서 재료로 쓴 실파나 콩나물뿐만 아니라 숙주나 부추, 당근, 애호박 등을 있는 대로 넣고 만들어도 맛있다.

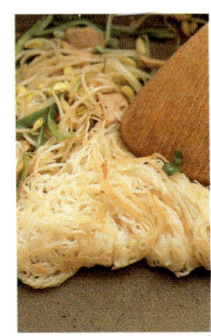

굴 부추오믈렛

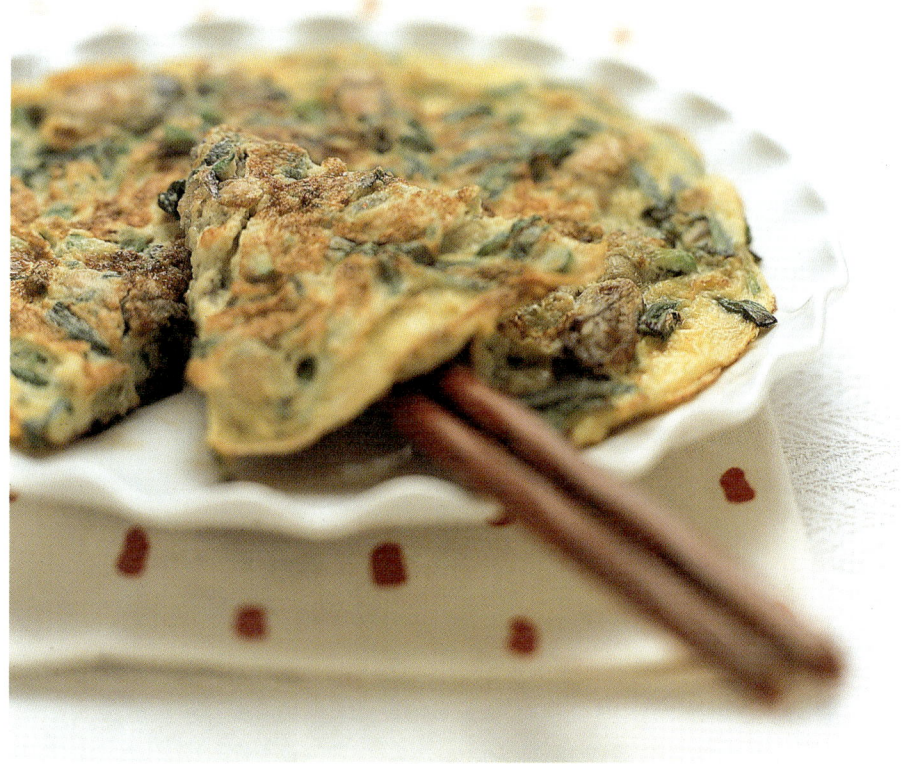

굴 15개, 부추 30g, 애호박 1/4개, 달걀 3개, 조미술 2큰술, 식물성 기름 2큰술, 소금·후춧가루 약간씩

1 굴은 소금을 약간 넣고 살살 버무려 불순물과 거품이 생기면 물로 잘 씻어낸다. 부추는 5cm 길이로 썰고 애호박은 채썬다. 달걀은 풀어 조미술을 섞는다.

2 팬(직경 16cm 프라이팬 사용)에 기름을 둘러 애호박을 먼저 볶다가 기름이 돌면 굴과 부추를 넣고 소금·후춧가루를 넣어 센 불에서 재빨리 볶는다. 이때 소금은 평소보다 조금 많이 잡아 넣는다. 이후에 달걀이 들어가 싱거워지기 때문이다.

3 ②에 풀어둔 달걀을 부어 불을 줄이고 젓가락으로 젓는다.

4 생굴 때문에 오믈렛을 뒤집개로 뒤집으면 부서지기 쉽다. 요령은, 오믈렛의 밑이 익었을 때쯤 팬 뚜껑을 팬 옆으로 붙여 대고 뒤집개로 오믈렛을 슬며시 뚜껑 위로 이동시킨 후, 팬 뚜껑을 다시 덮으면 오믈렛이 흩어지지 않고 예쁘게 구워진다. 반대편도 색이 나도록 굽는다.

차조만두

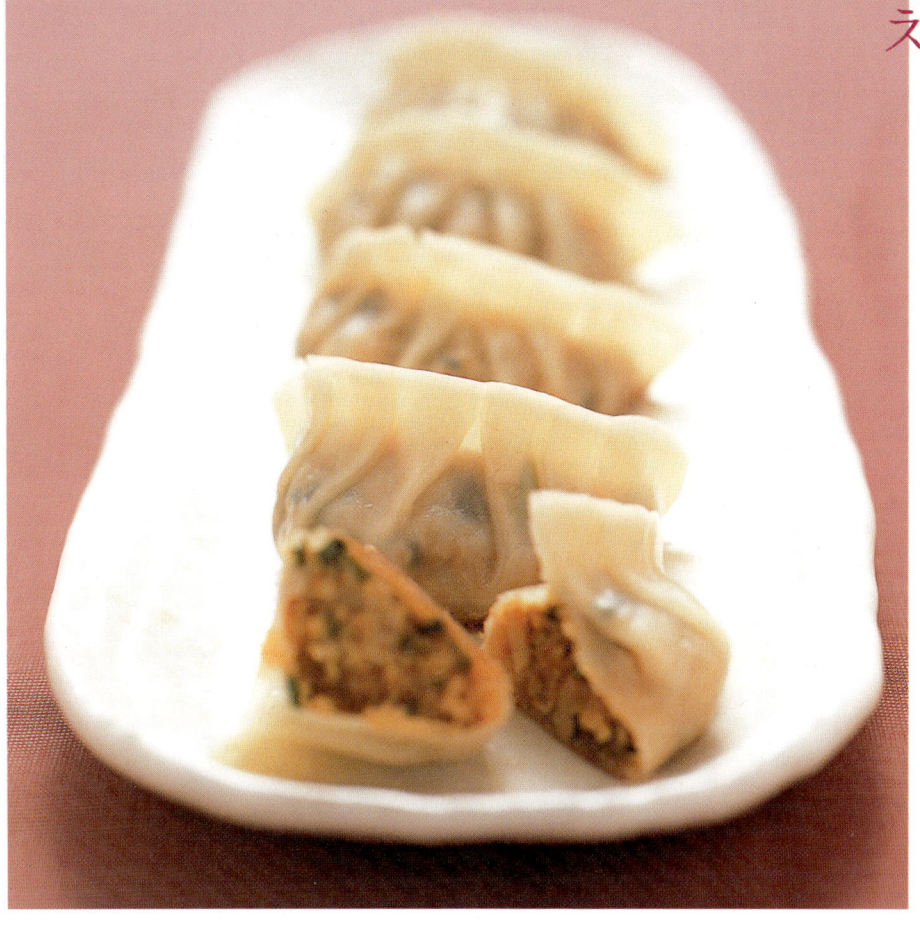

차조 1/2컵, 물 적당량, 배추김치 200g, 김칫국물 약간, 부추 50g, 소 양념(다진 생강 · 간장 · 참기름 각각 1작은술, 소금 약간), 만두피(시판되는 포장 제품) 20장, 참기름 1큰술, 뜨거운 물 1/4컵

1 차조는 깨끗이 씻어 물에 20분 정도 담가두었다가 먼지와 같은 더러운 것이 뜨면 체로 건져내고 물기를 뺀다. 내열 용기에 차조를 넣고 물을 잠길 정도로 부어 랩을 씌우고 전자레인지에서 약 7~10분 간 가열한다.

2 배추김치는 양념을 대강 떨어낸 뒤 잘게 썬다. 부추도 잘게 썬다.

3 그릇에 차조를 담고 분량의 배추김치와 김칫국물 1~2큰술을 넣는다. 부추와 소 양념도 넣어 한데 섞어 밤알 크기로 뭉친다.

4 완성된 만두소를 만두피에 올리고 예쁘게 싸 만두를 빚는다.

5 팬에 참기름을 두르고 만두를 올려 굽는다. 만두 바닥에 연한 갈색이 돌면 뜨거운 물을 붓고 뚜껑을 덮어 약 3분 정도 찌듯이 굽는다. 물기가 다 날아가면 접시에 담는다.

✽✽ 고기 대신 차조를 넣고 소를 만들었다. 입안에 넣었을 때 조의 톡톡 씹히는 맛이 별미다. 만두피 대신 춘권이나 라이스페이퍼로 싸서 익혀 먹어도 맛있다.

part 4 건강한 디저트가 맛도 좋다

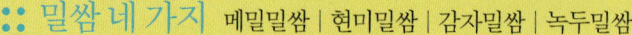

:: 밀쌈 네 가지   메밀밀쌈 | 현미밀쌈 | 감자밀쌈 | 녹두밀쌈

:: 대꼬치떡밥

:: 옥수수 무떡

:: 두부 디저트 두 가지   두부경단 팥죽 | 두부젤리

:: 미숫가루 쿠키

:: 검은콩 두유젤리

:: 매실 우롱차절임

:: 고구마찐빵

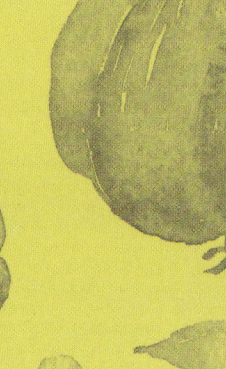

'건강식을 위해서 달콤한 디저트를 포기할 수는 없다!'
어떤 이유에서든, 인간이 지니고 있는 맛있는 것에 대한 욕구를 결코 포기할 수 없다는 나의 고집에서 나온 말이다. 그렇다고 해서 백설탕과 유지류로 범벅이 된 음식들을 먹을 생각은 조금도 없다. 그렇다면 어떻게 하면 맛도 좋고 달콤하면서도 건강한 식생활의 기준에도 부합하는 간식이나 디저트를 만들 수 있을까?

기본적으로는 자연 식품을 중심으로 한 간식과 디저트를 생각할 수 있다. 고구마나 감자, 단호박, 옥수수, 밤, 과일과 같은 자연의 단맛을 가진 식품들……. 한여름에 쪄 먹는 구수한 옥수수, 겨울철 호호 불어 가며 껍질을 벗겨 먹는 군고구마나 꾸덕꾸덕하게 말려 단맛이 더해진 말린 고구마는 내가 제일 좋아하는 간식 중 하나다. 이런 자연 식품들은 우리 몸에 자연스럽게 받아들여져 은근한 충족감을 준다.

하지만 요리에 대한 탐구심과 제과제빵을 전공한 경력을 살려, 나는 더욱 새롭고, 맛있고, 동시에 건강에도 좋은 간식과 디저트를 찾아 나서게 되었다. 즐거움과 재미, 그 가운데 유익함을 찾고 싶었다.

그 결과, 백설탕과 유지류를 사용하지 않고 하얀 밀가루를 절제하는 틀 안에서 그것들을 대용할 수 있는 것들을 생각하게 되었다. 예를 들어 백설탕 대신 과일시럽·흑설탕·꿀을, 치즈 대신 두부를, 생크림 대신 두유나 라이스밀크·호두즙·잣즙을, 흰 밀가루 대신 통밀가루나 쌀(현미)가루·메밀가루·미숫가루를……. 이런 식으로 연구하는 가운데, 우리 주위에는 몸에 좋고 맛도 좋은 대용물이 얼마든지 있다는 사실을 깨닫게 되었다. 단, 문제는 성질이 각기 다른 이것들을 어떻게 배합하고, 재료들의 특성을 어떻게 살려 손색이 없는 요리를 만들 수 있을까 하는 것이었다.

이 장의 요리들은 대부분 일반 가정에서 간단히 만들 수 있으므로 디저트 음식은 만들기 어렵다는 선입견을 버리고 건강식을 맛있게 즐기는 재미를 누려 보길 바란다.

* 다른 장의 레시피는 모두 2인분 기준이나 이 장의 레시피는 4인분 기준이다.

밀쌈 네 가지

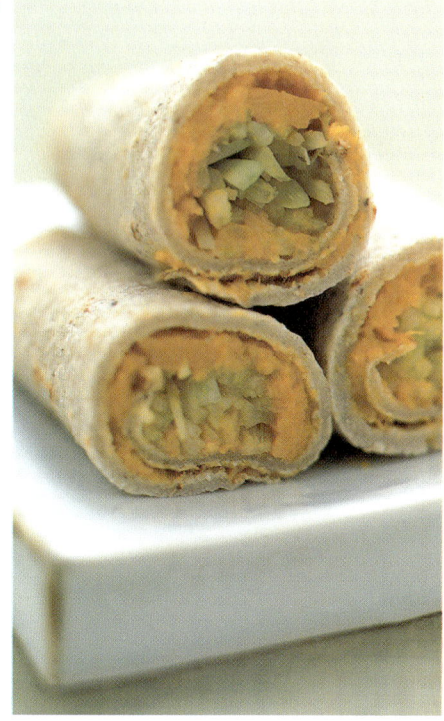
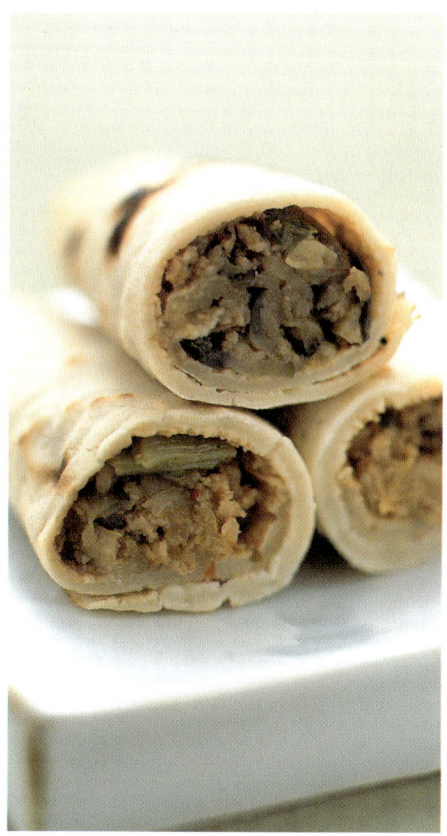

메밀밀쌈

현미밀쌈

메밀밀쌈

밀쌈 반죽(메밀가루 1컵, 우리 밀가루 1/2컵, 소금 1작은술, 물 약 2컵), 소(단호박 200g, 된장 1작은술, 셀러리 1/2대)

1 메밀가루와 밀가루, 소금을 그릇에 넣고 섞은 뒤, 물을 부어 멍울 없이 잘 섞어 반죽을 만든다.
2 단호박은 한입 크기로 썰어 찜통에서 찌거나 전자레인지에서 4~5분 간 부드럽게 익힌 뒤 된장과 함께 곱게 섞어 잼처럼 만든다. 셀러리는 채썬다.
3 달군 팬에 기름을 얇게 두르고 반죽을 4~5등분으로 나누어 1장씩 구워 밀쌈을 만든다. ②의 단호박을 밀쌈 위에 펴 바른 뒤 셀러리를 얹고 돌돌 만다.

현미밀쌈

밀쌈 반죽(현미가루(시판되는 생현미가루) 1컵, 우리 밀가루 1/2컵, 소금 1/2작은술, 물 약 2컵), 소(김치 200g, 양송이버섯 5~6개, 양파 1/4개, 소금·후춧가루·참기름 약간씩)

1 현미가루와 밀가루, 소금을 그릇에 넣어 잘 섞은 뒤, 물을 넣고 잘 반죽한다.
2 김치는 잘게 썰어 물기를 살짝 짠다. 양송이버섯은 양파와 함께 얇게 저민다.
3 팬에 참기름을 두르고 양파를 먼저 볶다가 양파가 숨이 죽으면 양송이버섯과 김치를 넣고 좀더 볶아 소금, 후춧가루로 간한다.
4 달군 팬에 기름을 얇게 두르고 반죽을 4~5등분으로 나누어 1장씩 구워 밀쌈을 만든다. 밀쌈 위에 ②를 올려 돌돌 만다.

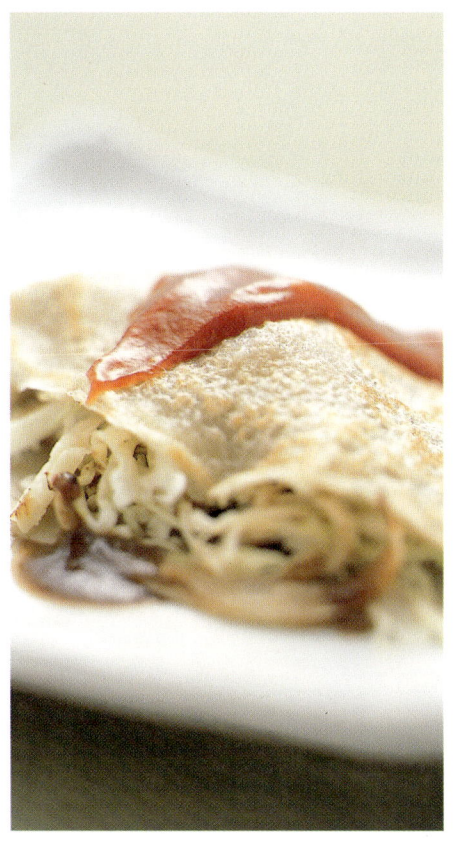
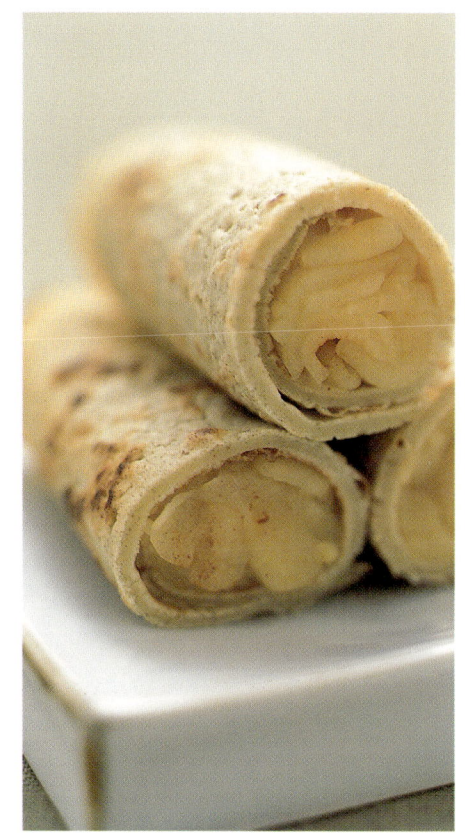

감자밀쌈

밀쌈 반죽(시판되는 감자부침개용 가루 1과1/2컵, 물 약 2컵), 소(양배추 1/4개, 우스터소스·토마토 페이스트·파래 가루 약간씩)

1 감자부침개용 가루에 물을 넣어 반죽을 만든다.
2 양배추는 한 잎씩 뜯어 두께를 맞추어 겹쳐 놓고 얇게 채썬다.
3 기름을 살짝 두른 팬에 반죽을 얇고 넓게 편다. 표면이 군데군데 울룩불룩 솟아오르며 익기 시작할 때, 채썬 양배추를 반죽의 반쪽에 모아놓고 우스터소스를 뿌린 뒤, 반으로 접어 양배추를 찌듯이 살짝 익힌다.
4 접시에 담고 토마토 페이스트와 파래 가루를 뿌린다.

녹두밀쌈

밀쌈 반죽(시판되는 녹두부침개용 가루 1과1/2컵, 물 약 2컵), 소(사과 1개, 계핏가루·레몬즙 약간씩)

1 녹두부침개용 가루에 물을 넣어 반죽을 만든 뒤 기름 두른 팬에서 1장씩 얇게 구워 밀쌈을 만든다. 위의 분량이면 밀쌈 4~5개가 나온다.
2 사과는 얄팍하게 은행잎썰기하여 진한 소금물에 헹군 뒤, 바닥이 두꺼운 냄비에 넣고 약한 불에서 조린다. 사과의 수분으로 인해 타지 않으므로 물은 따로 넣지 않는다. 사과가 투명하게 익으면 계핏가루와 레몬즙을 취향에 맞게 넣는다.
3 얇게 구워진 밀쌈 위에 ②를 얹고 돌돌 만다.

감자밀쌈

녹두밀쌈

대꼬치떡밥

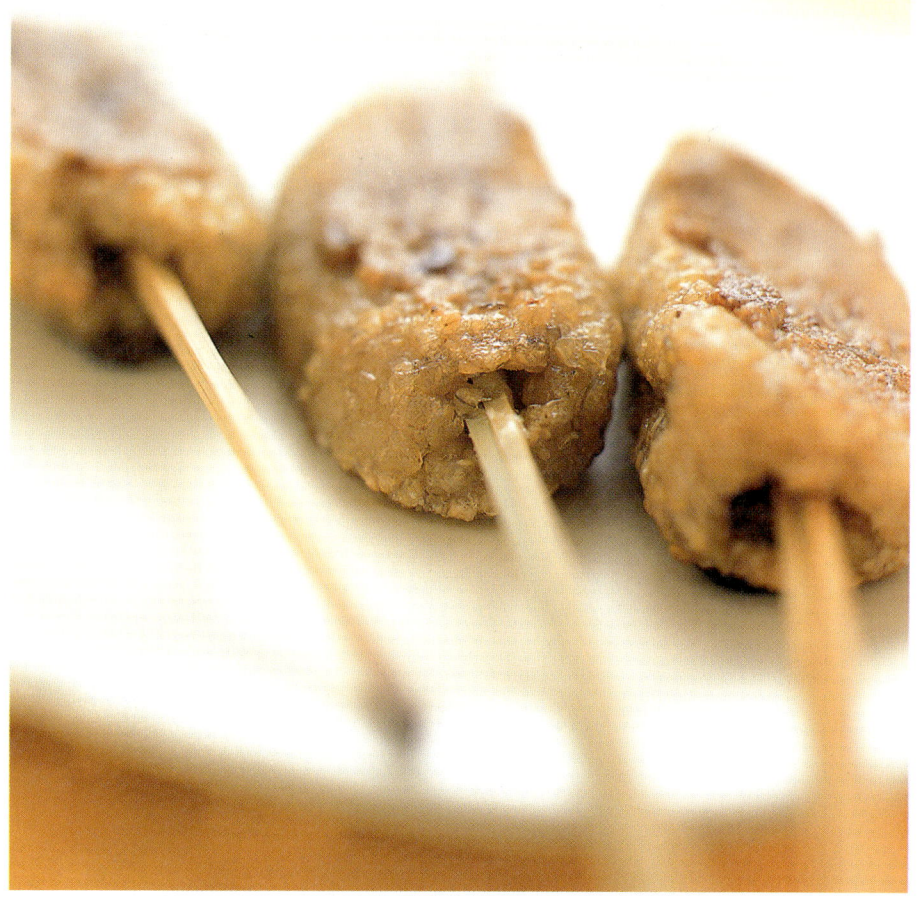

현미 찰밥(또는 약간 질게 지은 멥쌀밥) 2공기, 들깨 된장(들깨가루 4큰술, 된장 1/2큰술, 흑설탕 1큰술, 조미술 2큰술, 물 약간), 들깨(또는 통깨) 약간－약 8개 분량

1 현미 찰밥은 따뜻할 때 둥근 그릇이나 절구통에 넣어 방망이로 치대어 짓이긴 뒤 6~8등분하여 타원형으로 빚는다.

2 대나무 젓가락 혹은 굵은 대꼬챙이로 떡밥을 길게 꿴 다음 손바닥으로 눌러 약간 납작하게 만든다. 오븐 토스터나 석쇠에서 약한 불로 말리듯이 굽는다.

3 들깨 된장을 만드는데, 들깨가루와 흑설탕을 섞고 된장과 조미술을 넣은 뒤 바를 수 있을 정도의 되기가 되도록 물을 조절하여 넣는다.

4 들깨 된장을 ②에 골고루 바르고 다시 석쇠나 오븐 토스터에서 앞뒤로 타지 않도록 조심하면서 골고루 구운 다음 통깨나 들깨를 뿌린다.

옥수수 무떡

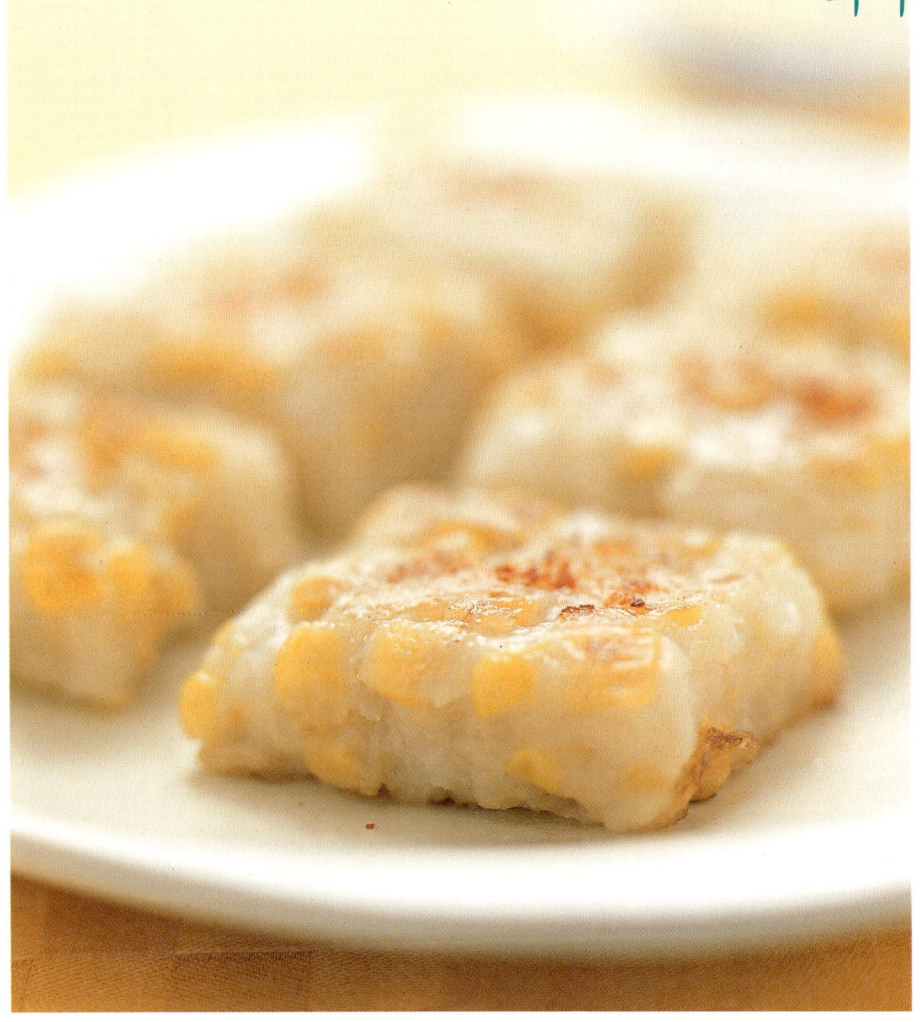

무 150g, 옥수수 알갱이 1/2컵, 멥쌀가루 5큰술, 옥수수 전분(콘스타치) 1과1/2큰술, 소금 1/3작은술, 물 4~5큰술, 고춧가루 1작은술, 참기름 2큰술, 양념장(간장 2큰술, 레몬즙(또는 레몬식초) 2큰술)

1 무를 가늘게 채썰어 옥수수, 멥쌀가루, 옥수수전분, 소금과 섞은 다음 물을 넣고 잘 섞는다.
2 반죽을 틀이나 평평한 접시 등에 고르게 펴놓고 고춧가루를 뿌린다.
3 김 오른 찜통에 ②를 넣고 센 불에서 약 20분 간 찐 뒤, 꺼내어 한 김 식힌다.
4 ③을 정사각형으로 9등분하여 썰고 참기름을 두른 팬에서 앞뒤를 골고루 굽는다. 분량의 재료로 양념장을 만들어 옥수수 무떡을 찍어 먹는다.

** 옥수수 무떡은 출출할 때나 아이들 간식으로 매우 좋다.

두부 디저트 두 가지

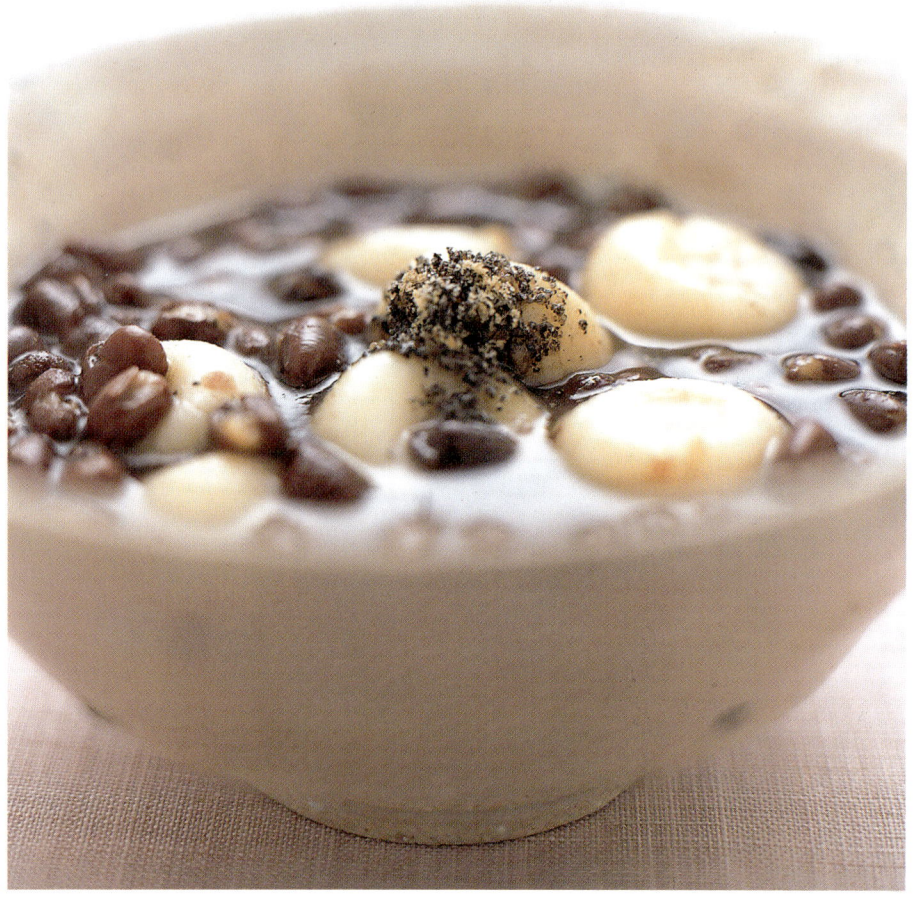

두부경단 팥죽

연두부 1/4모, 찹쌀가루(생찹쌀가루) 5큰술, 꿀 2큰술, 팥 2/3컵, 소금 1/3작은술, 흑설탕(또는 꿀) 약간

1 냄비에 팥과 소금을 넣고 잠길 정도로 물을 부어 팥알이 푹 무르도록 삶는다. 삶는 도중 거품이 뜨면 걷어주고 물이 부족하면 더한다. 손가락으로 눌러서 팥알이 으깨질 정도가 되면 물을 팥 알갱이가 잠길 정도로만 남긴다.

2 두부는 물에 씻은 다음 잘게 썰어 그릇에 담는다. 두부에 찹쌀가루를 뿌린 뒤 잠시 둔다. 가루가 물기를 머금으면 두부를 으깨며 섞는다. 반죽의 되기가 귓불처럼 말랑말랑한 정도로 되고 윤기가 돌 때까지 치댄다.

3 두부 반죽을 한입 크기로 떼어 둥글게 빚은 뒤 중심을 손가락으로 눌러 동글납작한 모양을 만든다. 끓는 물에 넣어 물 위로 떠오르면 1~2분 정도 더 데친 뒤, 찬물에 건져 물기를 뺀다.

4 팥 삶은 물과 푹 무른 팥을 그릇에 담고 경단을 띄운다. 취향에 맞추어 흑설탕이나 꿀을 넣어 먹는다.

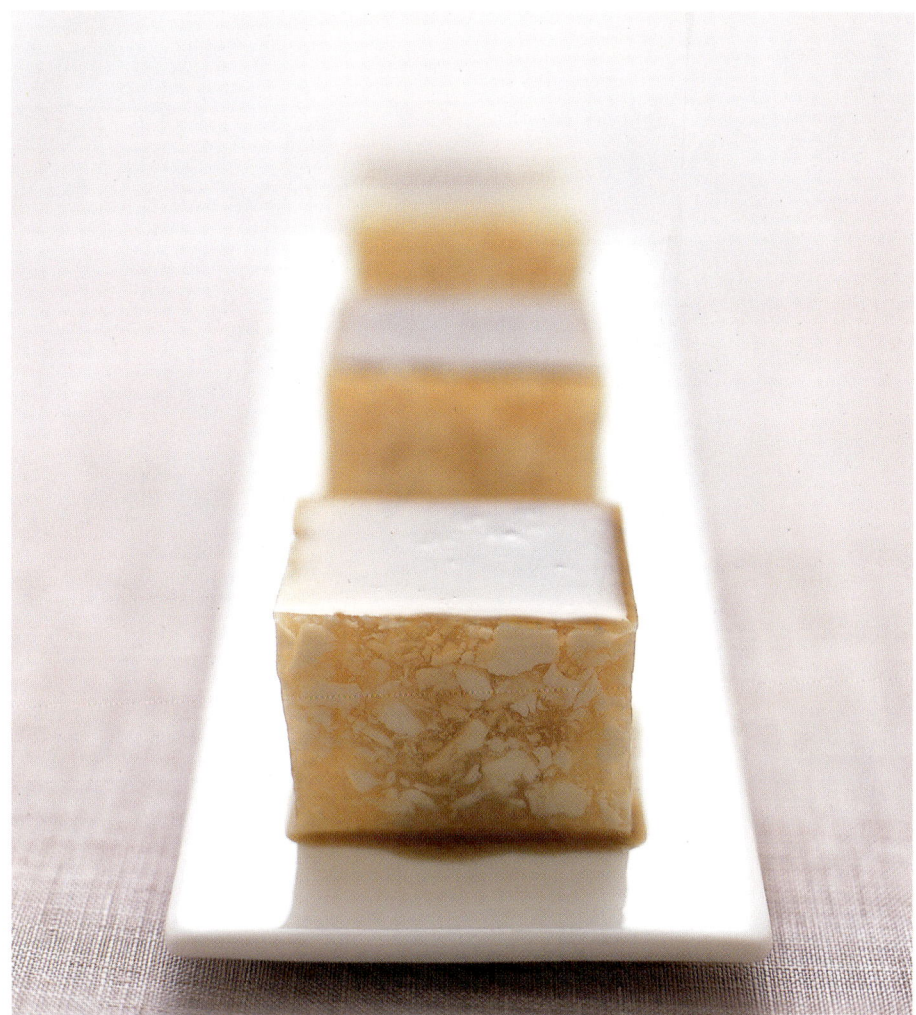

두부젤리

연두부 2/3모, 물 2컵, 한천 가루 2큰술, 꿀 2큰술, 흑설탕 시럽(흑설탕 4큰술, 물 1/4컵)

1 두부는 씻어 체에 밭쳐 물기를 뺀다.
2 냄비에 물을 붓고 한천 가루를 넣은 다음 30분 정도 그대로 둔다. 약한 불에서 주걱으로 저어가며 한천 가루를 녹이는데, 중간에 꿀을 넣고 끓기 직전까지 열을 가해 한천 가루를 완전히 녹인다. 투명하게 다 녹으면 냄비째 찬물에 담가 한 김 식힌다(실온 이하에서 식히지 않도록 조심할 것).
3 두부를 잘게 부수어 ②에 넣어 섞은 후 사각 틀이나 깊숙한 용기 등에 부어 냉장고에서 굳힌다.
4 흑설탕 시럽을 만든다. 냄비에 흑설탕과 물을 넣고 약한 불에서 걸쭉해질 때까지 졸인 뒤 식힌다.
5 굳힌 두부젤리를 알맞은 크기로 썰어 접시에 올리고 흑설탕 시럽을 뿌려 먹는다.

미숫가루쿠키

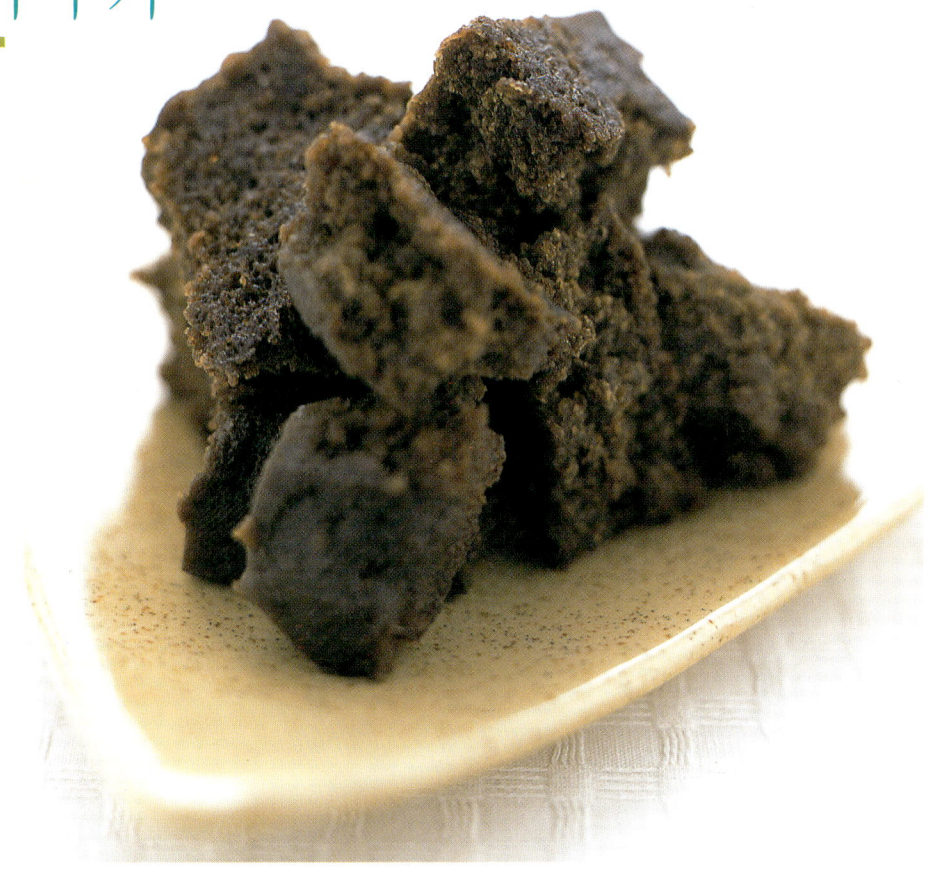

미숫가루 5큰술, 현미가루(생현미가루) 8큰술, 흑설탕 3큰술, 꿀·물 각각 3과1/2큰술

1 꿀과 물을 약한 불에서 끓여 잘 섞는다.
2 그릇에 미숫가루와 현미가루를 넣어 잘 섞은 뒤, ①의 꿀물을 부어 양손으로 가루를 비비듯이 섞어 가루에 물을 먹인다. 여기에 흑설탕을 넣고 고루 섞어 체에서 한번 내린다.
3 김이 충분히 오른 찜통에 베보자기나 기름종이를 깔고 ②의 가루를 넣어 숟가락으로 가볍게 눌러준다.
4 뚜껑을 덮고 센 불에서 25분 간 찐다. 손가락으로 눌러보았을 때 탄력이 느껴질 정도가 되면 찜통을 내려 그대로 식힌 뒤, 적당한 크기로 썬다.

검은콩 두유젤리

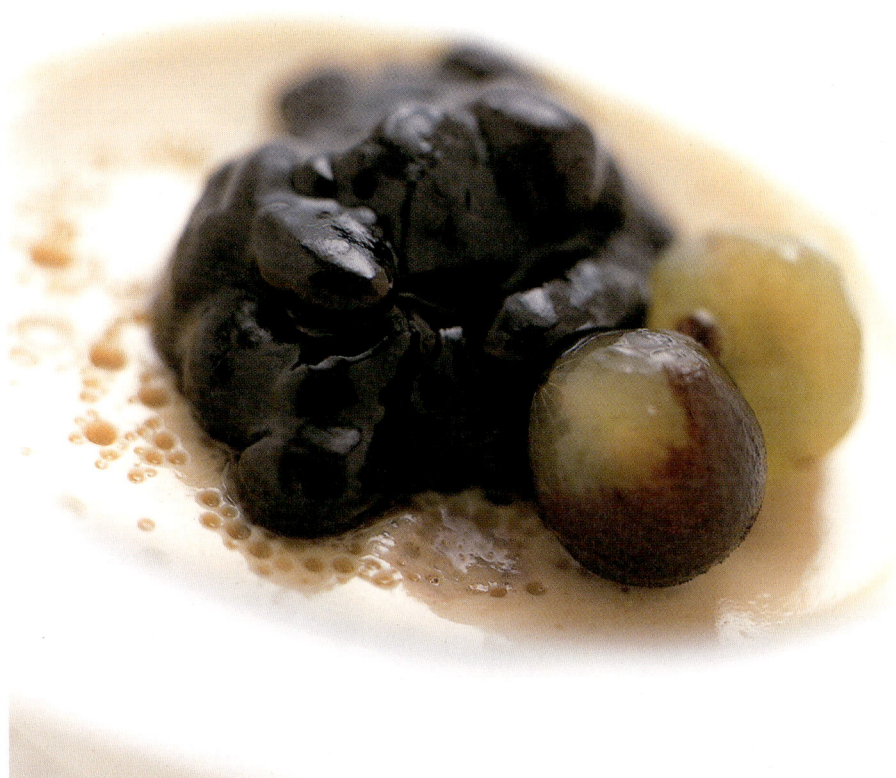

검은콩 1/4컵, 쌀엿 4큰술, 소금 약간, 두유 150ml(3/4컵), 한천 가루 1작은술, 물 1/2컵, 꿀 3큰술, 칡녹말(또는 일반 녹말) 1큰술, 포도나 무화과 약간

1 검은콩은 하룻밤 물에 불려 삶는다. 단, 삶을 때 압력솥을 이용한다면 불리지 않아도 된다. 도중에 거품이 뜨면 체로 건져내고, 물이 부족하면 물을 더해주면서 삶는다. 콩이 약간 살캉해지면 쌀엿과 소금을 넣고 콩이 부드러워질 때까지 삶아, 물이 2컵 정도 남도록 끓인다.

2 검은콩을 삶는 동안 두유젤리를 만든다. 냄비에 물 1/2컵을 넣고 한천 가루를 잘 풀어 불에 올린다. 여기에 꿀을 넣은 뒤 약한 불에서 주걱으로 젓다가 끓기 바로 직전에 두유를 넣는다. 계속 저어가며 따끈하게 데운다.

3 ②를 냄비째 찬물에 담가 주걱으로 저으면서 한 김 식힌다. 이것을 깊은 그릇에 7부 정도 부어 냉장고에서 차게 굳힌다.

4 칡녹말(또는 녹말)을 물 1큰술에 잘 풀어 ①에 조금씩 떨어뜨리면서 약한 불에서 저으며 좀더 끓여 약간 걸쭉한 수프를 만든다.

5 차갑게 굳은 두유젤리 위에 검은콩수프를 올리고 껍질을 벗긴 포도나 무화과를 올려 숟가락으로 젤리를 떠서 섞어 먹는다.

매실 우롱차절임

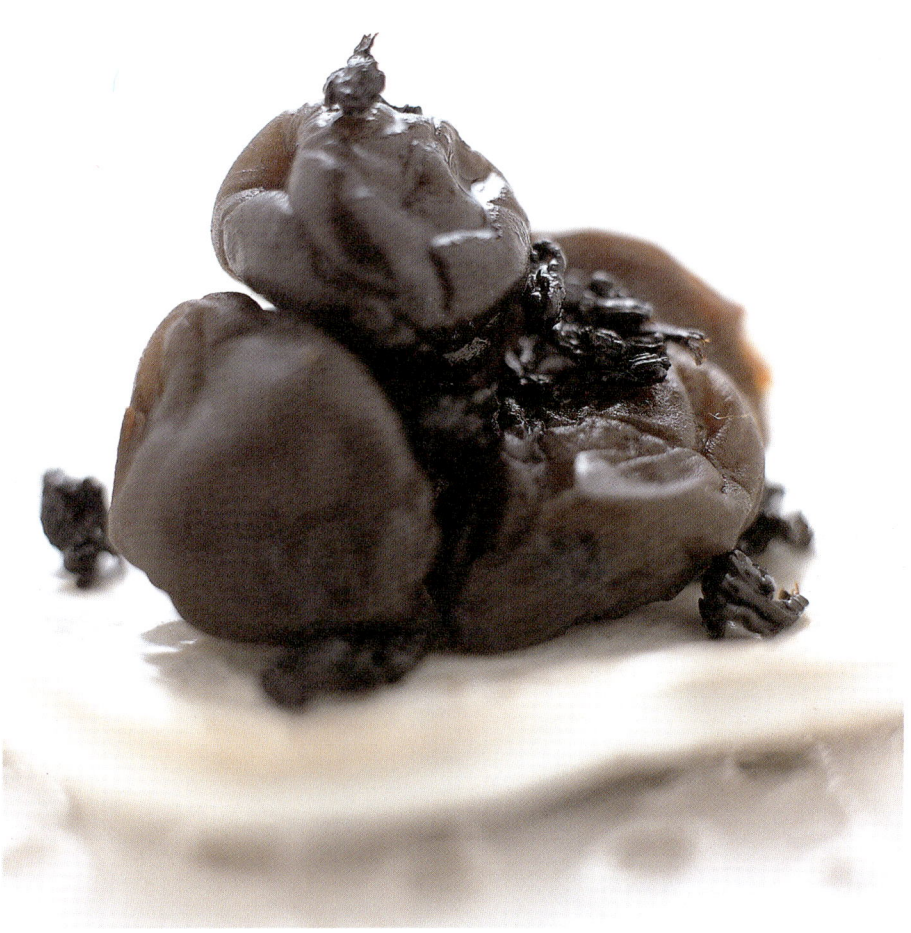

매실 500g, 황설탕 600g, 우롱차 3큰술

1 과육이 단단하고 상처가 없는 중간 크기의 청매실을 골라 꼭지를 떼어내고 물에 씻어 체에 건져 물기를 잘 뺀다.
2 청매실을 끓는 물에 살짝 데쳐 물기를 뺀 후, 포크로 구멍을 5~6군데 뚫는다.
3 깨끗한 병에 매실, 우롱차 잎, 황설탕 순으로 켜켜이 넣는다. 맨 윗부분에 설탕을 두껍게 덮어 밀폐하여 보관한다. 서늘하고 그늘진 곳에서 4~5개월이 지나면 먹을 수 있다.

** 도중에 뚜껑을 열거나 하여 공기가 들어가면 매실이 시어진다. 매실 과육은 건져 먹고 국물은 찬물에 타서 차로 마시면 맛있다.

고구마찐빵

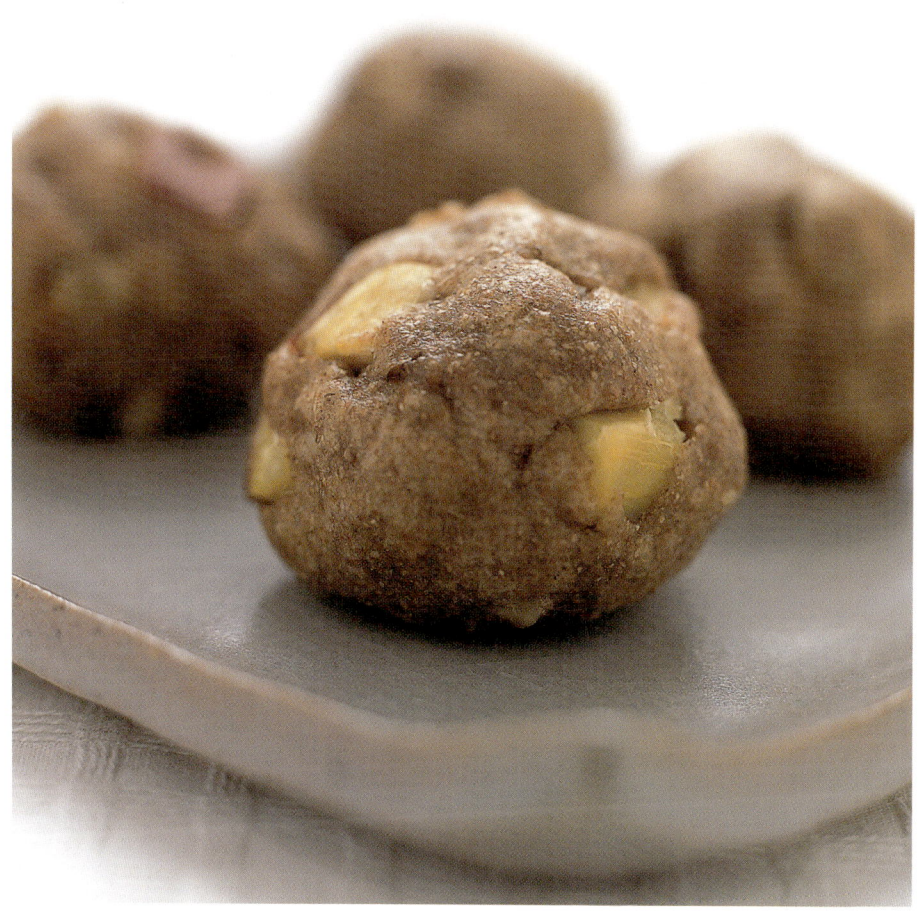

고구마 1개(약 150g), 호두 20g, 통밀가루 1컵, 물 약 1/3컵, 소금 약간 - 약 8개 분량

1 고구마는 솔로 문질러 깨끗이 씻은 뒤 껍질째 1cm 크기의 주사위꼴로 썰어 소금(1/5작은술)을 뿌려둔다. 호두는 기름을 두르지 않은 팬에서 볶아 고소한 풍미를 살린 뒤 잘게 썬다.
2 그릇에 통밀가루와 소금(1/3작은술)을 넣고 섞은 뒤, 물을 붓고 힘주어 치댄다. 반죽이 부드러워지면 고구마와 호두를 넣고 잘 섞은 뒤, 8등분하여 공 모양으로 뭉친다.
3 김이 충분히 오른 찜통에 베보자기나 기름종이를 깔고 ②를 간격을 두어 올린다. 뚜껑을 덮고 15~20분 간 찐다.

에필로그

지금을 살아가는 우리 주부들에게는 그 옛날 우리 할머니들의 밥상 걱정과는 다른 차원의 고민과 갈등이 있다. 간신히 끼니를 잇기 위해 부족한 먹거리를 찾아 밥상을 차려야 했던 그 노고를 이 시대에서는 좀처럼 찾아볼 수 없게 되었지만, 대신 사시사철 없는 것 없이 맛볼 수 있는 수많은 먹거리들 앞에서, 시시때때로 넘쳐나는 영양 정보들을 반영하여 먹거리를 선택해야 하는 상황에서 이 시대의 주부들은 고민과 갈등을 하게 된다.

'밥, 된장국, 김치, 나물 몇 가지……, 이 정도를 가지고 커 가는 우리 아이에게 충분한 영양을 공급할 수 있을까?' '체력이 떨어지는 남편을 위해 육류를 보충해야 하지 않을까?' 미처 장을 보지 못해 밥, 국, 김치에 밑반찬 몇 가지만 덜렁 내놓으면서 미안해하는 주부들도 많을 것이다. 혹은 좀더 적극적인 주부의 경우, 아이들 성장과 남편의 피로 회복에 좋은 반찬 등을 잡지나 요리책에서 찾아 그날 식단을 짠다든지 하여 진수성찬을 차릴 수도 있다.

일본어에 '고치소우사마〔ご馳走さま〕'라는 말이 있다. 의역을 하자면 식사를 끝낸 후, '잘 먹었습니다'라는 말이다. 여기서 고치소우〔ご馳走〕라는 말은 '대접, 진수성찬'이란 뜻인데, 본래 이 말이 가진 한자어 뜻에는 '한 끼 밥상을 차리기까지는 소중한 음식을 사방팔방으로 찾아다녀야 하는 수고스러움이 있다'는 의미가 내포되어 있다.

그렇다. 본디 '진수성찬'은 상다리가 부러지도록 차리는 밥상을 뜻하는 것이 아니라, 소박한 밥상이라도 보다 좋은 음식을 수고스럽게 찾아 올리는 정성을 뜻하는 것이다. 밥에 된장국, 김치, 반찬 한 가지만을 앞에 두고도 그것을 차린 수고스러운 손에 감사하며 즐겁게 먹는 밥상에 건강 또한 들어 있는 것이다.

그렇다면, 우리 주부들은 이제 더 이상 밥, 국, 김치, 밑반찬 몇 가지만을 내놓으면서 미안해할 필요가 없다. 소박하게 먹는 것이 건강에 좋으니, 당당하게 적게 먹어라. 그러나 밥상을 차리는 데 소홀하라는 말은 결코 아니다. 이제까지 밥상을 가득 채우기 위해 쏟았던 수고를, 보다 좋은 음식 재료들을 고르고 건강에 염두를 둔 조리법과 먹는 법에 옮겨 보자.

영양학자도 의사도 아닌 내가 '건강 식생활'을 화두로 삼아 책을 쓴 데는 나름대로 이유가 있다. 내가 직접 겪으면서 깨달은 것들을 되도록 많은 사람들과 나누고 싶다는 강한 열망이 있었기 때문이다. 그리고 맛과 멋만을 추구했던 과거 요리연구가로서가 아닌, 건강을 중심으로 식생활에 온 정성을 기울여야 하는 식생활 지도사로서 내가 터득한 갖가지 노하우들이 다른 사람의 건강에 조금이라도 도움이 될지도 모르겠다는 기대를 품게 되었기 때문이다.

이 책이 독자에게 맛있는 요리나 단편적인 건강 정보를 알리는 것이 아니라, 진정한 건강 식생활에 눈을 돌리게 하는 계기가 될 수 있기를 희망한다.

건강과 행복에 감사하며, 이양지

색인·주제별

국·찌개

가을채소 깻국 146
감자 애호박된장찌개 139
겨울채소 청국장 159
깔끔한 청국장 117
낙지 무맑은국 137
두부 미역국 115
멸치 근대국 125
모시조갯국 114
버섯 달걀국 149
북어국 123
새우 완자국 136
셀러리 토마토수프 132
순두부 매운찌개 135
순두부 무된장국 145
시금치 조개된장국 163
아욱 된장국 153
오이 미역냉국 133
우엉수프 142
유부 대파 김국 161
채소 당면수프 119
채소 모둠국 128
채소 콩국 151
청경채 굴국 121
콜리플라워수프 164
풋콩 김냉국 131
해물 비지찌개 167

밥·면

고구마죽 150
구운 주먹밥과 자투리 채소된장 151
김치 누룽지찌개 157
꽁치구이밥 149
남은밥 수제비 165
녹두카레 220
두부 김치덮밥 119
두부경단 팥죽 232
두부로 만든 콩국수 129
두부볶음밥 218
메밀 비빔국수 133, 222
메밀 현미밥 155
메밀수제비 143
북어보푸라기를 올린 현미밥 142
북어보푸라기주먹밥 215
삼색 보슬보슬덮밥 217
삼색 주먹밥 137
생선구이초밥 218
쑥갓 현미밥 160
쑥현미인절밋국 118
연근 김치볶음밥 161
연어 돌미나리초밥 213
영양밥 145
오곡죽 147
오분도미 김치김밥 211
오키나와식 소면볶음 223
우동된장찌개 221
라이스버거 49
율무 된장죽 122
차가운 된장국밥 219
현미 비빔밥 115
현미 주먹밥 123
현미인절미 팥죽 156

채소

가지 마무침 136
감자 초나물 181
검은콩 채소무침 139
고구마볶음 160
곶감 호박씨무침 142
구운 단호박 단촛물절임 135
김치 고구마조림 217
꼬시래기조림 183
더덕생채 167
라이스페이퍼 샐러드 175
라이스페이퍼 채소말이 174
머위무침 119
미나리무침 159
봄 샐러드 121
브로콜리무침 149, 213
시금치 유부볶음 122
시금치무침 211
쑥갓나물 114
애호박 양송이볶음 128
양배추 초나물 180
양배추말이 125
양배추무침 210
연근부침개 178
채소단촛물절임 172
청포묵회 117
콩가루 감자볼 215
콩가루 마쩜 177
콩비지샐러드 197
토마토 깨무침 131

튀긴 채소샐러드 173
피망나물 182

두부

겨자소스 연두부 194
견과 두부양념과 쑥갓 은행무침 192
굴소스 두부볶음 196
대파 소스 두부샐러드 188
두부스테이크 198
명란젓 두부양념과 삶은 감자무침 191
순두부 바지락찜 160
아보카도 두부양념과 연근 당근무침 193
연두부찜 195
오키나와식 두부볶음 199
젓갈 냉연두부 187
참치 두부양념과 참비름 유부무침 190
팽이버섯조림 냉연두부 187
햇김치 냉연두부 187
흑임자 소스 구운 두부샐러드 189

생선·어패류

가자미조림 79, 121
갈치 소금구이 131
고등어햄버거 40, 206
대구 맑은조림 164
대구포 깨구이 210
무를 곁들인 청어 소금구이 153
병어 된장구이 135
삼치카레구이 207
양념장을 곁들인 고등어구이 145

오징어 무조림 205
임연수어 무조림 163
자반전갱이구이 125
전갱이샐러드 203
채소를 곁들인 갈치구이 204
청어 된장구이 114
흑임자 소스 참치샐러드 202

밑반찬

간단 된장장아찌 94, 156
감자조림 132
강낭콩 채소조림 179
강낭콩조림 123
다시마 감자조림 183
단호박 팥조림 176
단호박조림 213
멸치 호두조림 211
무말랭이 고춧잎무침 147
무짠지무침 123
밤 다시마조림 153
오이지무침 137
잔멸치 미역볶음 150
조갯살장조림 217
콜리플라워 초된장무침 161
콩볶음 143
콩조림 213
표고 다시마 된장조림 157
풋콩조림 132

간식

감자밀쌈 229
검은콩 두유젤리 235
고구마전빵 237
굴 부추오믈렛 224
녹두밀쌈 229
대꼬치떡밥 230
두부젤리 233
마 메밀부침개 129
매실 우롱차절임 236
메밀밀쌈 228
미숫가루쿠키 234
옥수수 무떡 231
차조만두 225
현미밀쌈 228
현미인절미구이 146

기타

달걀말이 215
돼지고기 두부 김치볶음 139
우엉버거 211

색인 · 가나다순

가을채소 깻국 146
가자미조림 79, 121
가지 마무침 136
간단 된장장아찌 94, 156
갈치 소금구이 131
감자 애호박된장찌개 139
감자 초나물 181
감자밀쌈 229
감자조림 132
강낭콩 채소조림 179
강낭콩조림 123
검은콩 두유젤리 235
검은콩 채소무침 139
겨울채소 청국장 159
겨자소스 연두부 194
견과 된장 98
견과 두부양념과 쑥갓 은행무침 192
고구마볶음 160
고구마죽 150
고구마찐빵 237
고등어햄버거 40, 206
곶감 호박씨무침 142
구운 단호박 단촛물절임 135
구운 주먹밥과 자투리 채소된장 151
굴 부추오믈렛 224
굴소스 두부볶음 196
기본 장국용 된장 98, 99
김치 고구마조림 217
김치 누룽지찌개 157
깔끔한 청국장 117

깨소금 만들기 95
깻잎 들깨 된장 97
꼬시래기조림 183
꽁치구이밥 149

낙지 무맑은국 137
남은 채소 보존하기 92, 93, 94
남은밥 수제비 165
녹두밀쌈 229
녹두카레 220

다시마 감자조림 183
다시마 보관법 91
단호박 팥조림 176
단호박조림 213
달걀말이 215
달래 된장 98
대구 맑은조림 164
대구포 깨구이 210
대꼬치떡밥 230
대파 소스 두부샐러드 188
대파 잔멸치 된장 99
더덕생채 167
돌미나리 흑임자 된장 98
돼지고기 두부 김치볶음 139
두부 101
두부 김치덮밥 119
두부 미역국 115
두부경단 팥죽 232
두부로 만든 콩국수 129
두부볶음밥 218
두부스테이크 198
두부젤리 233
두유와 콩비지 100

라이스버거 49
라이스페이퍼 샐러드 175
라이스페이퍼 채소말이 174

마 메밀부침개 129
매실 간장 105
매실 농축액 104
매실 우롱차절임 236
머위무침 119
메밀 비빔국수 133, 222
메밀 현미밥 155
메밀밀쌈 228
메밀수제비 143
멸치 근대국 125
멸치 호두조림 211
명란젓 두부양념과 삶은 감자무침 191
모시조갯국 114
무를 곁들인 청어 소금구이 153
무말랭이 고춧잎무침 147
무짠지무침 123
미나리무침 159
미숫가루쿠키 234

밤 다시마조림 153
버섯 달걀국 149
병어 된장구이 135
봄 샐러드 121
북어국 123
북어보푸라기를 올린 현미밥 142
북어보푸라기주먹밥 215
브로콜리무침 149, 213

산초 소금 96
삶은 콩 보존하기 92

삼색 보슬보슬덮밥 217
삼색 주먹밥 137
삼치카레구이 207
새우 완자국 136
생선구이초밥 218
셀러리 토마토수프 132
순두부 매운찌개 135
순두부 무된장국 145
순두부 바지락찜 160
시금치 유부볶음 122
시금치 조개된장국 163
시금치무침 211
쑥갓 현미밥 160
쑥갓나물 114
쑥현미인절밋국 118

아보카도 두부양념과 연근 당근무침 193
아욱 된장국 153
애호박 양송이볶음 128
양념장을 곁들인 고등어구이 145
양배추 쌈 80
양배추 초나물 180
양배추말이 125
양배추무침 210
양배추절임 79, 94
연근 김치볶음밥 161
연근부침개 178
연두부찜 195
연어 돌미나리초밥 213
영양밥 145
오곡죽 147
오분도미 김치김밥 211
오이 미역냉국 133
오이지무침 137

오징어 무조림 205
오키나와식 두부볶음 199
오키나와식 소면볶음 223
옥수수 무떡 231
우동된장찌개 221
우엉버거 211
우엉수프 142
유바 102
유부 대파 김국 161
율무 된장죽 122
임연수어 무조림 163

자반전갱이구이 125
잔멸치 미역볶음 150
장국용 멸치 다듬기 91
전갱이샐러드 203
젓갈 냉연두부 187
조갯살장조림 217

차가운 된장국밥 219
차조만두 225
참치 두부양념과 참비름 유부무침 190
채소 당면수프 119
채소 모둠국 128
채소 우린 물 54
채소단촛물절임 172
채소를 곁들인 갈치구이 204
채소콩국 151
천연 과일 시럽 100
청경채 굴국 121
청어 된장구이 114
청포묵회 117
콜리플라워 초된장무침 161
콜리플라워수프 164

콩가루 감자볼 215
콩가루 마찜 177
콩가루 소금 96
콩볶음 143
콩비지샐러드 197
콩조림 213
토마토 깨무침 131
튀긴 채소샐러드 173

파래 소금 96
팽이버섯조림 냉연두부 187
표고 다시마 된장조림 157
풋콩 김냉국 131
풋콩조림 132
피망나물 182

해물 비지찌개 167
햇김치 냉연두부 187
향된장 96
현미 비빔밥 115
현미 인절미 102
현미 주먹밥 123
현미밀쌈 228
현미밥 106
현미인절미 팥죽 156
현미인절미구이 146
흑임자 소금 96
흑임자 소스 구운 두부샐러드 189
흑임자 소스 참치샐러드 202

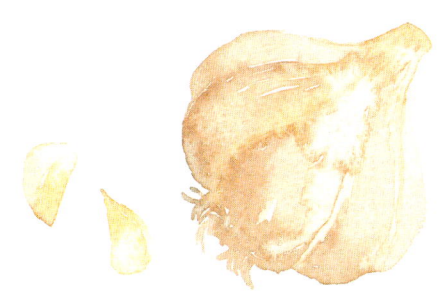

〈참 쉬운 건강 밥상〉
개정판을 펴내며

내 몸을 살리는,
우리의 생활을 바꾸는,
모두의 지구를 지키는,
마크로비오틱 건강 밥상 차리기

2009년 〈스타일〉이라는 드라마가 화제가 된 적이 있다. 김혜수의 '엣지 있는' 스타일도 인기였지만, 류시원이 연기한 서우진의 직업 '마크로비오틱 셰프'도 덩달아 주목받았다. 마크로비오틱은 내가 10여 년 전 일본에 있을 때 배운 일본의 '곡채식 섭생법'으로, 이미 서구에서는 의식 있는 사람들 사이에 널리 알려진 '로하스적 식생활법'이다. 2003년에 내가 배우고 익힌 마크로비오틱 쿠킹의 기초와 식단을 상세하게 풀어놓은 《참 쉬운 건강 밥상》의 초판을 출간할 당시만 해도 마크로비오틱이라는 말은 대중에게 그리 알려지지 않았다. 하지만 요즘은 각종 매체에서 마크로비오틱이라는 용어를 심심치 않게 들을 수 있다. 그만큼 건강과 환경에 대한 관심이 높아졌다는 증거일 것이다. 책 서문에서도 이야기했지만, 내가 완전히 새로운 관점에서 요리 공부를 하기 시작했을 때 마크로비오틱 이론을 만났다. 신선한 충격으로 다가온 그 이론은 요리뿐만 아니라 내 삶에도 큰 영향을 미쳤다.

2004년에 우리나라에서 처음으로 '이양지의 마크로비오틱 쿠킹' 강의를 진행할 때 일본에서 건너온 방법이기 때문에 우리의 식생활에 실용적으로 접목하는 데 어려움을 느꼈다. 그래서 강의를 준비하면서 일본 요리를 베이스로 한 마크로비오틱 쿠킹을 내 나름대로 우리나라식으로 해석해 응용한 요리로 바꾸기 위해 노력했다. 결과적으로 보면 나는 이 강의를 통해 많은 공부를 할 수 있었고 보람도 느꼈다.

2010년 개정판을 내면서 마크로비오틱이 무엇인지, 그리고 우리나라 사람에게 맞는 마크로비오틱이란 무엇인지에 대해 다시 한번 생각해보게 되었다. <u>마크로비오틱(Macrobiotic)</u>은 'Macro = 크다'와 'Bio = 생명', 'Tic = 학(學), 술(術)'을 합쳐 만든 단어다. 다시 말해 <u>'장수를 위한 이론과 방법'</u>으로 풀어 말할 수 있다. 이 단어의 기원을 찾자면 그리스시대로 거슬러 올라가게 되는데, 마크로비오틱을 실천한 철

학자들은 동물성 음식을 멀리하고 식물성 음식 중심의 식사를 했다고 한다. 마크로비오틱의 기본은 동물성 음식, 특히 고기를 거의 먹지 않으며, 농약을 치지 않고 자연 농법으로 기른 곡물과 채소 중심의 식사를 하는 것이다. 또 원칙적으로 가능한 한 내가 살고 있는 나라의 땅에서 제철에 수확된 것을 먹는 것이다. 이런 식사법을 실천하면 현대의학에서 치료할 수 없는 병을 고칠 수 있고, 이전에 성인병이라 부르던 '생활 습관병'에 걸릴 확률도 낮아질 뿐만 아니라 변비나 비만 문제도 해결할 수 있다고 알려져 있다. **마크로비오틱의 원칙은 사람 몸에 이로울 뿐만 아니라, 지구 환경을 지키는 데도 도움이 된다.** 농약이나 화학비료를 사용하지 않고 재배한 곡물과 채소가 사람의 건강에 좋듯이, 토지나 자연에도 좋기 때문이다. 마크로비오틱의 원칙은 지구 환경을 정화시키는 데도 도움이 된다는 의미다. 환경문제가 전 지구적인 이슈가 되고 있는 요즘 같은 세상에 '나'의 건강이 '자연'의 건강에도 영향을 미칠 수 있다는 생각을 갖게 하는 것이 마크로비오틱의 특징이자 강점이다.

마크로비오틱은 '로하스(LOHAS)'라는 새로운 라이프스타일과 매우 잘 어울리는 이론이기도 하다. 로하스란 알려져 있듯이 'Lifestyle of Health and Sustainability'의 머리글자를 따서 만든 신조어로 '건강과 지속 가능한 삶을 위한 생활양식'을 의미한다. 경제가 발전하고 사회·문화 영역이 빠르게 변화하면서 식생활 수준과 국민들의 영양 상태가 많이 좋아진 것은 사실이다. 또 글로벌 시대를 살아가면서 세계 각국의 음식과 문화를 쉽게 접할 수 있게 되었다. 하지만 세계 각국의 음식과 패스트푸드가 우리의 식생활에서 차지하는 비율이 높아지면서 유아 비만이나 생활 습관병, 알러지성 질환 등 현대인의 건강 문제도 심각해졌다. 이런 분위기 속에서 등장한 것이 바로 21세기 소비사회의 새로운 핵심 트렌드가 된 '웰빙(Well-being)'이다.

하지만 대중매체가 주도한 웰빙 트렌드는 일부 부유층을 대상으로 한 마케팅의 고가격 전략의 일환으로 전락했고, 개인 중심적인 소비 트렌드에 한정된다는 비판을 받고 있다. 이런 식으로 기업 마케팅 전략의 일환이 되거나 자신만의 건강과 행복을 추구하는 건강 트렌드는 오히려 타인에게 피해를 줄 수 있기 때문이다. 새로운 라이프스타일을 지칭하는 로하스는 이러한 문제점을 해결하기 위해 등장한 개념이다. 로하스는 이기적이고 주관적인 웰빙 개념과는 달리 개인을 넘어선 공동체 전체의 보다 나은 삶을 추구한다. 개인의 건강뿐만 아니라 우리가 함께 사는 환경까지 고려하는 소비를 유도하는 것이다. 이타적이고 사회적인 성향이 녹아 있는 로하스가 사회적 관심의 대상이 되고 새로운 명분을 찾게 되면서 웰빙을 대체할 새로운 트렌드로 주목받고 있다.

마크로비오틱의 두 가지 기본 전제, 신토불이와 일물전체

결국 마크로비오틱은 우리의 몸과 환경 모두를 살릴 수 있는 건강과 삶에 대한 새로운 접근법이라고 할 수 있다. 마크로비오틱 이론에서 가장 중요한 원칙은 두 가지이다. 하나는 <u>신토불이(身土不二)</u>, 또 다른 하나는 <u>일물전체(一物全體)</u>다. 신토불이는 우리의 몸(身)과 환경(土)은 별개가 아니라는 뜻이다. 우리의 몸은 음식을 포함해 공기, 빛, 소리, 열, 물 등 다양한 환경을 접하며 그것 자체를 공급받고 있다. 사실 가만히 생각해보면 어디까지가 환경이고 몸인지 구분이 모호해질 때가 있다. 그만큼 환경과 우리의 몸이 밀접한 관계를 맺고 있다는 의미다. 그렇기 때문에 서로 좋은 관계를 유지하지 않으면 몸과 환경은 서로 적응할 수 없다. 그렇다면 환경으로부터 음식을 잘 공급받으려면 어떻게 해야 할까?

<u>사람이 자신의 환경에 익숙해지려면 살고 있는 땅에서 나는 제철 음식을</u>

<u>섭취하는 것이 중요하다.</u> 제철 음식 위주로 먹으면 자기가 살고 있는 곳의 기후와 풍토에 적응하고 계절의 변화에 맞출 수 있다. 예를 들어, 열대지방의 농산물에는 더위에 적응하기 쉽도록 몸을 식혀주는 성질이 있고, 반대로 겨울에 재배하는 무나 당근 같은 근채류는 몸을 따뜻하게 해주는 작용을 한다. 그렇기 때문에 겨울에 열대 지역에서 나는 바나나나 파인애플을 먹거나 여름에 수확하는 토마토나 오이를 먹는다면 몸이 더욱 차가워진다. 이처럼 자연은 계절별로 인간의 몸에 필요한 음식을 선사한다.

지금 우리는 일 년 내내 오대양 육대주를 건너온 음식을 언제나 먹을 수 있는 은혜로운(?) 시대에 살고 있다. 따라서 계절에 맞지 않는 채소나 열대 지역의 과일도 쉽게 구할 수 있다. 이런 음식을 가끔 기호 음식으로 먹는 것은 생활의 즐거움이 될 수도 있다. 하지만 이런 음식으로 우리 몸의 기초를 다지는 일은 피해야 한다. 환경을 무시한 음식으로 만든 몸은 약해질 수밖에 없다. 생활 수준이 높아졌음에도 이전에 없던 병이 늘어난 것은 많은 부분 무엇이든 원하는 것을 먹을 수 있게 된 환경 때문이라고 생각한다. 아주 오래전부터 우리의 선조들은 친환경적인 식생활이 건강과 직결된다는 진리를 체험적으로 터득했고, 그것을 표현한 것이 바로 신토불이라는 개념이다. 그렇기 때문에 마크로비오틱이 일본에서 시작된 것이기는 하지만, 우리나라 사람이 마크로비오틱을 실천하려면 우리에게 가장 친근한 전통 음식을 먹는 것이 전제 조건이 되어야 한다.

일물전체란 '<u>하나의 음식을 통째로 먹는다</u>'라는 의미다. 하나의 음식은 그 자체로 여러 가지 면에서 균형이 잡혀 있다. 특히 호두, 잣, 깨, 밤, 은행 등의 종실류는 그 자체가 씨앗이 되어 다음 세대를 만들어내는 생명력이 가득한 음식이다. 곡류의 껍질이나 배아, 채소의 껍질에는 거기에서만 얻을 수 있는 비타민이나 미네랄이 존재한다. 또 식물섬유가 풍부하기 때문에 장 건강에도 도움이 된다. 그렇기 때문에 마크로비오틱에서는 음식을 먹을 때 가능한 한 버리는 것 없이 전체를 먹도록 권장한다. 물론 먹지 못하는 부분까지 먹으라는 것은 아니다. 쌀이라면 쌀겨는 제거하고 과피를 남겨둔 현미를 먹는 것이다. 엽채류는 무르거나 상처가 있거나 썩은 부분을 제거하고 뿌리와 딱딱한 줄기까지 적절하게 조리해 먹는 것이 좋고, 근채류는 깨끗이 씻은 다음 껍질을 깎지 말고 먹는 것이 좋다. 남은 채소를 보관할 때도 되도록 껍질 째, 뿌리 째 보관하면 보다 오래 보존할 수 있다. 생선 역시 작은 것은 통째로 먹는 것이 좋다. 이는 곧 통째로 먹을 수 없는 큰 동물이나 생선은 자주 먹지 않는 것이 좋다는 의미이기도 하다.

음식에도 음양조화(陰陽調和)가 필요하다

동양의 전통적 세계관인 음양 이론은 마크로비오틱에서도 중요한 원리다. 중국을 비롯해 우리나라, 일본에서는 예로부터 사물을 음양이라는 잣대로 보는 방법을 발달시켜 왔다. 이러한 동양적 사고방식의 공통점은 음과 양의 성질이 서로 맞물리는 메커니즘이 삼라만상에 적용된다고 보는 것이다. 그렇기 때문에 음양 이론은 성질이나 체질뿐만 아니라 음식이나 인간관계에도 적용할 수 있다. 마크로비오틱의 창시자인 사쿠라자와 유키카즈는 《역경》과 노자의 《도덕경》을 기초로 음양 이론을 정리했다. 간단히 말하면 '양(陽)'은 수축하는 구심적인 에너지, '음(陰)'은 확산하는 원심적인 에너지라고 할 수 있다. 하지만 음양은 어디까지나 상대적인 것이기 때문에 척도에 따라 동일한 것이 음이 될 수도 있고 양이 될 수도 있다는 사실을 기억해야 한다. A, B, C라는 세 가지 음식이 있다고 가정해보자. B는 C와 비교했을 때는 양성이라고 할 수 있지만 A와 비교했을 때는 음성일 수도 있다는 뜻이다. 사람의 체질이나 성격을 포함해 음식도 완전한 양성이나 음성은 없다. 형태가 있는 물질은 반드시 양쪽 요소를 모두 지니고 있다. 보통 사람들은 남성은 양, 여성은 음으로 분류하곤 한다. 물론 전반적으로 비교하면 그렇지만 부분적으로 보면 남성과 여성은 복잡하게 음과 양의 성질을 같이 가지고 있다. 더욱 세부적으로 살펴보면 개인차도 고려해야 한다. 계절도 마찬가지다. 보통 여름은 더우니까 양, 겨울은 추우니까 음으로 본다. 하지만 관점을 바꾸면 여름은 몸을 늘어지게 해 음성으로 만드는 계절이며, 겨울은 몸을 오그라들게 해 양성으로 만드는 계절이라고 할 수 있다. 이처럼 물질의 음양을 말할 때는 기준이 무엇인지, 관점을 명확히 할 필요가 있다.

<u>건강이나 성격, 자연현상이나 정치·경제 영역까지 음과 양 어느 쪽에도 치우치지 않고 두 개의 성질이 적절히 유지된다면 안정된 상태가 된다.</u> 이를 위해서는 음양의 균형을 고려해야 한다. 여기서 말하는 균형이란 모든 사물이 변화되어가는 과정에서 발생하는 '동적인' 균형이지 고정되어 있는 상태의 '정적인' 균형을 의미하는 것이 아니다. 우주도 인간이 호흡을 하는 것처럼 확장과 수축을 반복하고 있다고 한다. 균형이 잡혀 있다는 것은 일정한 범위 안에서 움직임이 있는 상태를 전제로 한 말이다. 그런 상태에 있으면 일시적으로 큰 충격을 받아도 원래의 상태로 돌아오기 쉽고, 다양한 상황에 재빠르게 대응할 수 있다. 이러한 음양의 법칙은 인간의 건강과 그것을 지탱해주는 음식에도 적용할 수 있다.

그렇다면 어떤 음식이 인간에게 보다 양성이거나 보다 음성일까? 음의 성질은 원심적이고 확산적이며 상승성이 있고 순하고 조용하며 차갑다. 반대로 양의 성질은 구심적이고 수축적이며 활동적이며 따뜻하다. 이 내용을 기초로 음식의 음양을 구분해보면 아래와 같다.

	양성		음성
	동물성 음식	**움직임**	식물성 음식
	추운 지역에서 잘 자라는 것	**환경**	더운 지역에서 잘 자라는 것
	식물 중 키가 작은 것(근채류)	**상승성**	키가 크게 성장하는 것(엽채류)
	(곡류나 채소의) 형태가 둥근 것	**형태**	가늘고 긴 것
	오렌지나 황색 계열의 채소	**색**	하얗거나 푸른색 계열의 채소(보라색은 극음성)
	크기가 작은 채소	**크기**	크기가 큰 채소
	수분이 적은 것	**수분**	수분이 많은 것
	쓴맛과 짠맛	**맛**	단맛, 신맛, 매운맛
	나트륨(염분) 성분이 많은 것	**성분**	칼륨 성분이 많은 것
	볕에 말린 것		볕에 말리지 않은 것
	오랜 시간 가열한 것	**가공/조리법**	단시간에 조리한 것
	압력을 가해 조리한 것		압력을 가해 조리하지 않은 것

이상은 지극히 개략적으로 정리한 음식의 음양 구분이다. 실제로는 모든 음식이 음성과 양성을 가지고 있으며 두 가지의 성질이 복잡하게 얽혀 있다. 특정 요소를 보았을 때 양성인 음식도 다른 요소를 보면 음성일 수 있다. 자석의 N극과 S극처럼 양은 음을 잡아당기는 성질이 있다. 그래서 강한 양성을 띠는 음식은 어딘가에 강한 음성을 가지고 있기 마련이다. 그래서 음식은 한 면만 보는 것이 아니라 전체적으로 보고 판단해야 한다. 음양의 법칙은 알기 쉬운 현상부터 관찰하고 실천하면서 직접 체득해가는 것이 중요하다. 그래서 나는 실제로 먹어보고 결과로 나타나는 내 몸의 상태를 잘 관찰할 것을 늘 강조한다.

극단적으로 음성과 양성인 음식을 제외한 일정 범위 내의 음식을 먹는다면 자연스럽게 몸과 마음의 균형이 잡힌다. 일상생활에서 균형 잡힌 식사를 통해 튼튼한 몸과 마음을 유지한다면 가끔 자극이 강한 음식을 먹거나 감정이 크게 변화해도 금세 제자리로 돌아올 수 있다. 하지만 몸과 마음이 항상 양극단 사이를 크게 움직인다면 서서히 체력도 소모되고 면역력도 약해진다. 참고로 양성과 음성의 성질을 균형 있게 지니고 있는 '중용'에 가까운 음식을 살펴보면 다음과 같다. 현미, 수수, 조, 보리, 메밀 같은 일반적인 곡류와 무, 연근, 단호박, 배추, 시금치 같은 채소류, 미역, 다시마, 톳, 김 등의 해조류, 깨, 호두, 잣 등의 종실류와 콩, 콩 가공식품 등이다.

음식의 구성 성분은 아무리 분석해도 완전히 알 수 없다. <u>자연의 섭리에 따라 자기가 살고 있는 땅에서 나는 계절 음식을 일정 범위 내에서 골고루 먹는 것이 음양의 균형을 유지하는 비결이다.</u> 그다음에는 내 몸과 마음의 상태를 잘 관찰하고 그에 맞는 피드백을 하면서 자신에게 가장 잘 맞는 식생활을 계획해야 한다.

마크로비오틱 쿠킹, 어떻게 할까?

마크로비오틱 식사법을 실천하기 위해 반드시 기억해야 할 것이 있다면 무엇일까? 지금 바로 당신의 부엌에서 실천해볼 수 있는 마크로비오틱 쿠킹의 기본을 정리해보도록 하겠다.

① 될 수 있으면 버리는 부분 없이 다 먹는다

채소에는 껍질이나 껍질 가까운 부분에만 많이 함유된 영양소가 있다. 그렇기 때문에 버리는 부분 없이 먹으면 영양의 균형을 이룰 수 있을 뿐만 아니라, 깊은 맛도 낼 수 있다. 흙투성이 채소라도 잘 씻으면 껍질 째 맛있게 먹을 수 있다. 채소 씻는 솔을 따로 준비했다가 꼼꼼하고 깨끗하게 씻는 습관을 길러보자. 양배추나 브로콜리의 딱딱한 심이나 줄기 부분도 얇게 저며 썰거나 부드러운 부분보다 시간을 들여 가열하면 부담 없이 먹을 수 있다. 특히 현대인들에게는 식물섬유가 부족하기 쉬운데, 이런 딱딱한 부분을 의식적으로 먹어두면 큰 도움이 된다. 게다가 환경오염의 주범이 되는 음식 쓰레기도 줄일 수 있으니 더욱 좋다.

② 재료 본연의 맛을 살린다

손이 많이 가는 고급 궁중요리 같은 우리의 한식은 삶거나 찌거나 조리는 등 여러 차례의 조리 과정을 거쳐 재료 특유의 떫거나 쓴맛을 제거하는 경우가 많다. 맛이 좋은 완성도 높은 요리를 만들기 위해 각 재료의 불필요한 맛을 제거하는 작업이 필요할 때도 있다. 하지만 그러면 재료 본연의 맛과 영양 성분은 희박해진다. 마크로비오틱 쿠킹은 재료에서 우러나는 자연스러운 맛을 즐기면서 영양적으로도 좋은 조리법을 선호한다.

예를 들어 양배추나 브로콜리라면 물에 삶기보다 찜통에 넣어 찌고, 삶거나 데쳐야 한다면 최소한의 물을 사용한다. 물론, 시금치나 봄나물처럼 특유의 떫은맛과 쓴맛이 나는 채소는 예외다. 물이나 기름에 용해되기 쉬운 성분이나 열을 가하면 증발하는 성분, 재료를 조리거나 끓일 때 떠오르는 거품 등은 비교적 음성을 띠는 성분이다. 요리의 목적이 재료가 어느 정도 양성을 띠게 하는 것이라고 보았을 때, 이런 성분을 전부 제거하면 영양적으로 균형이 무너지고 맛도 단조로워질 수 있다.

나는 나물 하나를 무치더라도 그 채소의 맛과 영양을 최대한 살린 요리로 완성하기 위해 손질 과정과 양념을 최소화한다. 만약 상태가 별로 좋지 않은 재료라면 다른 부재료를 더하고 갖은 양념으로 조리해 그 단점을 어느 정도 보완할 수 있다. 제철에 나는 좋은 식재료 본연의 맛이 바로 이런 것이구나, 하고 내 혀의 감각을 기억하면 그다음부터는 요리하기가 쉬워질 뿐만 아니라 건강한 맛에 내 몸이 익숙해지는 것을 느낄 수 있을 것이다.

③ 곡류는 하얀 것보다는 검은 것을 사용한다

곡류는 외피가 붙어 있는 것이 좋다. 싹을 틔울 수 있어 다음 세대를 만들어낼 수 있을 정도로 생명력이 넘치는 것이기 때문이다. 그래서 나는 현미같이 도정하지 않은 곡류를 먹으라고 늘 강조한다. 이런 곡류는 맛에도 깊이와 짜임새가 있다. 약간 도정한 곡류를 사용할 때도 그 정도가 약한 것을 고르거나, 도정하지 않은 다른 곡류와 섞는 것이 좋다. 밀가루 역시 통밀가루가 영양이나 맛과 향에서 더 낫다. 물론 이 모든 것을 '가능하면' 그렇게 하라는 것이다. 채소도 죽순, 두릅, 더덕처럼 종류에 따라서는 껍질을 먹을 수 없는 것이 있고, 표면에 상처가 났거나 떫은맛이 강하게 우러난 것은 제거하는 것이 좋다. 또 농약을 친 채소를 꼭 사용해야 한다면 물에 담가두어 남아 있는 농약을 제거하기 위한 밑 손질이 필요하다.

④ 체질, 컨디션, 계절에 따라 조리법을 조절한다

음식을 조리하는 일은 주로 열을 가해 재료가 보다 양성을 띠도록 하는 것이다. 채소는 작게 썰수록 소금기가 속까지 깊게 침투해 양성이 되고 열을 가하는 시간이 길수록, 압력을 가할수록, 양성 요리가 된다. 이러한 과정을 반대로 하면 당연히 비교적 음성 요리가 된다. 이런 원칙을 염두에 두면 그때그때 몸 상태나 기후에 맞는 요리를 할 수 있다.

⑤ 정성을 다해 요리한다

정성과 사랑을 담아 만든 요리는 그렇지 않은 것에 비해 당연히 맛이 있다. 몸이 좋지 않은 가족이 있다면 이 요리를 먹고 건강해졌으면 하는 소원을 담아 요리해보자.

마크로비오틱으로 건강 다이어트

마크로비오틱 식사법은 다이어트에도 매우 좋다. 마크로비오틱 식사법이 다이어트에 좋은 이유는 현미밥에 있다. 현미와 백미의 칼로리는 동일하다. 하지만 <u>현미로 지은 밥은 소량을 먹어도 만복감을 느낄 수 있다.</u> 현미는 백미와는 달리 입안에서 오래 씹어야 위에 부담이 가지 않고 소화가 잘된다. 보통 현미밥을 먹으면 소화가 잘 안 되고 부담스럽다는 사람들이 있는데, 이것은 충분히 씹지 않고 넘기기 때문이다. 밥알이 완전히 으깨져 흐물흐물해질 때까지 충분히 씹어 먹는 동안에 우리의 뇌에서는 만복감을 느끼게 된다. 다이어트를 하기 위해 밥의 양을 줄이고 반찬을 많이 먹는 사람들이 있는데, 이것 역시 주의해야 한다. 반찬은 괜찮다고 생각하고 안심하고 많이 먹다 보면 지방, 당분을 필요 이상으로 섭취하게 되어 칼로리가 높아진다. 뿐만 아니라 염분도 과도하게 섭취하기 때문에 건강에도 좋지 않다. 결론적으로 소량의 현미밥에 적당한 양의 채소나 생선 반찬을 먹는 습관을 들이는 것이 중요하다.

또 한 가지, 현재 다이어트를 하고 있는 사람들에게 권하고 싶은 것은 몸을 따뜻하게 해주는 식사를 하라는 것이다. 몸이 차면 신진대사가 둔해지는데, 이는 다이어트의 최대 적이기 때문이다. 물론 건강을 유지하는 데도 몸이 차가운 것은 좋지 않다.

신토불이와 일물전체를 기본으로 하는 마크로비오틱 식사법은 정제하지 않은 현미를 포함한 곡물류를 주식으로 하고, 가능한 한 동물성 식품, 유제품, 백설탕을 피하며, 품질 좋은 무농약 채소를 중심으로 몸에 좋은 천연 조미료를 사용하고, 견과류나 해초, 두류(두부를 비롯한 콩류)를 섭취해 몸의 밸런스를 유지하는 것을 중요하게 생각한다. 마크로비오틱 식사법을 실천하는 동안 몸의 건강 밸런스가 잡히고 천천히 살이 빠진다. 하지만 한번 빠진 체중이 금방 올라가는 일은 없다. 마크로비오틱이 식습관이 되면 먹어도 살이 잘 찌지 않는 체질로 바뀌는 것이다.

기억을 되살려보면 나는 어릴 때 별로 예쁘다는 소리를 못 듣고 자랐다. 튼실하다, 통통하다, 급기야 사춘기에는 뚱뚱하다는 말까지 들은, 그야말로 소아 비만이 성인 비만으로 연장된 대표적인 사례가 바로 나였다. 고등학교에 다닐 때에는 160cm도 안 되는 작은 키에 60kg에 육박했을 정도로 몸무게가 나갔다. 대학에 진학해 한창 멋을 부릴 때에는 안 해본 다이어트가 없을 정도로 많은 고생을 했다. 대학을 졸업하고 일본에 건너갔을 때는 고생을 한 덕분에 조금은 살이 빠졌지만, 별로 나아지지 않았다. 프롤로그에서도 잠깐 언급했지만, 체중의 급격한 변화와 건강 악화를 경험하면서 얻은 결론이 바로 마크로비오틱 식사법이었다. 사실 다이어트에는 왕도가 없다. 왕도가 있다면 하루 세끼 현미밥에 국, 그리고 소박한 반찬을 잘 챙겨 먹는 것이다. 몸에 이상이 생기는 이유는 먹지 말아야 할 것을 먹거나, 꼭 먹어야 할 것을 먹지 않기 때문이라는 사실을 명심해야 한다.

다이어트를 하겠다고 결심해도 기존의 식생활을 바꾸는 것은 어려운 일이다. 게다가 그 자체가 스트레스가 되면 더욱 좋지 않다. 그렇기 때문에 너무 완벽한 실천을 목표로 하지 말고 마크로비오틱 식사법의 기본을 조금씩, 그리고 무리가 되지 않을 정도로 매일매일 식사에 적용해야 한다. 가끔씩 너무 피곤할 때는 달콤한 케이크 한 조각 정도는 먹어도 좋고, 스태미너를 보강하고 싶을 때는 고기를 구워 먹을 수도 있다. 항상 노력하고 있는 자신에게 상을 준다는 기분으로 말이다. 다이어트 때문에 피로해진 심신으로 생활하는 것 자체가 다이어트에 걸림돌이 될 수 있다.

결론적으로 말하면 소극적으로 마크로비오틱 식사법을 즐기면서 조금씩 실천 범위를 넓혀가는 것이 중요하다. 나는 현미밥을 먹는 일부터 시작하라고 권하고 싶다. 그리고 평온한 마음으로 천천히 꼭꼭 잘 씹어서 식사를 하는 것이 다이어트에 제일 먼저 필요한 일이다.